健康中国全科医学系列

全科医学慢性病管理手册

主编 陈力 罗亮 杨华

科学出版社

北京

内 容 简 介

本书共分四章，分别从慢性病管理模式、常见慢性病管理、常见症状护理、中医与康复管理等方面，全面介绍了全科医学在慢性病管理中的特点和优势，重点介绍了常见慢性病在诊治过程中的方法与方案、长期用药监控与用药观察、中医疗法与中医调理、护理与自我护理等内容，特别强调了医护协同配合，中医与西医结合，医护管理与患者自我管理的重要性。本书内容详尽，具有较强的实用性。

本书适用于全科医师、社区医师及基层卫生人员阅读参考。

图书在版编目（CIP）数据

全科医学慢性病管理手册 / 陈力，罗亮，杨华主编. —北京：科学出版社，2022.10

（健康中国全科医学系列）

ISBN 978-7-03-073001-5

Ⅰ.①全… Ⅱ.①陈…②罗…③杨… Ⅲ.①慢性病—手册 Ⅳ.①R4-62

中国版本图书馆CIP数据核字（2022）第159293号

责任编辑：郝文娜 / 责任校对：张　娟
责任印制：苏铁锁 / 封面设计：吴朝洪

科 学 出 版 社 出版
北京东黄城根北街 16 号
邮政编码：100717
http://www.sciencep.com

北京凌奇印刷有限责任公司 印刷
科学出版社发行　各地新华书店经销

*

2022 年 10 月第 一 版　开本：787×1092　1/16
2022 年 10 月第一次印刷　印张：17
字数：389 000
POD定价：　98.00元
（如有印装质量问题，我社负责调换）

编著者名单

主　　编　陈　力　罗　亮　杨　华

副 主 编　刘　平　崔　翔　李　杰　邓昭阳　宋　扬　雷　超
　　　　　赵　祎

编 著 者　（按姓氏笔画排序）

马　莹	王　茜	王　浩	王英婵	孔令杰	邓昭阳
冯　聪	戎　清	刘　平	刘　昕	刘亚华	李　杰
李　健	杨　华	杨博	杨　震	邱素红	宋　扬
张　睿	陈　力	陈骅	罗　亮	赵　祎	徐　虹
殷　鹏	崔　翔	程璐	傅美东	雷　超	潘　昱
潘子杰					

前　言

随着我国人口老龄化趋势的日益加剧，老年人随着机体的衰老，各种慢性疾病的发生，慢性病的医疗与照护问题日益凸显，社会养老服务需求日益增长。我国政府高度重视并积极应对人口老龄化问题，国务院发布《关于促进健康服务业发展的若干意见》（国发〔2013〕40号）提出，促进医疗机构与养老机构等加强合作，在养老服务中充分融入健康理念，加强医疗卫生服务支撑。国务院办公厅印发《全国医疗卫生服务体系规划纲要（2015—2020年）的通知》（国办发〔2015〕14号）中指出，要推进医疗机构与养老机构等加强合作，推动中医药与养老结合，充分发挥中医药"治未病"和养生保健优势。国家民政部、发改委在《民政事业发展第十三个五年规划》（民发〔2016〕107号）对医养结合的发展中提出要统筹医疗卫生与养老服务资源布局，支持养老机构开展医疗服务。增加养护型、医护型养老床位，提高养老服务有效供给。

本书的编写是为了进一步加强全科医学慢性病管理人才的培养力度，书中重点介绍了常见慢性病在诊治过程中的方法与方案、长期用药监控与用药观察、中医疗法与中医调理、护理与自我护理等内容，特别强调了医护协同配合，中医与西医结合，医护管理与患者自我管理等。本书内容详尽，有较强的实用性，可为全科医师、社区医师及基层卫生人员提供有价值的参考。限于水平与能力，书中存在的不足之处，恳请广大读者及同仁提出宝贵意见。

陈　力

解放军总医院

目　录

第 1 章

绪　　论

　　我国早已进入人口老龄化的快速发展期，截至 2015 年底，全国老年人口约 2.2 亿，占人口总数的 16.1%。其中 65 岁及以上人口 1.44 亿，占总人口的 10.5%。2030 年预计可达到 2.8 亿人，占人口总数的 20% 左右，我国将面临更深度地老龄化挑战。我国目前老年人患有各种慢性病，失能、半失能老年人已超过 4000 万人，占老年人口的 19%。医疗负担重，老年患者消耗的医疗资源是全部人口平均消耗的数倍。随着失能、半失能、高龄老年人数量的持续增长，医疗护理、慢性病照护问题日益凸显，社会养老服务需求日益增长。

　　慢性病全称为慢性非传染性疾病，是对一类起病隐匿、病程长且病情迁延不愈、缺乏确切的传染性生物病因证据、病因复杂且有些尚未被完全确认的疾病的概括性总称。常见的慢性病主要有心脑血管疾病、癌症、糖尿病、慢性呼吸系统疾病，其中，心脑血管疾病包含高血压、脑卒中和冠心病。

　　2014 年世界卫生组织（WHO）发布的全球慢性病现状报告称，2012 年全球死于慢性病的人数为 3800 万，占全球总死亡人数 68%，其中过早死亡率（即 70 岁前死亡人数比例）达到 40%。WHO 于 2013 年发布了全球慢性病行动计划，目的在于推动各成员国加强慢性病的防治工作，引导和监督各成员国在 2020 年实现计划制定的九项目标，以缓解慢性病对人类健康及可持续发展造成的威胁。

　　2015 年 4 月 10 日，国家卫计委发布了《中国疾病预防控制工作进展（2015 年）报告》，报告显示，我国慢性病综合防控工作力度虽然逐步加大，但防控形势依然严峻，脑血管病、恶性肿瘤等慢性病已成为主要死因，2012 年全国慢性病死亡率为 533/10 万，死亡人数占全国总死亡人数的 86.6%，而导致的疾病负担占总疾病负担的近 70%。WHO 调查显示，慢性病的发病原因 60% 取决于个人生活方式，同时还与遗传、医疗条件、社会条件和气候等因素有关。在生活方式中，饮食不合理、身体活动不足、烟草使用和有害使用酒精是慢性病的四大危险因素。慢性病病程长、难治愈、并发症多，给患病家庭及国家造成了巨大的经济负担。我国慢性疾病负担占总疾病负担的比例已高达 70%。另外，由于慢性病年轻化趋势明显，正日益侵蚀社会劳动力，从而导致了社会经济发展的巨大损失。

　　我国的慢性病形势十分严峻，国内外经验已经证明，慢性病是可以预防控制的，针对慢性病主要危险因素，通过生活方式干预能够有效地改变人体的健康状态，能够有效降低慢性病的患病率和死亡率。加强慢性病管理（chronic disease management，CDM）变得日益重要，慢性病管理是指组织专业医师、药师、护师和营养师等作为一个医疗团队，为慢性病患者提供全面、连续、主动的管理，以达到促进健康发展、延缓疾病进程、降低伤残率、提高生活质量并减少医药费用的一种科学管理模式。

第一节　慢性病管理模式

一、国外慢性病管理模式

（一）慢性病照护模式

慢性病照护模式（chronic care model，CCM）由美国学者 Wagner EH 在 1998 年提出，是一种在患者、医务工作者及医疗政策共同干预基础上进行的管理模式，需要六大要素（社区资源与政策支持、卫生系统、临床信息系统数据管理、卫生服务系统设计、共同决策和患者的自我管理）的整合，以促进"对自身健康状况知情并积极参与管理"的患者和"有准备"的医疗团管理有效交互作用。该模式已被广泛应用于多种慢性病的健康管理，是美国、澳大利亚等国家慢性病管理的主要形式，最常使用在护士护理单元及个案管理中，是目前被研究最多的一种模式，也是之后衍生的一些慢性病管理模式的基本参考模型。

（二）慢性病自我管理模式

慢性病自我管理模式（chronic disease self-management model，CDSM）起源于 20 世纪 50 年代的美国，旨在训练患者需要具备的一些技能，如处理压力、管理和监控疾病的症状、完成一切必要的生物医学任务，并配合卫生保健人员的工作。该模式最典型的代表即美国斯坦福大学患者教育研究中心的"慢性病自我管理项目"。该项目以"自我效能"为理论框架进行设计，通过患者健康教育项目，着重提高其管理疾病的自信心，即自我效能，并通过行为改善和情绪控制最终改善患者的健康状况，促进其功能恢复，在自我效能、自我管理行为、健康结局和卫生资源利用等方面都有比较满意的效果。

（三）延续性护理模式

延续性护理模式（transitional care model，TCM）是自 20 世纪 80 年代提出的在不同健康服务系统或相同健康服务系统的不同条件下，为住院或出院患者提供的一种有序、协调、持续的治疗与照护行为。该模式强调通过健康照护者与患者之间的交流、协调及合作以避免照护行为的中断，从而降低患者的再入院率和不良事件的发生率。具体模式有出院计划、过渡护理、个案管理、家庭医师协调模式。

二、国内慢性病管理模式

我国慢性病管理模式主要有慢性病信息监测系统模式、慢性病自我管理模式、社区慢性病健康管理模式和社区慢性病临床路径管理模式 4 种。

（一）慢性病信息监测系统模式

主要是对慢性病的病例报告、随访及相关信息的采集、管理、分析和利用。1982 年，我国建立了"综合疾病监测系统",对慢性病发病、死亡模式进行了系统监测,对病因进行了探讨;1996年,建立了针对慢性病的"行为危险因素监测系统";1997年,卫生部在全国17个地区建立了"社区慢性病综合防治示范点",目前示范点已扩大到23个省。通过慢性病信息监测系统,相关专业人员已初步掌握了主要慢性病的发病情况,为慢性病防治效果评价提供科学依据。

(二)慢性病自我管理模式

我国慢性病自我管理的研究较国外起步晚,于20世纪90年代,在借鉴美国经验后才建立了我国本土化的"上海慢性病自我管理项目",但"上海模式"仍是由医护人员在医院集中教授知识的被动式教学,缺乏系统性,大多为指导患者进行自我护理和经验性总结的问题。之后,在不断总结经验的基础上,逐步优化,发展为以社区为基础、由非专业志愿人员授课,形成社区、社区卫生服务中心、疾控机构和高校学者多方"共同参与型"的模式。2009年始,慢性病自我管理模式得以在全国范围内推广;2010年,国家行政部门将其纳入到"国家慢性病综合防控示范区"项目考评范围,意味着该模式已经得到较好的"政策支持"。

(三)社区慢性病健康管理模式

以初级(社区)卫生保健机构的全科医师为核心,包括社区护士、药师、心理咨询师、健康管理师、营养师等,对社区健康人群、慢性病患者群的健康危险因素进行全面监测、分析、评估、预测、预防、维护和发展的全过程。该模式在慢性病的防控过程中有着不可替代的作用,能有效阻断慢性病的发展进程,提高居民的健康水平和生活质量。如今,我国的慢性病管理仍然集中在社区卫生服务中心,以慢性病并发症三级预防和康复为主,社区卫生服务机构的数量和服务水平都已有了显著提高,全科医师已成为真正的"居民健康守护人"。

(四)社区慢性病临床路径管理模式

该模式借鉴了临床路径思路,是由预防、医疗、管理、社区专家针对慢性病长期管理的特点制订一种具有适宜性、方向顺序性和时限性的社区慢性病干预模式。通过该模式实施有计划的社区临床诊疗护理,既保证了治疗效果,又可以节约医疗费用,并可及时、合理地进行双向转诊,从而有效提高服务质量和患者满意度,降低不必要的医疗资源浪费。

第二节 社区慢性病管理者

全科医疗是立足于社区的基层医疗服务,在社区人群健康状况的大背景下,以患者个体化诊疗为主,同时关注社区人群的整体健康。社区卫生服务在慢性病的综合防治中日益发挥重要的作用。社区全科团队作为新型社区卫生服务模式已在国际上得到广泛应用并在我国范围内逐步展开,是社区慢性病管理工作的未来发展趋势。社区护士作为全科团队重要组成成员,在深入社区、服务居民和提高居民健康水平等方面有着非常重要的作用,其工作内容围绕着疾病护理、疾病预防、社区康复、健康促进和管理疾病的照护,并贯穿于患者的生命全过程。

一、健康教育实施者

慢性病是一类需要长期治疗照护的疾病。研究表明，慢性病是可以预防控制的，通过生活方式的转变能有效改变人体健康状态，降低慢性病的患病率和死亡率。纠正慢性病患者的不良生活方式，使其积极配合治疗是慢性病管理的核心内容，健康教育则是保证其效果的重要手段。作为一个多学科专业技术人员共同参与、分工合作的团队成员之一，护士是开展健康教育的主要专业人群，在团队中扮演着重要角色，应发挥其专业优势，综合运用多种方法对慢性病患者实施健康教育，以达到帮助慢性病患者建立正确的生活行为方式，使其具备自我管理技能，养成良好的用药治疗依从性，提高自身健康素养的目的，从而有效延缓其病情进展，提高生存质量。

二、信息传递者

慢性病迁延难愈，需要长期居家照护，这给慢性病患者及其家属带来了巨大的经济和心理压力。为了使其树立战胜疾病的信心、提高配合治疗依从性，护士应承担起慢性病患者与其家属之间的沟通者及信息传递者的角色，使其消除负面情绪。护士也应将护理健康信息提供给患者及其家属，为慢性病患者的康复创造愉悦环境，延缓病情进展。

三、慢性病管理服务随访追踪者

慢性病管理是一项长期管理服务，慢性病患者的随访与追踪是一项极为重要的任务，为慢性病患者治疗方案的调整提供依据。护士可以很好地完成这一角色任务，并具有较大专业优势，可使慢性病患者得到有效且具有针对性的服务，保证和提升患者的治疗效果。通过对慢性病患者的追踪随访，还能及时发现患者的护理问题、依从性问题及不良生活方式问题等，并给予实时的有效护理干预。

四、协调者

慢性病管理作为一种团队管理模式，需要多学科专业人员的共同参与，护士作为团队服务中的主要成员，是与慢性病患者及其家属接触最频繁的人，也是最了解整个管理服务布局与流程的人。护士可有效协调慢性病患者和医师、药师等相关技术团队成员间的关系，保证整个慢性病管理服务有效、及时。

第三节　慢性病管理中的中医特色与优势

大多数慢性病都与不良生活方式密切相关，我国目前的慢性病管理工作仍主要在社区卫生服务机构，开展的主要病种还仅限于高血压、糖尿病、肿瘤、心力衰竭等，目前所开展的模式中没有中医药因素介入和干预，不能真正发挥中医的特色优势。

慢性病管理模式来自美国等西方国家，我国中医学在几千年前就已提出的"未病先防，既病防变,瘥后防复"的"治未病"理念。中医学具有"天人合一"整体论的生命科学理论、辨证论治的治疗方法和以"治未病"为指导的综合调理养生保健理论。这些特点使得我们在应对当代面临的以慢性病等复杂疾病为主的健康挑战、实现医学模式的调整和转变等方面,发挥着不可替代的作用,并显示出强大的生命力和勃勃生机。中医学在我国具有广泛的群众基础,中医食疗在我国源远流长,中医运动疗法如八段锦、太极拳等于运动中调节气血阴阳,调理经脉,对慢性病患者的调养有着得天独厚的优势与疗效。全国中医名家王琦教授将中国人的体质分为 9 种,并在此基础上建议不同体质的人的衣食住行应有所不同。国内多项研究表明,在慢性病管理模式中,依据中医特色体质辨识对慢性病患者进行体质分类,依据体质特点对患者的衣食住行给予指导,养成良好的生活习惯,从而实现慢性病患者的自我管理,是具有中医特色的慢性病管理的优势所在。

中医药对疾病的治疗包括药物疗法与非药物疗法,运用内治和外治进行整体综合调节和治疗,彰显了中医护理在防治疾病、促进疾病康复中的积极作用。医学起源于人类与大自然斗争的实践中,最原始的疗法便是从非药物疗法开始,是人类先祖们同疾病伤痛做斗争的最初形式。非药物疗法,即针灸、推拿、拔罐、刮痧、热熨、气功及熏洗等,这些技术操作具有使用器具简单、操作方便、适应范围广、见效快、易于推广的特点。非药物疗法自身发展的规律也表明,其具有较强的稳定性、可持续性和不可间断性,在维护人类健康方面不可替代。关注医护管理技术,以古老而科学的中医理论为基础,具有鲜明的特色和以人为本的人文优势。中医护理学科特色体现于在慢性病管理中融入中医养生康复理念与方法,以及发挥中医护理技术的"简、便、验、效"的优势,并将其从医院推广到社区,进而满足人们的健康需要。

常用中医护理适宜技术有针灸、推拿、拔罐、刮痧、穴位贴敷等,都是以中医基础理论为指导,以脏腑学说为基础,以经络学说为核心,通过刺激特定部位来调和气血,激发相应器官的功能,从而达到扶正祛邪、护病防病的功效。这种以生理机制为基础的作用特点使其具有明显的安全性和适用范围广泛的优势。中医护理适宜技术不同于药物疗法,是通过调整机体的生理功能,激发机体固有的抵御疾病和自我修复能力以达到医疗和保健的目的。如对血压、心脏功能、血管运动、血流动力学、胃肠运动及腺体分泌等存在着良性调节作用,同时还有增强机体免疫力的作用。中医护理适宜技术源于民间,不需要复杂的仪器设备,简便易行,直观安全,无创伤,见效快,在极大满足患者需求的同时,更适宜在社区、家庭推广,充分体现了以安全、优质、高效、低耗、创新、发展为一体的护理管理模式。近年来,随着中医护理学科的发展,中医护理适宜技术在临床中广泛实施,使得中医护理特色优势得到进一步彰显,中医护理技术种类、创新性不断增加,充分发挥了中医护理技术在疾病预防、保健、养生、康复等方面得天独厚的优势,有效促进了中医护理事业的发展。

第2章

常见慢性病管理

第一节 糖 尿 病

一、流行病学

2019 年的数据显示，中国 65 岁及以上的老年糖尿病患者约 3550 万例，居世界首位，占全球老年糖尿病患者的 1/4，且呈上升趋势。我国 60 岁以上人群糖尿病患病率仍有随年龄增长的趋势，70 岁以后逐渐趋于平缓。2017 年一项关于我国大陆人群的大型横断面研究结果显示，依据美国糖尿病学会 2018 年糖尿病诊断标准，60～69 岁糖尿病患病率为28.8%，在 70 岁及以上人群中患病率为 31.8%，女性患病率高于男性。老年人易伴发多种慢性病，老年 2 型糖尿病患者合并高血压和（或）血脂异常的比例高达 79%。糖尿病管理的目标是延缓老年糖尿病患者的疾病进展，全面改善其生活质量。

二、疾病相关知识

糖尿病是一组由多病因引起的以慢性高血糖为特征的代谢性疾病，是由于胰岛素分泌和（或）作用缺陷所引起。长期糖类及脂肪、蛋白质代谢紊乱可引起多系统损坏，导致眼、肾、神经、心脏、血管等组织器官慢性进行性病变、功能减退及衰竭。我国传统医学对糖尿病早有认识，将其归属"消渴症"的范畴。

老年糖尿病诊断标准为：典型糖尿病症状（烦渴多饮、多尿、多食、不明原因体重减轻）加随机静脉血浆葡萄糖≥ 11.1mmol/L；或加空腹静脉血浆葡萄糖≥ 7mmol/L；或加葡萄糖负荷后 2h 静脉血浆葡萄糖≥ 11.1mmol/L。无糖尿病典型症状者，需改日复查确认。WHO建议在条件具备的国家和地区采用糖化血红蛋白≥ 6.5% 作为糖尿病的诊断切点。糖尿病常见分型为 1 型糖尿病和 2 型糖尿病。95% 以上的老年糖尿病为 2 型糖尿病，超过 60%的 60 岁及以上的老年人群有糖耐量受损（表 2-1-1）。

三、入院评估

老年糖尿病患者入院评估是通过对糖尿病相关因素进行评估的基础上，提高对老年人全身情况的了解，以制订个性化糖尿病管理方案和养老服务内容。

表 2-1-1　糖尿病临床诊治

老年糖尿病类型	95% 以上的老年糖尿病为 2 型糖尿病
临床表现	典型临床表现，如多尿、多饮、多食和体重减轻等
	部分老年人起病缓慢，可长期无代谢紊乱症状，通过体检发现血糖异常
并发症	**急性并发症** 高渗性昏迷（老年人多见） 酮症酸中毒：呼吸深大、烂苹果味、剧烈腹痛 低血糖：出汗、心悸、颤抖、头晕目眩、面色苍白，严重者出现昏迷 **慢性并发症（发生率为 8%～40%）** 糖尿病血管病变，并发心脑血管疾病，如冠心病、脑缺血、下肢动脉闭塞等 糖尿病肾病，微量蛋白尿、尿白蛋白 / 肌酐比值异常 糖尿病视网膜病变：视力下降、视物模糊、片状黑影 糖尿病神经病变：排汗异常、胃排空延迟、腹泻或便秘等；肢体 / 肢体末端感觉异常（手足发麻、皮肤感觉异常、温度感觉异常、针刺感、蚂蚁爬、触电、刀割感）。老年糖尿病神经病变出现率高达 40% 糖尿病足：神经感觉缺失及血管病变易发生足部问题，即糖尿病足。老年人出糖尿病足，可有间歇性跛行、足部溃疡与坏疽等
筛查与诊断	空腹血糖（≥ 7.0mmol/L）和（或）餐后 2h 血糖（> 11.1mmol/L） 糖化血红蛋白 采用口服葡萄糖（75g）耐量试验（OGTT）
治疗	及早开始治疗、生活方式干预、节食和运动 降糖药物治疗，适时胰岛素治疗 健康教育 血糖监测

（一）评估的意义

入住的糖尿病老年人多为慢性病程，对其进行护理评估有助于护理人员了解老年人的整体情况，预知老年人可能存在的糖尿病风险，制订个性化护理方案，同时为老年人的生活照护、运动辅助和营养摄取提供参考。

（二）评估项目

老年糖尿病患者入院评估内容详见表 2-1-2。

（三）评估方法与注意事项

1.老年糖尿病基本情况评估　通过询问老年人及其家属并查看相关病历资料了解患病经过与治疗过程。测量老年人身高与体重，测算其体质指数。老年糖尿病患者发病若在 60 岁之前，病程较长者，其并发症发生率较高，护理人员要重点关注。

2.症状与并发症评估

（1）眼部病变评估：旨在了解老年人的视力情况：①伸手指，询问老年人是否看得清伸出了几个手指。②询问老年人是否存在视网膜病变、白内障等情况。

（2）四肢病变评估：主要判断四肢神经感觉功能，有无水肿情况，下肢跛行或休息痛等。

表 2-1-2　养老机构糖尿病患者入院评估表

| 姓名：_____ | 性别：□男　□女　　年龄：_____岁 |
| 身高：_____cm | 体重：_____kg　　体质指数（BMI）：_____ |

评估项目		评估内容与分级	
		1 分	0 分
基本情况	发病年龄	□60 岁前发病	□60 岁及以后发病
	病程	□5～10 年　　□10～15 年　　□≥15 年	□＜5 年
症状与并发症	代谢紊乱表现	□多饮多尿　□多食/常有饥饿感 □乏力　　　□体重下降	□无
	并发症	□曾并发急性并发症　□酮症酸中毒 □高渗性昏迷　　　　□低血糖	□无
		眼部病变　□左眼视力下降　　□右眼视力下降	□无
		四肢病变 □肢体麻木　　□下肢水肿　　□肢端溃疡 □触痛觉异常　□温度觉异常　□运动觉异常 □位置觉异常　□间歇性跛行　□休息痛	□无
		皮肤情况 □皮肤发绀　□坏疽　□不易愈合的伤口 □皮肤及外阴瘙痒	□无
		足部病变 足背动脉搏动　□未触及　□双侧对称　□左侧减弱 □右侧减弱 足部感觉　　左足感觉□减弱　□消失　□正常 　　　　　　右足感觉□减弱　□消失　□正常	□无
		肾脏病变　□有 □尿微量白蛋白 25μmol/L　□尿白蛋白/肌酐比值（+） 腔梗、心肌梗死、心绞痛　□糖尿病肾病 1～3 期 □尿毒症　□血透　□腹透	□无
	合并症	□高血压　　□高血脂　□高尿酸血症　□冠心病 □脑梗死	□无
血糖值	空腹血糖 （mmol/L）	□末梢血　数值_____　□血浆　数值 _____ □正常　□良好	□一般 □不良 □极其不良
	餐后 2 小时血糖（mmol/L）	□末梢血　数值_____　□血浆　数值 _____ □正常　□良好	
	HbA1c	数值 □正常　□良好	

续表

评估项目		评估内容与分级	
		1 分	0 分
用药情况（此项不计分）	药物种类	□ 口服药物　□ 双胍类　□ 格列酮类　□ 磺脲类　□ 格列奈类 □ 噻唑烷二酮类　□ 二肽基肽酶 -4（DPP4）抑制剂　□ α 糖苷酶抑制剂 □ 注射用药　□ 胰岛素制剂　□ GLP-1（利拉鲁肽）（艾塞那肽）	
	药物名称	1.　　　　　　2.　　　　　　3.　　　　　　4.	
行为方式	不良习惯	□ 吸烟　|　□ 饮酒	□ 无
	睡眠情况	□ 入睡难　□ 睡眠时间 < 6h　□ 睡眠质量较差	□ 一般口良好
	锻炼方式	□ 无	□ 散步 □ 太极拳 □ 八段锦　□ 其他 周锻炼次数 □ 1 次或 2 次 □ 3～4 次 □ 5～6 次
	饮食情况	□ 不控制量　□ 不规律　□ 外食　□ 夜宵 □ 自行加减量	□ 严格按照医生要求执行
	服药行为	□ 不规律，时有漏服　□ 不服药　□ 停药　□ 改药 □ 保健品替代药物	□ 遵医嘱
自我管理能力	心理状况	□ 焦虑　□ 抑郁　□ 烦躁　□ 恐惧　□ 多疑　□ 忧虑	□ 正常
	意识状态	□ 嗜睡　　□ 意识模糊　□ 昏睡　□ 昏迷	□ 清醒
	认知状况	简易精神状态检查 □ 重度障碍　□ 中度障碍　□ 轻度障碍	□ 正常
总　分			
评估者签名			

注：存在异常情况的任何项，计 1 分，合计 21 分

1）触觉和痛觉功能评估：嘱老年人闭目，检查者用棉签头部依次接触其面部、颈部、上肢、躯干、下肢，询问有无感觉，并进行对称比较。检查四肢时刺激的方向应与长轴平行，检查胸腹部的方向应与肋骨平行。若患者痛觉减退，应从有障碍的部位向正常部位进行检查；若患者对痛觉过敏，应从正常部位向有障碍的部位进行检查（图 2-1-1）。

2）温度觉功能评估：用冷水（5～19℃）、热水（40～45℃）交替接触皮肤 2～3s，询问老年人有无冷、热感觉。

3）运动觉功能评估：检查者用手指夹住患者手指或足趾两侧，上下移动 5° 左右，让患者辨别是否有移动和移动方向，双侧对比，如不明确可加大幅度或测试较大关节（图 2-1-2）。

4）位置觉功能评估：嘱老年人闭目，将老年人的手指、足趾或一侧肢体被动摆在一个位置上，让老年人睁眼后模仿出相同的动作。

5）水肿评估：用手指按压局部（如内踝、胫前区）皮肤，如果出现凹陷，称为凹陷

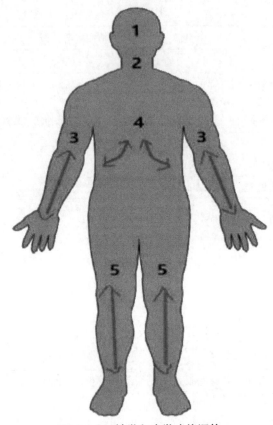

图 2-1-1　触觉和痛觉功能评估

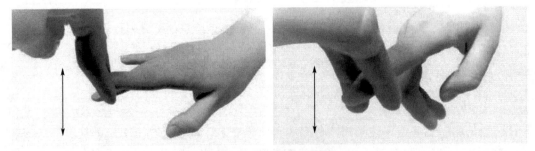

图 2-1-2　运动觉功能评估

性水肿或显性水肿。在手指松开后，这种凹陷需数秒至 1min 方能平复（图 2-1-3）。

6）间歇性跛行评估：老年人可表现为行走一段距离后下肢乏力、劳累及麻木。重者有小腿腓肠肌疼痛，停止行走或休息后可使症状缓解。年老者如发生间歇性跛行时应高度怀疑由动脉阻塞引起的下肢缺血。

7）休息痛评估：老年人可表现为不行走也发生疼痛，这种疼痛大多局限在趾或足远端，夜间尤甚，卧位时疼痛加剧，下肢垂下可有缓解。疼痛程度的评估可参照附表 12。

（3）皮肤情况评估：以了解老年糖尿病患者是否存在皮肤瘙痒、感染、皮肤血管异常、皮肤神经异常、有无不易愈合的伤口等并发症（图 2-1-4）。

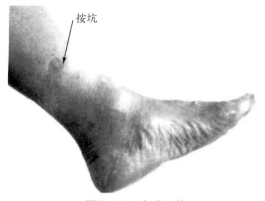

图 2-1-3　水肿评估

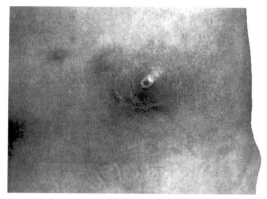

图 2-1-4　糖尿病患者疖肿

（4）足部病变评估：老年人是否存在糖尿病足。糖尿病足是由血管并发症及神经病变引起的。常表现为足背动脉搏动减弱或消失，局部皮肤营养不良，皮温降低，色泽异常，坏疽等（图 2-1-5）。足背动脉搏动评估：观察足部皮肤营养、皮肤温度和色泽，有无坏死情况。触诊足背及胫后动脉搏动情况。

（5）肾脏病变评估：查询老年人的病历资料以了解肾功能情况，如尿液微量蛋白质、尿液白蛋白 / 肌酐比值等，了解老年人是否存在糖尿病肾脏病变。

（6）并发症情况评估：旨在通过既往病史、体征和相关检查了解老年人是否存在心血管疾病、高血脂等，以评估心脑血管病变风险。

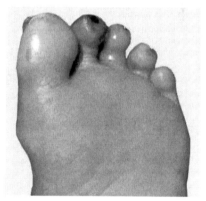

图 2-1-5　糖尿病足趾坏疽

3. 血糖值评估　　使用快速血糖仪，评估老年人入院时血糖水平，包括随机血糖或餐后 2h 血糖，判断血糖是否正常或维持在较好的水平（表 2-1-3）。

表 2-1-3　快速血糖仪检测血糖值范围　　（单位：mmol/L）

评价	空腹时	餐后 1h	餐后 2h	餐后 3h
正常	4.4 ～ 6.6	6.7 ～ 8.3	5.0 ～ 7.2	4.4 ～ 6.7
良好	6.7 ～ 7.0	8.4 ～ 9.9	7.3 ～ 8.8	6.8 ～ 8.2
一般	7.1 ～ 8.2	10.0 ～ 12.7	8.9 ～ 11.0	8.3 ～ 9.9
不良	8.3 ～ 9.9	12.8 ～ 16.1	11.1 ～ 15.3	10.0 ～ 14.4
极其不良	> 10.0	> 16.6	> 15.5	> 14.4

通过评估，护理人员了解老年糖尿病患者的血糖控制、药物应用与并发症情况，并进行照护分级和制订相应的照护方案。用药情况评估、详细评估老年人的用药史，通过对既

往和现在所用药物的服用记录、药物不良反应以及老年人对药物的了解程度等内容的评估建立用药记录。

4. 行为方式评估　了解老年人是否存在吸烟、饮酒等不良生活习惯，锻炼行为、服药行为、睡眠情况（必要时可运用睡眠状况自评量表进行测评，详见附表 9）是否规律，为日常监护与观察、行为管理提供参考。

5. 自我管理能力评估　糖尿病为终身性疾病，漫长的病程及严格的饮食控制容易使老年人产生焦虑、抑郁等心理反应，对养老院的照护管理不能有效应对，依从性较差。应详细评估老年人对糖尿病知识的了解程度及认知情况，有无焦虑、恐惧等心理变化，为制订针对性的服务计划提供参考。

（1）意识状况评估：可根据老年人意识清晰的程度、意识障碍的范围、意识障碍内容的不同而有不同的表现，具体参照意识状况评估表，详见附表 1。

（2）认知状态评估：询问老年人一些简单问题，具体参照简易精神状态检查量表（MMSE），详见附表 8，来评估老年人的认知能力情况。

分值 ≤ 5
- 每日用药管理、皮肤管理、糖尿病足预防、营养管理与运动管理。
- 每周 1 次测量空腹血糖和餐后血糖。
- 每年 4 次糖尿病症状、体征、糖化血红蛋白测定、糖尿病治疗情况及血压评估。
- 每年 1 次体检，测量尿微量蛋白、心电图、尿常规、神经病变、视网膜检查和足部检查。

5 < 分值 ≤ 10
- 每日血压监测、用药管理、皮肤管理、糖尿病足预防或管理、营养管理与运动管理。
- 每周 1 次测量空腹血糖和餐后血糖或每天至少 2 次血糖监测；每周体重监测。
- 每月评估糖尿病治疗方案。
- 每年 4 次测定糖尿病症状、体征、糖化血红蛋白、肝肾功能、血脂。
- 每年 1 次体检，测量尿微量蛋白、心电图、尿常规、神经病变、视网膜检查和足部检查、血管超声、神经传导、肌电图。

分值 > 10
- 每日用药管理、皮肤管理、糖尿病足预防或管理、营养管理与运动管理。
- 每天至少 2 次血糖监测。
- 出现难以控制的高血糖、昏迷等急性并发症情况，及时转院。

四、日常管理

老年糖尿病患者日常管理旨在通过全面、连续和主动的管理，以达到延缓病程、提升老年人舒适度和生活质量的目的。主要管理内容包括监控和保证老年人的安全用药、观察糖尿病慢性并发症进展情况和急性并发症的发现与处理以及生活照顾的指导。

（一）安全用药

1. 糖尿病治疗方案　2 型糖尿病的诊疗方案如图 2-1-6。

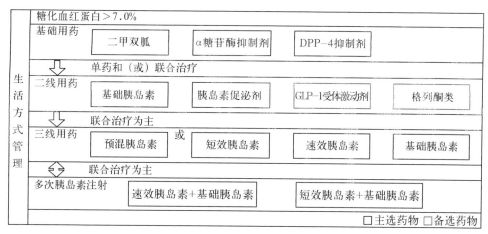

图 2-1-6　2 型糖尿病的诊疗方案

2.常用药物种类

（1）口服药物种类及服药时间见表 2-1-4。

表 2-1-4　口服药物种类及服药时间

药物种类	常见药物名称	服药时间	常见不良反应
双胍类	二甲双胍	餐时或餐后服用	禁用于肝功能不全、心力衰竭、缺氧或接受大手术的患者，以避免乳酸酸中毒的发生
格列酮类	罗格列酮	空腹或进餐时服用	有增加体重、水肿、加重心力衰竭、骨折的风险，一般不推荐老年人服用
磺脲类	格列本脲（优降糖）、格列齐特（达美康）、格列喹酮（糖适平）	空腹前半小时服用	对老年患者来说这类药物的低血糖风险相对较大
格列奈类	瑞格列奈（诺和龙）	进餐时服用	不良反应少，且轻，如低血糖
二肽基肽酶-4（DPP-4）抑制剂		不受进餐影响	耐受性和安全性比较好，不增加体重，对于老年患者有较多获益
α糖苷酶抑制剂	阿卡波糖（拜糖平）	第一口饭嚼服	胃肠道反应

（2）胰岛素剂型与作用时间见表 2-1-5。

3.用药管理注意事项

（1）熟悉老年人所用药物的类型、剂量、用药方式、不良反应。

（2）用药前，应完成老年人用药史、胃肠功能、吞咽功能、吸收功能、心脏功能、中枢神经系统功能等可能影响用药的相关项目的评估。通过对身体老化程度的评估决定用药管理方式。

表 2-1-5　常见胰岛素及其作用特点

胰岛素制剂		起效时间	峰值时间（h）	作用时间（h）
餐时胰岛素	短效胰岛素	15～60min	1.5～2.5	5～8
	超短效胰岛素类似物			
	（门冬胰岛素）	10～15min	1～3	3～5
	（赖脯胰岛素）	10～15min	1～1.5	4～5
基础胰岛素	中效胰岛素	1.5h	4～12	最长 24
	长效胰岛素	3～4h	8～10	长达 20
	长效胰岛素类似物	2～3h	无明显峰值	长达 30
预混胰岛素	预混胰岛素			
	（HI30R，HI50R，HI70/30）	30min	2～8	最长 24
	预混胰岛素类似物			
	（预混门冬胰岛素 30）	10～20min	1～4	最长 24
	（预混赖脯胰岛素 25R）	15min	1.5～3	16～24

（3）评估老年人的阅读能力、记忆能力、理解能力、获取药物知识的能力等。判断老年人是否有能力为自己准备药物，包括药物的剂量、获取、辨认等，以确定是否需要他人辅助给药。

（4）老年人自行服药者，应及时提醒和督促老年人正确服药，防止药物意外事件发生。若未进食者，应推迟服药时间，防止出现低血糖情况。

（5）护士进行用药管理时，口服用药严格执行"三查七对"制度，保证老年人服药到口，防止出现错服、漏服。若老年人吞咽功能较差（评估见本章第十二节脑卒中），可将药物研磨至粉末状，协助老年人服下，防止出现窒息。

（6）胰岛素注射注意事项：根据使用的胰岛素种类选择相应的注射部位。使用短效胰岛素或与中效混合的胰岛素时，优先考虑的注射部位是腹部。对于中长效胰岛素，例如睡前注射的中效胰岛素，最合适的注射部位是臀部或大腿。

（7）定期检查胰岛素注射部位，避开出现疼痛、皮肤凹陷、出血、瘀斑、感染的部位。如果发现皮肤硬结，请确认出现硬结的部位及硬结大小，避开硬结进行注射。

（8）定期轮换注射部位，每日同一时间注射同一部位，如每日晨在腹部注射，建议一定选择腹部注射，不随便更换到其他部位；每周按左右轮换注射部位。每次注射点应与上次注射点至少相距 1cm。避免在 1 个月内重复选择同一注射点。

（二）监控与观察

自我监控是糖尿病管理中非常重要的环节，老年人因各器官功能减退，在进行自我监控中可能存在困难，护士应做好其监控与观察。监控指标见表 2-1-6。

表 2-1-6　监控指标

项目	内容	频次
血糖值	末梢血	每周 1 次，血糖控制不佳者，每天至少 2 次
糖化血红蛋白	血糖控制和药物治疗情况	每 3 个月 1 次
皮肤检查	有无感觉异常、皮肤感染	每天观察有无皮肤破损情况
腹部注射部位评估	有无硬结及破损	每年至少 1 次
视网膜检查	有无视网膜病变	每年 1 次
足部检查	有无足部神经或血管病变，有无坏疽等	每天观察足部皮肤有无破损情况，每年 1 次检查足部血管、神经感觉功能情况

（三）糖尿病足预防

1. 定期检查足部皮肤　以早期发现病变。

2. 促进足部血液循环　①以温水（40℃以下）浸泡双足，时间不可过长，5min 左右，冬季注意保暖，避免长时间暴露在冷空气中。②每天进行适度的运动，以促进血液循环。③经常按摩足部，按摩方向由趾端往上。④积极戒烟。

3. 选择合适的鞋袜，避免足部受压　应选择轻巧柔软、前头宽大的鞋子。袜子以弹性好、透气及散热性好的棉毛质地为佳。

4. 保持足部清洁，避免感染　每天用中性肥皂和温水清洁足部，水温与体温相近即可，足趾缝之间要洗干净，洗净后应以清洁、柔软的毛巾轻轻擦干，若足部皮肤干燥，可采用羊毛脂涂擦。

5. 预防外伤　避免穿拖鞋、凉鞋以及赤足走路，以防刺伤。避免足趾露在外面、不踩鹅卵石、穿鞋前将鞋内异物倒空。

（四）生活照护指导

1. 清洁照护

（1）洗浴温度不宜过高，多为 35℃，可用手背先试一下水温，手背不觉得太凉或太热就是合适的温度。

（2）清洁皮肤选用温和的洗浴液，避免刺激皮肤。动作轻柔，清洁后可涂润肤品。

（3）指导护理员清洁前观察皮肤有无破损与感染。

（4）足部卫生参见糖尿病足预防护理。

（5）勤刷牙，至少早晚各刷一次牙，动作轻柔，保持口腔卫生。每次吃东西后漱口，用牙线清理牙缝残留，牙具至少 3 个月更换一次，口腔溃疡、感染及时治疗。

（6）勤换内衣，保持床铺清洁整齐，贴身衣物及床单、被套用棉布材质。

2. 饮食照护

（1）依据营养师制定的糖尿病饮食指导由护理员协助老年人进食。

（2）观察有无噎食、呛咳等情况。

五、中医护理

中医学将糖尿病归于"消渴症"或"糖络病"等。经典名方如肾气丸、六味地黄丸、消渴方、白虎加人参汤等方药沿用至今。近年来单体如黄连素、民族药如苗药糖宁通络等研究得到国际关注。有研究表明，常规治疗联合针刺，可降低血糖、改善体重、提高胰岛素敏感性，对糖尿病周围神经病变，针刺可明显减轻疼痛、麻木、僵硬等症状。在常规治疗基础上配合活血化瘀等中药熏洗足浴和足部穴位按摩，提高神经传导速度，降低疼痛评分。

六、营养与运动

（一）营养管理

1.老年人糖尿病营养要求　依据老年人的活动量、体重进行热量配比。依据老年人的消化能力、肾功能选择食物，食物选择宜多样化。

（1）主要提供糖类和 B 族维生素的食物有谷类、薯类、干豆类。

（2）主要提供蛋白质、脂肪、维生素 A 或 B 族维生素、矿物质的食品是动物性肉类和干豆类。

（3）提供膳食纤维、矿物质、维生素、胡萝卜素的食品主要是蔬菜和水果。

（4）植物油、食用糖等仅提供热量。

2.营养管理注意事项

（1）营养师根据糖尿病情况为老年人进行膳食制订，护士结合老年人常规饮食习惯给予建议。

（2）评估老年人的吞咽功能，老年人因为口腔问题，如牙齿缺失、口腔黏膜角化增加、唾液减少、吞咽困难等，消化功能减退，故一般选择易消化、清淡的流质食物，但是此类食物容易引起血糖升高，护士应提醒进行合理搭配。

（3）口味宜淡，尽量采用低钠饮食，防止高血压的发生。一般每日限制食盐在 10g 以内。

（4）护理员协助老年人进食时，应提醒注意喂食安全。

（5）为避免血糖发生较大的波动，通常第一口食物为升糖指数较低的富含纤维素食物，进餐模式最好为少食多餐、慢吃、后吃主食。

（二）运动锻炼

1.适合老年人活动的项目　以长时间、低强度的有氧运动及小力量运动为主，如步行、慢跑、爬楼梯、跳舞、打乒乓球、做小哑铃操等。可根据个人兴趣、爱好选择 2～3 项交替进行。

2.老年人运动锻炼注意事项

（1）评估老年人体能与智能，正常体能者、老龄体弱者、肢体残障者、智能障碍者分别选择能进行、容易坚持的全身或肢体运动方式。

（2）运动前需进行安全评估，如跌倒风险评估。运动前选择合适的运动鞋，检查鞋内有无异物和破损。

（3）结合轻度、中度运动消耗量安排时间，提倡餐后的适量室内活动与每周 3～4 次的体能锻炼相结合，有利于缓解餐后高血糖，并保持或增强体质。

（4）运动中保持脉率＝最大心率的 50% ～ 70%，运动中平均心率为 170 － 年龄，每次运动时间至少 30min，每天累积运动时间至少 60min，中间可以休息一下再继续运动。

（5）结合有计划的抗阻力运动，如举重物、抬腿保持等可以帮助老年患者延缓肌肉的减少。肥胖者可通过适当增加有氧运动量消耗脂肪储存。

（6）有以下情况时，需要停止运动。血糖控制不佳；合并各种急性感染；出现心律失常、心绞痛；尿检测指标，如红细胞、蛋白质、管型明显增多；严重糖尿病足、眼底病变等。

（7）随身携带糖果，以备突然出现低血糖症状时食用。忌用巧克力。

（8）运动后检查足部有无红肿或受压的痕迹，如果有，说明鞋不合适。一旦发现皮肤破溃，应及时就诊。

七、应急与处理

老年糖尿病患者常出现高渗性昏迷，尤其在老年人进食进水较少、不主动饮水时，容易发生脱水，常表现为意识障碍，此时应纠正脱水，补充小剂量的胰岛素。出现低血糖症状时，可表现为乏力、心慌、手抖、头晕、饥饿、烦躁、抽搐、焦虑，甚至昏迷，此时应立即检查末梢血血糖情况，及时补充食物或葡萄糖。若老年人服用降糖药后出现不能解释或处理的不良反应，应及时报告给医师或联系家属及时转院治疗（表 2-1-7）。

表 2-1-7　老年人糖尿病异常情况及处理措施

异常情况	处理措施	随访
血糖异常：≥ 16.7mmol/L 或 ≤ 3.9mmol/L	监控血糖值，并观察有无急性并发症，并遵医嘱进行降糖处理或给予含糖饮料或食物	
深大呼吸或呼气有烂苹果味	疑似酮症酸中毒，遵医嘱给予胰岛素	
心悸、出汗或昏迷	疑似低血糖，给予含糖饮料或食物	紧急处理后转诊，2 周后随访
体温 ≥ 39℃	疑似感染，遵医嘱进行降温处理	
糖尿病足出现皮肤感染、溃疡或坏疽	及时转诊进行伤口处理	
其他突发情况：突然视力骤降等	疑似视网膜病变，及时转诊检查	

八、养老护理服务建议

糖尿病老年人服务建议见表 2-1-8。

表 2-1-8　糖尿病老年人服务建议

评估等级	□ 分值 ≤ 5	□ 5 ＜ 分值 ≤ 10	□ 分值 ＞ 10
服务项目	服务内容	服务类型	服务频次
安全用药	遵医嘱给口服药物或进行胰岛素注射；指导老年人自行服药；防止药物不良反应的发生	□ 自行服药 □ 护士给药	□ 每日
血糖监测	检测末梢血血糖变化　□ 自行监测　　□ 每周 1 次 　　　　　　　　　□ 护士监测　　□ 每日 2 次餐前血糖		
皮肤管理	观察皮肤有无破损、感染	□ 可自理 □ 护理员协助	□ 每日指导皮肤管理 □ 每日指导护理员观察与清洁
糖尿病足预防与管理	做好足部清洁，观察足部皮肤有无溃烂	□ 自理 □ 护理员协助	□ 每日指导足部清洁 □ 每日指导护理员观察与清洁
营养管理	了解老年人进食情况，有无低血糖、营养不良等情况发生	□ 自行进食 □ 辅助进食 □ 鼻饲	□ 每日指导 □ 每天指导护理员辅助饮食或喂食
运动管理	运动安全性评估与运动方式指导		□ 每日指导老年人运动或指导护理员协助老年人运动
健康教育	评估老年人认知状况，提升糖尿病管理能力	□ 认知能力正常 □ 认知能力下降	□ 每个月进行健康教育指导

第二节　冠　心　病

一、流行病学

随着社会经济的发展，人们生活节奏加快、身心紧张、饮食成分改变等导致冠心病的危险因素增高，加之社会人口的老龄化，冠心病的发病率、死亡率呈上升趋势，目前已成为危害公众健康的主要因素之一。老年人作为冠心病的主要发病人群，是冠心病管理的重点对象。此前，国家卫生计生委等多部门联合发布的《"十三五"健康老龄化规划》中也强调要维护老年健康权益，保障老年人能够获得适宜的、综合的、连续的健康服务。因此，通过持续有效评估管理老年冠心病患者，制订详细的冠心病管理方案，有效控制疾病的发展、预防并发症，对此类患者的生存质量和健康水平具有重要意义。

冠心病流行病学调查内容包括：冠心病的患病率、死亡率等。冠心病的发病率有逐年上升趋势，流行病学调查发现冠心病已成为我国病死率最高的疾病。老年人作为冠心病的主要发病人群，是冠心病管理的重点对象。由于日益加剧的老龄化现象和现阶段中国社会家庭结构状况，社区将成为冠心病管理的重点场所。

二、疾病相关知识

冠状动脉粥样硬化性心脏病是指冠状动脉发生粥样硬化引起管腔狭窄或阻塞，导致心肌缺血缺氧或坏死而引起的心脏病，它和冠状动脉功能性改变即冠状动脉痉挛一起统称为冠状动脉性心脏病，也称为缺血性心脏病。

根据典型的临床表现，如体力劳动、饱食、寒冷或情绪激动等后出现胸骨体后压迫、发闷、紧缩性或烧灼性疼痛，持续几分钟到数小时或更长时间，休息或含服硝酸甘油可缓解或不缓解；结合年龄（40 岁以上）及存在冠心病的危险因素（高血脂、高血压、糖尿病或糖耐量异常、肥胖、吸烟、家族史）等；特征性心电图改变，如损伤性 ST 段抬高，缺血性 ST 段压低 $\geq 0.1\text{mV}$，缺血性 T 波倒置 $\geq 0.2\text{mV}$，病理性 Q 波、心肌损伤标志物（cTnT，cTnI、CK-MB）测定等可确定诊断。未捕捉到心电图而病情稳定者，可行负荷心电图或负荷超声心动图试验，超声心动图负荷试验是采用不同的负荷方法，使心肌耗氧量增加致使冠状动脉血流储备不足以满足其需要从而诱发心肌缺血、心肌收缩异常。目前临床较常使用的是多巴酚丁胺负荷试验，超声心动图负荷试验对冠心病的早期诊断、存活心肌的监测，在血管化患者的评价以及心脏事件的预测等均有重要价值。若出现典型心绞痛，心电图改变主要以 ST 段水平型或下斜型压低 $\geq 0.1\text{mV}$（J 点后 $60 \sim 80\text{ms}$）持续 2min 为运动试验阳性标准。冠状动脉 CT 有助于无创性评价冠状动脉狭窄程度及管壁病变性质和分布。冠状动脉造影仍是冠心病的重要方法。可以直接显示冠状动脉狭窄的程度，决定患者的治疗方案。介入和（或）手术治疗适应证的选择，以及判断患者预后。冠状动脉造影检查下，若有 ≥ 1 支血管狭窄，其狭窄 50%，左主干、左前降支、左回旋支、右冠状动脉定为冠状动脉的 4 个分支，病变受累 ≥ 2 个分支定为多支血管病变，则可直观地确诊冠心病（表 2-2-1）。

三、入院评估

老年冠心病患者的入院评估，是以其疾病相关因素评估为基础，提高对老年人全身情况的了解，以制订个性化冠心病管理方案。

（一）评估意义

入住的冠心病老年人多为慢性病程，对其正确的护理评估可以帮助护理人员了解老年人的整体情况，预知可能存在的疾病风险，制订个性化疾病管理方案和养老服务内容，进一步落实各项护理措施。

（二）评估项目

老年冠心病入院评估内容详见表 2-2-2。

（三）评估方法和注意事项

1.老年冠心病基本情况评估　通过询问住养老年人及其家属和查看相关病历资料了解老年人患病经过与治疗过程。是否存在家族史、高血压、高胆固醇、糖尿病等冠心病危险因子、疾病进展等。对病程长、并发症和合并症发生率较高者要重点关注。

表 2-2-1 冠心病相关知识

老年冠心病特点			敏感性降低，无症状性心肌缺血发生率高，易漏诊、误诊	
			各脏器呈现不同程度老化，故一般起病较重，并发症较多	
			通常合并多种慢性病，如原发性高血压、糖尿病、高脂血症等，疾病相互作用、影响，增加了治疗难度	
冠心病分型			隐匿型、心绞痛型、心肌梗死型、心力衰竭型（缺血性心肌病）、猝死型	
发病因素			年龄、性别、家族史、高血压、高脂血症、糖尿病、肥胖、吸烟、久坐生活习惯、环境因素等	
临床表现	疼痛		心绞痛	心肌梗死
		性质	沉重、紧缩感	更剧烈、持久
		时间	每次数分钟	较长，数小时至 1 ～ 2d
	硝酸甘油疗效		缓解疼痛较显著	较差
	心电图改变		无或 ST 段暂时性压低或抬高	有特征性及动态变化
	血清心肌酶		正常	增高
并发症			心力衰竭、心律失常、心源性休克	
治疗措施			非药物治疗：平衡膳食、适量有氧运动控制体重、心情乐观开朗、戒烟限酒低盐、规律起居、劳逸结合、保证充足睡眠等 药物治疗：抗血小板治疗；服用抑制剂，β 受体阻滞剂 控制心血管危险因素：降压、调脂、血糖管理 血运重建治疗：冠状动脉旁路移植术（CABG）、经皮冠状动脉介入治疗（PCI） 中医中药：内治、外治	

2.症状与并发症评估

（1）胸痛、胸闷评估：询问有无体力活动、情绪激动等诱发因素，心绞痛发作情况，每次胸痛持续时间，每日发作次数，疼痛性质、缓解方式，有无放射痛、胸闷的程度，有无叹息样呼吸等。

（2）心悸、气短评估：询问发生的频率、持续时间、与活动的关系、对生活影响程度。

（3）便秘及睡眠：询问患者排便的时间、次数、是否通畅、大便性状等，了解睡眠时间和质量，是否有助眠措施等。

（4）并发症情况评估：通过既往病史、体征和体格检查、心电图检查、心脏超声等检查评估患者有无心律失常、心功能不全等并发症，急性心肌梗死患者尚可发生心源性休克。

3.用药情况评估　评估老年人的用药史，了解既往和现在所用药物的服用记录、药物不良反应以及老年人对药物的了解程度等，建立用药记录。

4.行为方式评估　了解老年人是否存在吸烟、喝酒等不良生活习惯，锻炼行为、服药行为、睡眠情况（必要时可运用睡眠状况自评量表进行测评，详见附表 9）是否规律，为日常监护与观察、行为管理提供参考。

表 2-2-2 养老机构冠心病入院评估

姓名：＿＿＿＿＿＿＿ 性别：□ 男 □ 女 年龄：＿＿＿＿＿ 岁

身高：＿＿＿＿＿cm 体重：＿＿＿＿kg

评估项目		评估内容与分级			
		0	2	4	6
基本情况	年龄	□＜60 岁	□60～70 岁	□71～80 岁	□＞80 岁
	病程	□＜5 年	□5～10 年	□11～15 年	□＞15 年
	危险因子（家族史、高血压、高脂血症、糖尿病、肥胖、吸烟等）	□无	□1～3 个	□4～5 个	□≥6 个
症状	胸痛	□无	□有较典型的心绞痛发作，每次持续时间数分钟，每周疼痛2～3次，但疼痛不重，有时需含服硝酸甘油	□每天有数次较典型的心绞痛发作，每次持续时间数分钟，绞痛明显，一般都需要含服硝酸甘油	□每天有多次典型的心绞痛发作，因而影响日常生活活动（例如大便、穿衣等），每次发作持续时间较长，需多次含服硝酸甘油
	胸闷	□无	□轻度胸闷	□胸闷明显，有时叹息样呼吸	□胸闷如窒，叹息不止
	心悸	□无	□偶尔发生，不适感轻微	□时有发生，持续时间较长，不适感明显	□经常发生，惊惕而动，难以平静，甚至影响生活
	气短	□无	□一般活动后气短	□稍活动后气短	□平素不活动亦感气短喘促
	便秘	□无	□大便干，每日1次	□大便秘结，2日1次	□大便艰难，数日1次
	睡眠	□每天睡眠＞7h	□晨醒过早，眠时常醒、睡而不沉，但不影响正常生活	□每天睡眠不足4h，但尚能正常生活	□彻夜不眠，难以正常生活

0～1分：低危 2～21分：中危 22～41分：高危 42～54分：极高危

评分：＿＿＿＿＿分 分级＿＿＿＿＿＿＿

评估项目		评估内容与分级			
		0	2	4	6
并发症（此项不计分）		☐ 心律失常　☐ 心力衰竭 ☐ 心源性休克	☐ 无		
治疗情况（此项不计分）	药物种类	①抗血小板；②硝酸酯类药物；③他汀类药物；④β受体阻滞剂； ⑤ ACEI；⑥中药；⑦其他			
	药物名称	①____　②____　③____　④____　⑤____			
行为方式（此项不计分）	锻炼方式及次数	☐ 散步　☐ 太极拳　☐ 八段锦　☐ 其他 ☐ 1次/周或2次/周　☐ 3次/周或4次/周 ☐ 5次/周或6次/周			☐ 无锻炼
	饮食情况		☐ 严格按照医生要求执行		☐ 部分控制 ☐ 不控制
	服药行为		☐ 遵医嘱服药		☐ 不规律，时有漏服 ☐ 不服药
自我管理能力（此项不计分）	不良嗜好	☐ 无		☐ 吸烟　☐ 酗酒 ☐ 高脂饮食	
	症状管理	☐ 定期监测、按时随诊	☐ 不控制　☐ 不监测		
	情绪认知管理	☐ 自我放松、调整	☐ 焦虑　☐ 抑郁　☐ 恐惧		
	急救管理	☐ 能正确识别危急情况并自救	☐ 知识缺乏 ☐ 无自救意识		

护士签名 _____

5.自我管理能力评估

（1）不良嗜好管理：能否遵从戒烟限酒、限盐的建议，遵从限制脂肪和胆固醇摄入的建议。

（2）症状管理：能否坚持监测心绞痛发作的情况（次数、程度、持续时间），定期监测脉率、心率、血压。

（3）情绪认知管理：了解患者是否能够在情绪紧张、激动时采用自我放松的技巧；在情绪低落时鼓励自己振作，主动参与休闲娱乐活动。

（4）急救管理：是否具备相关急救知识，随身携带急救药物；疾病发作时，能否识别并正确自救。

（四）评估结果

通过护理评估，护士了解老年冠心病患者的疾病危险程度、并发症、治疗用药、自我管理等情况，并进行照护分级和制订相应的照护方案。

分值 =0 ～ 1（低危患者）

做好冠心病一级预防：

- 消除诱因，如过度劳累、饱餐、情绪激动等。
- 积极防治高血压、高血脂、糖尿病、肥胖等原发病。
- 控制相关危险因素，指导患者低脂肪饮食，减少热量摄入，增加运动量，控制体重，戒烟限酒、忌浓茶、咖啡等，培养健康的生活方式和行为。定期体检测量血压、血糖。

分值 2 ～ 21（中危患者）

在一级预防的基础上采取以下防治措施：

- 每日用药管理，提倡"双有效"，即有效药物、有效剂量，服用阿司匹林和血管紧张素转换酶抑制剂（ACEI）、β 受体阻滞剂和控制血压。
- 降低胆固醇和戒烟，控制饮食和治疗糖尿病，健康教育和体育锻炼。高血压患者每周 2 ～ 3 次测量血压，糖尿病患者每天监测血糖。

分值 22 ～ 41（高危患者）

落实二级预防相关措施：

- 每日用药管理，严密观察病情变化，定时测量血压、心率、心律等，了解疼痛缓解情况，必要时进行心电监护。
- 心绞痛发作时立即停止活动，卧床休息，减少心肌耗氧量；稳定期可适当进行体能锻炼，提高活动耐力，但应避免做搬抬重物、弯腰屏气等动作。

分值 42 ～ 54（极高危）

- 发病早期鼻导管给氧 1 ～ 2d，氧流量 3 ～ 5L/min 为宜，以利于心肌氧合。心电图显示心肌缺血、不稳定型心绞痛、心肌梗死等紧急情况，及时转诊。
- 根据行为方式和自我管理能力的评估结果，选择合适的锻炼方式和锻炼次数；合理饮食，低脂肪、低盐、足量的蛋白质摄入，多吃新鲜蔬菜、水果，控制总热量。
- 增加服药依从性，按时按量服药。
- 避免不良嗜好及情绪变化，定期监测、按时复诊，对疾病的症状做出判断。
- 随身携带急救药品，紧急情况下及时正确自救。

四、日常管理

老年冠心病患者日常管理旨在通过全面、连续和主动的管理，以达到缓解病情、提升老年人舒适度和生活质量的目的。主要管理内容包括监控和保证老年人的安全用药；观察冠心病症状、危险因素、慢性并发症进展情况；急性并发症的发现与处理以及生活照顾的指导。

（一）安全用药

（1）严格遵医嘱给药，发药到口。

（2）患者身边备麝香保心丸、速效救心丸、硝酸甘油或硝酸异山梨酯（消心痛）等急救药品。

（3）护理人员每月集中讲解一次用药知识，每周一次给予患者个性化用药指导，每日一次询问患者有无用药后不适反应。

(4) 常用药物种类、作用及用药注意事项见表 2-2-3。

表 2-2-3　常用药物种类、作用及用药注意事项

常用药物类型	常用药物名称	作用	常见不良反应	用药注意事项
硝酸酯类制剂	硝酸甘油、单硝酸异山梨酯、硝酸异山梨酯片、硝酸异山梨酯注射液	扩张冠状动脉及周围血管	头痛头晕、直立性低血压	静脉滴注时严格控制滴速
β 受体阻滞剂	美托洛尔、富马酸比索洛尔、卡维地洛	减慢心率，减弱心肌收缩力，降压，减少心肌耗氧量	低血压，心动过缓，支气管痉挛，头痛头晕，乏力口干	支气管哮喘及心动过缓者禁用
钙通道阻滞剂	硝苯地平、维拉帕米	减弱心肌收缩力，降低心肌氧耗量，降血压	便秘，胫前踝部水肿，心律失常，头痛，颜面潮红，直立性低血压	停用时逐渐减药，除氨氯地平之外的长效制剂不可分割服用
抗凝剂	阿司匹林、波立维、华法林、低分子肝素钠	抗凝，抗血小板聚集	皮下、黏膜、消化道出血	出血倾向、血友病、血小板减少性紫癜、严重肝肾疾病、消化道溃疡、脑、脊髓及眼科手术患者禁用，定期监测凝血功能
血管紧张素转化酶抑制剂（ACEI）	卡托普利、培哚普利、福辛普利	扩血管，降低外周阻力，减少左心室重构	刺激性干咳，血管神经性水肿，味觉异常，粒细胞减少，皮疹等	第一次给药最好在睡前，应以低剂量开始治疗
中药及中成药	中药汤剂、麝香保心丸、复方丹参	活血化瘀、理气止痛、扩血管	胃肠道不适：腹痛腹泻、恶心等	舌下含服或饭后温服

（二）自我监控

自我监控是冠心病管理中的重要环节，老年人因各器官功能减退，在进行自我监控中可能存在困难，护士应协助做好监控与观察。监控项目见表 2-2-4。

表 2-2-4　冠心病患者自我监控

项目	观察内容及频次
疼痛	每日观察询问有无心绞痛发作，评估疼痛的部位、性质、持续时间、缓解方式有无放射痛等，以区别心绞痛或心肌梗死。关注胸闷、心悸、气短、精神不振、头晕等非典型症状
脉率 / 心率	每日 1 次监测心率 / 脉率
血压	每周 3 次测量血压，高血压患者至少每日 1 次监测血压
血脂、血糖	每 3 个月 1 次抽取静脉血测血脂、血糖；糖尿病每周 1 次测手指血糖；高脂血症患者至少每月 1 次监测血脂情况
并发症观察：心律失常，心功能不全	严密观察有无胸闷、心悸、头晕、喘促等症状，监测心率、心律、心电图、心肌酶及血流动力学等，及时准确判断有无并发症

（三）生活照护指导

冠心病患者生活照护指导见表 2-2-5。

表 2-2-5　冠心病患者生活照护指导

照护项目	照护内容
环境	室温在 18 ～ 20℃；相对湿度 30% ～ 50%；洗澡应注意水温在 36 ～ 37℃为宜，时间不宜超过 30min，最好有人陪伴 避免在高温闷热的环境中逗留过久；避免在电扇或排放冷气的情况下睡觉，外出时要注意防寒保暖
饮食	宜：清淡易消化、富有营养的饮食，以少食多餐为宜，宜多食新鲜水果、蔬菜、豆类及豆制品，保证有足够的蛋白质及纤维素摄入 忌：辛辣、刺激、燥热食物，如浓茶、咖啡、烟酒、辣椒以及煎炸、烧烤食品。尤其需避免食用动物性脂肪、动物内脏、蛋黄、虾、蟹、墨鱼等高胆固醇的食物，饮食不宜过饱
休息与运动	保持日常生活规律：每天 7 ～ 8h 睡眠时间，老年人可略少些，午睡 30min 左右，不超过 1h 参与推荐的活动和锻炼：快步走，散步，练气功，打太极，练八段锦等，每周 3 次，以不引起不适为宜
情志调护	情绪紧张、激动时采用放松技巧：深呼吸，听轻音乐 情绪低落时，鼓励患者表达内心感受，针对性给予心理支持如谈心释放法、转移法等 鼓励患者培养兴趣爱好以充实生活，参加诸如音乐、书法、绘画、养花种草等活动

五、中医护理

（一）穴位贴敷

1.操作目的与作用　穴位敷贴是将药物制成一定剂型，敷贴到人体穴位，通过刺激穴位，激发经气，达到通经活络、活血化瘀、宽胸理气、扶正强身的作用。

2.操作方法

（1）取穴

1）膻中：在胸部正中线上，平第 4 肋间，两乳头连线的中点（图 2-2-1）。

2）心俞：背部，第 5 胸椎棘突下，旁开 1.5 寸（图 2-2-2）。

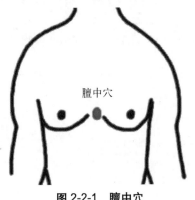

图 2-2-1　膻中穴

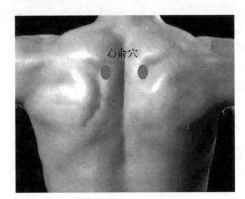

图 2-2-2　心俞穴

（2）治法

1）穴位敷贴制作遵医嘱配制药粉，加赋形剂（白酒或醋）制成直径 1.5 ～ 2cm 的药饼，固定于穴位贴片上。

2）将药物敷贴于穴位上，做好固定。必要时可加纱布覆盖，以胶布固定，松紧适宜。

3）穴位敷贴每日更换，可根据病情、年龄、药物、季节调整时间。若出现敷料松动或脱落应及时更换。出现皮肤微红为正常现象。若出现皮肤瘙痒、丘疹、水疱等，应立即停止贴敷。

（二）中药足部塌渍

1.操作目的与作用　足部塌渍是将包含药液的纱布敷于足部，再将足部浸泡于药液之中，前者相对于现代医学常用的湿敷法，因两法通常同时进行，故合称为塌渍法。目的与作用：引邪外出、疏导腠理、通调血脉、活血利水。

2.操作方法

（1）取穴：常取足底涌泉穴，定位：位于足底部，蜷足时足前部凹陷处，约当足底第 2、3 趾趾缝纹头端与足跟连线的前 1/3 与后 2/3 交点上，或在足底找敏感痛点，患者有酸、麻、重、胀感，即为"得气"。

（2）治法：患者取坐位或卧位，将双足置于电子浸泡盆内，每日塌渍 1 次或 2 次，每次 20min，并配合足底按摩（图 2-2-3）。

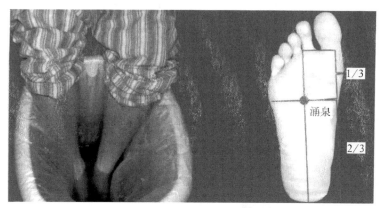

图 2-2-3　中药足部塌渍

六、冠心病康复指导

（一）生活起居

1.居室环境　居室保持良好的通风采光，室内温度 18 ～ 20℃，相对湿度 30% ～ 50%，保持空气清新，避免噪声。

2.生活节奏　避免紧张的生活状态，生活规律、劳逸结合，养成每天午睡的习惯，有利于心脏康复。

3.气候变化　当出现高气压控制、降温天气、气温日变化过大、恶劣大风等天气变化时及时调整起居习惯，防止冠心病发展加重。

4.生活方式　戒烟限酒，忌浓茶和咖啡。早晨或午睡起床时动作宜缓慢，沐浴水温 36 ～ 37℃为宜，以免影响心率、血压，保持大便通畅，避免屏气用力，诱发心绞痛。

（二）精神调摄

指导患者正确认识、对待疾病，既要树立信心，也要遵守医嘱、积极治疗。心绞痛发作频繁的患者可能会出现紧张焦虑、恐惧抑郁等负性情绪，一方面有的放矢地进行疾病知识宣教，帮助患者制订详细的康复计划，使患者对疾病发生发展、调养康复有较全面的了解；另一方面做好心理疏导，利用同伴教育等方法，解除其思想压力，正确应对疾病。

（三）饮食疗法

控制总热量，维持正常体重，限制脂肪、糖类食物的摄入，防止饱和脂肪酸、胆固醇在体内堆积而加重动脉粥样硬化。全日脂肪摄入量小于总热量的 20%，其中动物脂肪不超过 1/3，胆固醇摄入量每日小于 300mg。保证足够的蛋白质摄入，每日摄入量约为总热量的 15%，限制钠盐，每日食盐摄入控制在 3 ～ 5g。多吃新鲜蔬菜、水果，其中的抗氧化物质可利于防治动脉粥样硬化。

（四）运动疗法

1.运动项目　根据身体状况、运动习惯等,确定可参加的运动项目,如散步、慢跑、游泳、保健操、太极拳等。

2.运动强度 根据心率调整运动强度,最高运动强度控制在心率 120 次 / 分。

3.持续时间 每次运动时间 20 ～ 40min 为宜,病情较重、体能较差者可采取间隙运动法。

4.运动频率 一般每周 3 ～ 5 次,可根据运动强度进行调整。

七、应急与处理

一旦出现心绞痛症状,立即停止诱发心绞痛的各种因素,如情绪激动、寒冷刺激等,口服硝酸酯类药物是主要的治疗手段,含服硝酸甘油能缓解和防止缺血性疼痛的发作。服药后最好平卧休息。患者出现乏力、气短、烦躁、频发心绞痛,心绞痛程度加重,持续时间持久,休息或含服硝酸甘油不能缓解,或发作时伴有恶心、呕吐、大汗、急性心功能不全、心律失常或血压波动较大等,均可能是急性心肌梗死的先兆情况,应转诊治疗。老年人有较重而持久的胸闷或胸痛,即使心电图无特征性改变,也要考虑急性心肌梗死的可能,应及时通知医师联系其家属转诊。

八、养老护理服务建议

养老护理服务建议见表 2-2-6。

表 2-2-6 养老护理服务建议

服务项目	服务内容	服务类型	服务频次
安全用药	遵医嘱给药,指导老年人按时、按量服药,防止药物不良反应发生	□ 自行服药 □ 护士给药	□ 每日
胸痛管理	了解胸痛的性质、持续时间、缓解方式,以区分心绞痛和心肌梗死	□ 自行管理 □ 护士观察	□ 每日观察
情绪管理	保持情绪平稳,防止诱发因素	□ 与患者或护理员交谈	□ 每日交谈询问
排便管理	查看大便性状,了解次数	□ 未使用通便药 □ 使用通便药	□ 每日观察、指导通便
睡眠管理	了解睡眠时间、质量	□ 自行入睡 □ 使用助眠药	□ 每日观察
营养管理	了解老年人进食情况,有无饮食不当、营养不良等情况发生	□ 自行进食 □ 辅助进食 □ 鼻饲	□ 每日指导护理员辅助饮食或喂食
运动锻炼管理	运动安全性评估与运动方式指导	□ 主动锻炼 □ 被动锻炼	□ 每日指导老年人运动或指导护理员协助老年人运动

续表

服务项目	服务内容	服务类型	服务频次
皮肤管理	观察皮肤有无破损、感染	□ 可自理 □ 护理员协助	□ 每天观察指导护理员清洁
健康教育	评估老年人认知状况，提升冠心病管理能力	□ 认知能力正常 □ 认知能力下降	□ 每周进行健康教育

第三节　退行性骨关节病

一、流行病学

根据我国退行性骨关节病流行病学调查显示，65 岁以上人群患病率为 80%，是老年人常见慢性病。《2015 年国民经济和社会发展统计公报》显示，我国 60 岁及以上人口为 2.22 亿，占总人口的 16.1%，其中 65 岁以上为 14.386 亿人，占总人口 10.5%。随着老龄人口增加，退行性骨关节病患病人数大幅度增加，其关节僵硬、畸形、活动障碍等并发症已严重危害老年人的身体健康和生活质量。因此，在提供日常照顾养老服务的同时，不能忽视对老年人退行性骨关节病的管理与监控。通过持续有效的全面评估，制订详细的疾病管理方案，以维护老年人骨关节的活动功能，避免或减轻并发症的发生与发展，提升其生活质量。

二、疾病相关知识

退行性骨关节病又称骨性关节炎（OA），是多见于老年人的一种局部或全身骨关节的（非炎性）退行性病变，属于中医学"痹证、骨痹"的范畴。以关节软骨损伤及骨质增生为特点，好发于负重关节及活动量较多的关节，如膝关节、腰椎、髋关节、踝关节、远指（趾）间关节等（图 2-3-1），以缓慢发展的关节酸胀不适、疼痛、肿胀、僵硬、麻痹、活动受限和关节畸形等为临床特征。50% 患者通过影像学检查显示有骨性关节炎的表现，其中 40% ~ 55% 具有明显的临床表现，85% 具有骨性关节炎症，该病的致残率可达 53%。

病因尚不明确，可能与年龄、肥胖、劳损、创伤及遗传等诸多因素有关。分为原发性和继发性两类：前者与遗传、体质等有一定关系，多发生于中老年人；后者继发于创伤、炎症、关节不稳定、慢性反复的累积性劳损或先天性疾病等。随着年龄增长，机体发生退行性改变，导致关节软骨退化，软骨细胞变性破坏，进而出现关节囊、韧带增厚，关节边缘和软骨下骨质反应性增生、形成骨赘，引发关节囊挛缩、韧带松弛或挛缩，出现膝关节骨性关节炎、髋关节骨性关节炎、腰椎骨性关节炎等一系列表现。中医学认为，气血不足、肝肾亏虚、筋脉失养所致的素体阳虚，邪实乘虚而入，继而气血运行不畅，筋脉不通，骨失滋养。

本病起病缓慢，多数无典型表现，早期仅 5% 有局部症状。受累关节常为多关节（也有单关节）发病，持续性隐痛（有疼痛—缓解—再疼痛的典型特点），与天气变化（气压降低时加重）、活动（增加活动时加重、休息后好转）等有关；有关节僵硬，晨起更甚（称

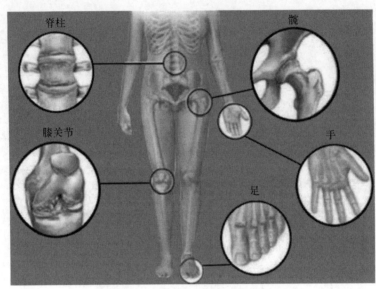

图 2-3-1 退行性骨关节病好发部位

为"晨僵"），久坐后加重（称为"休息痛"）；关节活动时（多见于膝关节）出现骨摩擦感或"咔嗒"声。后期关节肿胀变形、肌肉萎缩、活动度下降，可引起关节无力、畸形，行走时腿软或关节交锁，关节不能完全伸直或活动障碍，生活自理能力下降等。

患者年龄、症状、体征、受累关节 X 线表现（图 2-3-2）是目前诊断本病的主要依据，实验室指标可正常或有 C 反应蛋白、红细胞沉降率异常等。目前无有效的预防措施，但早发现、早诊断是本病防治的关键。一旦确诊，应尽早开始生活方式干预、受累关节锻炼及行动支持、个体化治疗（药物、非药物、手术），以及健康教育、运动和管理、生活护理等。

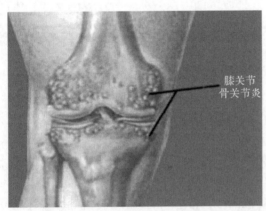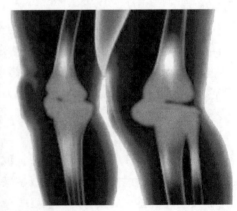

图 2-3-2 退行性骨关节病

三、入院评估

入院评估是在对老年人基本情况、退行性骨关节病相关因素评估的基础上，客观、准确地了解老年人的全身情况，以制订个性化退行性骨关节病管理方案和养老服务内容。

（一）评估意义

护理人员通过全面的护理评估，有助于了解老年人的健康状况和身体情况，预测可能存在的风险和意外，制订个性化护理方案，提供有针对性的生活照护、运动辅助和养老服务等。

（二）评估项目

老年退行性骨关节病入院评估内容，详见表 2-3-1。

（三）评估方法和注意点

通过询问老年人、与家属交流沟通、查看相关病历资料等方式，护理人员能较全面地了解老年人患病部位、病程、症状、体征及并发症、治疗与用药情况，以及老年人的行为方式、自我管理能力等，准确地评估老年人的身体健康状况，在日常照护中重点关注疼痛管理、合理用药、营养支持、情志护理、关节功能锻炼等。

1. 症状、体征及并发症评估

（1）疼痛评估：采用"10级视觉模拟评分量表（VAS）"评估老年人疼痛情况，参照附表 12。

（2）关节肿胀评估：采用"浮髌试验"来评估膝关节积液情况。具体做法是：让老年人患肢的膝关节伸直，放松股四头肌；检查者一手挤压髌上囊，使关节液积聚于髌骨后方，另一手示指轻压髌骨有浮动感觉（即感到髌骨碰撞股骨髁的碰击声）、松开手指髌骨又浮起，则提示浮髌试验阳性。需要注意的是，膝关节内液体正常情况下约 5ml，关节积液达到或超过 50ml 时（中等量积液），浮髌试验为阳性；而积液量太大，会出现髌骨下沉，则浮髌试验也可能为阴性。也可采用目测方式，结合老年人的症状、体征、两侧肢体关节周径比较等，来评估老年人关节肿胀程度（分为 4 级，即重、中、轻、无），可参照关节肿胀程度评定，详见附表 14。

（3）关节活动度评估：采用量角器测量关节的活动范围。

1）普通量角器：用两根直尺连接一个半圆量角器或全圆量角器制成，可用于手指关节测量。使用时将量角器的中心点准确对到关节活动轴中心，两尺的远端分别放到或指向关节两端肢体上的骨性标志或与肢体长轴相平行。随着关节远端肢体的移动，在量角器刻度盘上读出关节活动度（图 2-3-3）。

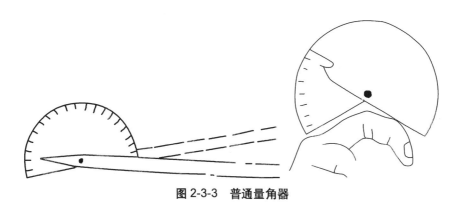

图 2-3-3　普通量角器

表 2-3-1 养老机构退行性骨关节病入院评估表

姓名：＿＿＿＿＿＿＿ 性别：□男 □女 年龄：＿＿＿＿＿岁 文化程度：＿＿＿＿＿＿

身高：＿＿＿＿＿＿cm 体重：＿＿＿＿kg 体质指数（BMI）：＿＿＿＿＿＿

评估项目			评估内容与分级	
			1 分	0 分
基本情况	患病部位		□膝关节 □髋关节 □手部	□远指间关节
症状体征、合并症	关节痛	程度	□中度 4～6 分 □重度 7～9 分 □剧烈 10 分	□无痛 □轻度 1～3 分
		时间	□持续 □休息痛 □夜间痛	□间断
		表现形态	□隐痛 □压痛 □灼痛 □痛性步态 □摇摆步态	□刺痛 □疼痛能忍
		影响因素	□天气、季节 □劳累 □活动不当 □负重	□无
	关节肿胀		□阳性 □中度 □重度	□阴性 □轻度
	关节僵硬		□有 □晨僵	□无
	关节活动度		□减弱 □活动受限 □活动障碍	□正常
	影响日常生活		□有 □爬楼 □下蹲/跪屈膝/弯腿 □上/下车 □行走 □穿鞋/袜 □抓/捏/提物 □写字	□无
	其他		□关节无力 □关节变形/畸形 □关节交锁 □骨摩擦感 □肌肉萎缩	□无
	并发症		□心脏病 □高血压 □脑梗死 □糖尿病 □肥胖	□无
治疗、用药（此项不计分）	专科用药（名称）		1.＿＿＿＿＿ 2.＿＿＿＿＿ 3.＿＿＿＿＿ 4.＿＿＿＿＿ 5.＿＿＿＿＿ 6.＿＿＿＿＿	
	非药物治疗（注：治疗、用药情况不计分）		物理治疗：□热疗 □针灸 □按摩 □水疗 □牵引 □超声波 行动辅助：□手杖 □拐杖 □助行器 矫形器具：□矫形鞋 □支具 □夹板 （部位：＿＿＿＿＿）	
行为方式	不良习惯		□吸烟 □饮酒	□无
	睡眠情况		□较差	□一般 □良好
	锻炼方式		□无 □偶尔	□散步 □做操 □打太极拳 锻炼频次： □1 次/周 □2 次/周 □3～4 次/周
	饮食情况		□不正常 □不规律 □进食量少 （忌食＿＿＿＿＿＿＿）	□正常 □规律 □食量适宜
	服药行为		□拒绝服药 □漏服药 □不规律服药	□遵医嘱 □不服药
自我管理能力	心理状况		□焦虑 □抑郁 □烦躁 □恐惧	□正常 □无
	意识状态		□嗜睡 □意识模糊 □昏睡 □昏迷	□清醒
	认知状况		（MMSE 法）□重度障碍 □中度障碍 □轻度障碍	□正常

评估日期＿＿＿＿＿＿＿ 评估总分＿＿＿＿ 评估者签名＿＿＿＿＿＿＿

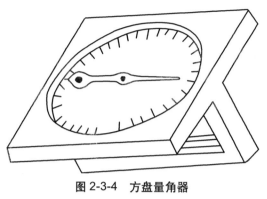

图 2-3-4 方盘量角器

2) 方盘量角器：用边长为 12cm 的正方形装上圆形刻度盘的木触、加上一个指针及把手而成（图 2-3-4）。在木盘刻度处于垂直位时，方盘中心的指针由于重心在下而自动指向正上方。使用时，采取适当姿位使关节两端肢体处于同一个垂直面上，并使一端肢体处于水平位或垂直位，以方盘的一边紧贴另一肢体，使方盘量角器刻度面与肢体处于同一垂直面上，即可读得关节所处的角度（表 2-3-2，表 2-3-3）。

表 2-3-2 上肢关节活动范围的测量方法（用方盘量角器检查）

关节	运动	受检者体位	量角器放置方法			正常活动范围
			轴心	固定臂	移动臂	
肩	屈，伸	坐位或立位，臂于体侧，肘伸直	肩峰	与腋中线平行	与肱骨纵轴平行	屈：0°～180° 伸：0°～50°
	外展	坐或站位，臂置于体侧，肘伸直	肩峰	与身体中线（脊柱）平行	与肱骨纵轴平行	0°～180°
	内、外旋	仰卧，肩外展 90°，肘屈 90°	鹰嘴	与腋中线平行	与桡骨纵轴平行	各 0°～90°
肘	屈，伸	仰卧或坐位或立位，臂取解剖位	肱骨外上髁	与肱骨纵轴平行	与桡骨纵轴平行	各 0°～150°
桡、尺	旋前、旋后	坐位，上臂置于体侧，肘屈 90°	尺骨茎突	与地面垂直	腕关节背面（测旋前）或掌面（测旋后）	各 0°～90°
腕	屈，伸	坐或站位，前臂完全旋前	尺骨茎突	与前臂纵轴平行	与第二掌骨纵轴平行	屈：0°～90° 伸：0°～70°
	尺、桡侧偏移（尺、桡侧外展）	坐位，屈肘，前臂旋前，腕中立位	腕背侧中点	前臂背侧中线	第三掌骨纵轴	桡偏 0°～25° 尺偏 0°～55°

（4）对日常生活影响的评估：不同病损部位有不同的影响与表现，可通过询问老年人及其家属方式来评估。如膝关节受损，可出现爬楼、蹲或跪及拾物等困难，经常有腿软或关节交锁；髋关节受损，则穿鞋穿袜、上下车等受影响；手部骨关节受累，则开罐、提锅及写字等有一定的影响。

（5）并发症评估：通过询问了解老年人有无心脏病、高血压、脑梗死、糖尿病、肥胖等疾病，为制订和落实个性化、有针对性的照护干预计划提供参考。

表 2-3-3　下肢关节活动范围的测量方法（用方盘量角器检查）

关节	运动	受检者体位	量角器放置方法			正常活动范围
			轴心	固定臂	移动臂	
髋	屈	仰卧或侧卧，对侧下肢伸直	股骨大转子	与身体纵轴平行	与股骨纵轴平行	0°～125°
	伸	侧卧，被测下肢在上	股骨大转子	与身体纵轴平行	与股骨纵轴平行	0°～15°
	内收	仰卧	髂前上棘	左右髂前上棘	髂前上棘至髌骨中心	各0°～45°
	内旋、外旋	仰卧，两小腿于床缘外下垂	髌骨下端	与地面垂直	与胫骨纵轴平行	各0°～45°
膝	屈、伸	俯卧或仰卧或坐在椅子边缘	股骨外缘	与股骨纵轴平行	与胫骨纵轴平行	屈：0°～150° 伸：0°～150°
踝	背屈、跖屈	仰卧，膝关节屈曲，踝处于中立位	腓骨纵轴线与足外缘交叉处	与腓骨纵轴平行	与第5跖骨纵轴平行	背屈：0°～20° 跖屈：0°～45°

2. 治疗、用药情况评估　通过了解老年人现有的药物治疗、非药物治疗情况和有无药物不良反应，以及老年人对自身治疗、用药的掌握程度等评估，建立用药记录。

3. 行为方式评估　了解老年人是否存在吸烟、喝酒等不良生活习惯，锻炼行为、服药行为、睡眠情况（必要时可运用睡眠状况自评量表进行测评，详见附表9）是否规律，为日常监护与观察、行为管理提供参考。

4. 自我管理能力评估　退行性骨关节病是慢性终身性疾病，漫长的病程及身体疼痛不适、活动受限、生活自理能力下降等容易使老年人产生不良情绪，如焦虑、抑郁等心理反应，对照护管理不能有效应对，依从性较差。护理人员应详细评估老年人对疾病知识的了解程度及认知情况、心理变化，为制订个性化、有针对性的照护计划提供参考。

心理状况评估可运用焦虑抑郁量表检测心理状况，详见附表6和附表7，必要时请专业人士进行评估。

认知状态评估可通过询问老年人一些简单问题，具体参照简易精神状态检查量表（MMSE），详见附表8，来评估老年人的认知能力情况。

（四）评估结果与干预

通过护理评估，护理人员了解退行性骨关节病老年人的基本情况、疾病症状、治疗用药、行为方式、自我管理能力等情况，为下一步的照护分级、制订相应的照护方案奠定基础。

分值≤5

- 每日用药管理、疼痛管理、运动管理。
- 每日肌力/肌肉群锻炼、关节活动。

- 每 6 个月评估 1 次疾病的症状、体征及并发症、行为方式、自我管理能力等情况。
- 每年体检 1 次,测量血常规、血生化、红细胞沉降率,X 线片(受累关节如膝、髋关节)等检查。

$5 < 分值 \leqslant 10$

- 每日用药管理、疼痛管理、运动管理。
- 每日肌力/肌肉群锻炼、关节活动。
- 每周 2 次物理疗法,如热疗、红外线、水疗等。
- 每 3 个月评估 1 次疾病的症状体征及并发症、行为方式、自我管理能力等情况。
- 每年体检 1 次,测量血常规、血生化、红细胞沉降率,X 线片(受累关节如膝、髋关节)等检查。

分值 > 10

- 每日用药管理、疼痛管理、运动管理。
- 每日肌力/肌肉群锻炼、关节活动。
- 每日 1 次物理疗法,如热疗、红外线、水疗等。
- 每 3 个月评估 1 次疾病的症状、体征及并发症、行为方式、自我管理能力等情况,尤其是肌力、关节活动度、生活自理能力评估。
- 每年体检 1 次,测量血常规、血生化、红细胞沉降率,X 线片(受累关节如膝、髋关节)等检查。

四、日常管理

老年退行性骨关节病的日常管理,旨在通过全面、连续和主动的管理,达到延缓病程、提升老年人舒适度和生活质量的目的。主要内容包括疼痛管理、安全用药、情志护理、生活照护、饮食营养支持、预防血栓并发症等。

(一)疼痛管理

有效缓解老年人的疼痛体验,促使其能够开展肢体功能锻炼。

1.视觉模拟评分量表(visual analogue scale,VAS)　评估老年人的疼痛情况(详见附表 12),包括疼痛部位、性质、时间、程度、躯体感受、对身体的影响等,监控疼痛进展及全身情况,如皮肤出汗、体温、伴随症状等。

2.重视老年人的主诉　解释疼痛原因,做好健康教育,缓解老年人因疼痛而产生的焦虑不安情绪。

3.消除诱发因素　①保证休息,注意关节保暖,进行局部热敷、热熨、热疗、水疗等。②纠正不良姿势或体位,保持关节功能位,必要时借助矫形支具、矫形鞋。③纠正不良行为方式(爬楼、长跑、跳、蹲等),减少受累关节负重。

4.对老年人进行(非药物性)疼痛护理方案指导　如放松训练、深呼吸训练及咳嗽训练,每天 3 次。

5.疼痛管理　基于老年人的理解能力及疼痛评估结果,与医师共同制订疼痛管理计划,并告知患者及其家庭照护者,使其主动参与到疼痛管理的过程中。

6.在医师指导下行物理疗法　如关节肌肉推拿、按摩、牵引、超声波、经皮神经电刺激、早期活动等。

（二）合理用药

常用的治疗药物见表2-3-4。

表2-3-4　退行性骨关节病常用药物

药物分类	常用药物	用药方法	备注
消炎和镇痛药	对乙酰氨基酚	1日总量不超过3g	长期大剂量使用可能引起肝、肾损伤
非甾体抗炎药	美洛昔康、布洛芬、吲哚美辛	7.5～15mg/d，餐后服	可能引起胃肠道、心血管等不良反应
氨基葡萄糖	硫酸氨基葡萄糖	口服，3次/天，每次1～2粒，饭时服	持续服用4～12周；每年重复2～3次
	维骨力	口服，3次/天，每次2片	1个月为1个疗程
肾上腺皮质激素	胸腺肽肠溶胶囊1～2ml，加利多卡因5ml	关节腔内注射或压痛点封闭、每2周1次，持续3～5次	注意无菌操作,防止感染（须到专科医院治疗）
透明质酸	玻璃酸钠	关节腔内注射，2ml次，每周1次	5次为1个疗程（须到专科医院治疗）

1.消炎镇痛药　能较快镇痛和改善症状。首选对乙酰氨基酚，镇痛效果好，通常1日总量不超过3g，但长期大剂量使用有引起肝或肾损伤的报道。

2.氨基葡萄糖　可改善软骨代谢，抑制炎症发展。该类药物见效较慢，一般需治疗数周后才见效，但停药后疗效仍会持续一段时间。

3.肾上腺皮质激素　对于关节腔积液效果好。采用关节腔内注射用药，应在严格消毒措施下进行。4周未改善者可再用1次，但不宜反复多次使用，消毒不严会有感染危险，故应严格控制适应证。

4.非甾体抗炎药（NSAID）　可消除关节疼痛和僵硬、抑制炎症反应、缓解症状。是常规口服用药，有美洛昔康、布洛芬、吲哚美辛（消炎痛）等。但治疗的同时会引起胃肠道、心血管等不良反应。

5.透明质酸　可减少关节内摩擦、缓解疼痛、改善功能。采用关节腔内注射，每周1次，每次2ml。其疗效与非甾体抗炎药相当，虽不及激素起效快，但疼痛缓解维持的时间比激素长。

6.补充维生素D和钙剂　在医师指导下适量补充维生素D、钙剂（葡萄糖酸钙等）。

（三）情志护理

降低患者焦虑、恐惧等不安情绪。

（1）使用焦虑自评量表（SAS）和抑郁自评量表（SDS）评估老年人心理状况（详见附表6和附表7），并根据其年龄、病情分析可能引起焦虑或抑郁的危险因素，及时与患者进行有效沟通。

（2）及时辨别、发现老年人存在的主要问题，如自理能力受损、生理疼痛，以及对家庭、子女工作产生的影响，甚至对未来生活的焦虑等，以进行有效的疏通与引导。

（3）与老年人的家属进行沟通，鼓励家属多陪伴、多关心老年人；同时，引导家庭照护者参与到护理措施的制订和实施过程中，以增强家庭的支持力。

（4）护理过程中要做好耐心解释，并做好老年人的隐私保护，使之有足够的信心进行独立的康复锻炼。

（四）生活照护

提高老年人舒适度。

（1）注意防寒保暖，尤其是关节保暖，防止因季节气候变换导致关节受寒而诱发或加重病情。

（2）注意休息，保持受累肢体功能位。恶寒发热、关节红肿疼痛、屈伸不利者，宜卧床休息，可将受累肢体放于床上，使关节囊和韧带松弛而减少对关节面的压迫。病情稳定后可适当下床活动。

（3）坚持多晒阳光，每日 1 次，以延缓骨质疏松进程。

（4）脊柱变形、生活不能自理、卧床老年人的生活护理：①脊柱变形的老年人宜睡硬板床，保持衣被清洁干燥；出汗多时及时擦干，更换衣被，切忌汗出当风。②生活不能自理、卧床的老年人，每 2 小时翻身更换一次卧位，经常帮助其活动肢体与关节，受压部位用软垫保护或使用气垫床，防止发生压疮。被褥宜常洗、常晒，保持干燥清洁。

（五）饮食调护

目的在于降低并发症的发生。

1.测量老年人的体重、身高以测算 BMI；基于老年人 BMI（表 2-3-5）和白蛋白水平来评估其营养状况，以便更加合理地安排老年人的膳食营养。

表 2-3-5　BMI 标准

BMI	体型
18.5 ～ 23.9	正常体重
< 18.5	偏瘦
24 ～ 29.9	超重
> 30	轻度肥胖
> 35	中度肥胖
> 40	重度肥胖

BMI（body mass index）又称体质指数，是目前国际上常用的衡量人体胖瘦程度及健康的一个标准。计算公式为：

$$BMI = 体重（kg）/ 身高的平方（m^2）$$

2.依据营养师配制的饮食，指导护理员协助老年人进食。注意老年人食欲、每餐进食情况，观察有无噎食、呛咳、食欲缺乏等。

（1）饮食宜高营养、高维生素，清淡、可口、易消化。以食补为基础，注意钙的补充，保证老年人营养均衡。忌食生冷、辛辣、肥甘、醇酒等食物。多食奶类制品（鲜奶、酸奶、奶酪等）、豆制品（豆浆、豆粉、豆腐、腐竹等）。多食蔬菜，如金针菜、胡萝卜、小白菜、小油菜，以及紫菜、海带、鱼、虾等海鲜类食品。

（2）超重者，以控制饮食为主，防止向肥胖演变，配合增加体育锻炼。

（3）肥胖者，先由专科医师进行鉴别（单纯性、继发性）以便尽早进行治疗。控制饮食和增加体育锻炼仍是关键。

1）轻度肥胖者，仅限制脂肪、糖食、糕点、啤酒等，使每日摄入的总热量低于消耗量，多做体力劳动和体育锻炼。

2）中、重度肥胖者，必须严格控制总热量（限制进食量），女性为 5016～6270kJ/d（1200～1500kcal/d），男性为 6270～7524kJ/d（1500～1800kcal/d）；限制甜食、啤酒等。蛋白质摄入量每日不少于 1g/kg，但保证适量的含必需氨基酸的动物性蛋白质（占总蛋白质量的 1/3 较为宜）。严格控制脂肪摄入量及钠的摄入，以免体重减轻时发生水钠潴留。同时，鼓励运动疗法，增加热量消耗。

（4）对白蛋白水平低的老年人应及时纠正，鼓励多食鸡蛋、肉类等，补充钙质和维生素。

（5）预防超重、肥胖，应适当控制进食量，避免高糖类、高脂肪及高热量饮食。同时，经常进行体力劳动和锻炼。

（六）预防静脉血栓

目的是降低静脉血栓发生率。

使用 Caprini 血栓风险评估量表对老年人进行静脉血栓风险评估，高危人群即应启动静脉血栓预防方案。

Caprini 风险评估表是一种有效、简便、经济实用的静脉血栓风险预测评估工具，能有效鉴别静脉血栓高危患者，辅助预防方案的选择，从而减少静脉血栓发生率，改善老年人预后及生活质量。该评估量表于 2005 年发表，2009 年又有了修改版。包含了约 40 个不同的血栓形成危险因素，每个危险因素根据危险程度的不同赋予 1～5 分不同的分数，最后计算累积分。静脉血栓风险等级分为低危（0～1 分）、中危（2 分）、高危（3～4 分）、极高危（5 分）4 个等级，不同的风险等级推荐不同的静脉血栓预防措施，包括预防措施的类型及持续时间等（表 2-3-6，表 2-3-7）。

表 2-3-6　Caprini 血栓风险评估量表

A1 每个危险因素 1 分	B 每个危险因素 2 分
□ 年龄 40～59 岁	□ 年龄 60～74 岁
□ 计划小手术	□ 大手术（＜60min）
□ 近期大手术	□ 腹腔镜手术（＞60min）
□ 肥胖（BMI＞30kg/m^2）	□ 关节镜手术（＞60min）
□ 卧床的内科患者	□ 既往恶性肿瘤
□ 炎性肠病史	□ 肥胖（BMI＞40kg/m^2）
□ 下肢水肿	C 每个危险因素 3 分
□ 静脉曲张	□ 年龄≥75 岁
□ 严重的肺部疾病，含肺炎（1 个月内）	□ 大手术持续 2～3h
□ 肺功能异常（慢性阻塞性肺疾病）	□ 肥胖（BMI＞50kg/m^2）
□ 急性心肌梗死（1 个月内）	□ 浅静脉、深静脉血栓或肺栓塞病史
□ 充血性心力衰竭（1 个月内）	□ 血栓家族史
□ 败血症（1 个月内）	□ 现患恶性肿瘤或化疗
□ 输血（1 个月内）	□ 肝素引起的血小板减少
□ 下肢石膏或肢具固定	□ 未列出的先天或后天血栓形成
□ 中心静脉置管	□ 抗心磷脂抗体阳性
□ 其他高危因素	

续表

	□ 凝血酶原 20210A 阳性 □ 因子 V Leiden 阳性 □ 狼疮抗凝物阳性 □ 血清同型半胱氨酸酶升高
A2 仅针对女性（每项 1 分）	D 每个危险因素 5 分
□ 服避孕药或激素替代治疗 □ 妊娠期或产后（1 个月） □ 原因不明的死胎史 　复发性自然流产（≥ 3 次） 　由于毒血症或发育受限原因早产	□ 脑卒中（1 个月内） □ 急性脊髓损伤（瘫痪）（1 个月内） □ 选择性下肢关节置换术 □ 髋关节、骨盆或下肢骨折 □ 多发性创伤（1 个月内） □ 大手术（超过 3h）

表 2-3-7　评估后危险度分级及预防方案

总分	风险等级	DVT 发生率	推荐预防方案	护理措施
0 ～ 1	低危		早期活动	
2	中危	10% ～ 20%	药物预防或物理预防	宣教（戒烟、增加活动量等） 梯度压力袜或充气压力泵
3 ～ 4	高危	20% ～ 40%	药物预防和（或）物理预防	宣教（戒烟、增加活动量等） 梯度压力袜或充气压力泵
5	极高危	DVT 发生率 40% ～ 80%，病死率 1% ～ 5%	药物预防和物理预防	宣教（戒烟，增加活动量等） 高危随访监控 观察肢体循环及全身情况 梯度压力袜或充气压力泵 用药：口服抗凝剂，低剂量肝素或低分子肝素

1.告知老年人预防静脉血栓的护理方案，以取得其理解与配合。

2.根据老年人的病情、身体健康状况等，选择合适的预防措施，如按摩患肢肌肉每次 15min（由肢体远心端向近心端按摩），每天 1 次，促进静脉血液回流，也可采用抗血栓弹力袜、间歇性充气加压装置或足底静脉泵等物理预防措施。若患侧肢体不能或不宜采用物理预防者，可在对侧肢体实施肌肉按摩。

3.长期使用抗凝药者，须定期随访（3 个月）。

（七）健康教育

1.提高老年人对疾病的认识水平及对治疗用药、护理、功能锻炼的依从性，减轻焦虑、恐惧等不良情绪，促进康复进程。

（1）评估老年人的病情、健康素养、知识水平现状，以及一般健康状况等，以此确定健康教育的内容和方式。

（2）促进患者改变不良的生活方式，如戒烟、禁酒、减肥等。对存在高血压、糖尿病等慢性病的老年人，应持续监测血压、血糖，优化各项器官功能。

（3）向老年人介绍骨关节病康复与锻炼的意义、方法及其效果，以取得老年人的同意和配合。

2. 向老年人及其家庭照护者详细介绍并演示各项护理方法，如疼痛管理、关节功能锻炼、静脉血栓预防等，使之主动参与到自身护理的行为决策过程中，参与护理目标及护理方案的制订，以提高护理效果及老年人的依从性。

五、中医护理

推拿、按摩能够促进局部毛细血管扩张，使血管通透性增加，从而改善病损关节的血液循环，降低炎症反应，改善症状。针灸也应用于骨关节炎的治疗。

六、关节保护与锻炼

（一）关节保护

1. 退行性骨关节病后期可并发肢体关节活动障碍，严重时会导致肢体内翻、屈曲挛缩畸形，最后出现关节病残。因此，应及早干预、妥善处理，积极落实预防措施。

定期检查膝关节、髋关节、腰椎、颈椎、指间关节等疼痛、压痛、关节肿胀、僵硬、活动受限等情况，以便于早期发现关节病损变化及进展。

2. 对老年人自我行为（日常起居、活动等）进行教育及干预

（1）日常生活中应注意关节保暖，避免寒凉刺激，以免诱发或加重症状；做好关节保护，避免关节扭挫、磕碰等损伤。

（2）避免长时间站立、长距离行走等，减少上下楼梯的次数，尤其是急性发病期，以免增加关节承受力、加速关节退变。如出现关节肿胀、有积液，应尽量减少关节屈伸活动，如走路、骑车等。

3. 病患关节的固定保护

（1）采用可拆卸的石膏夹板，以确保老年人休息和每天理疗。支架是制动较有效的形式，可限制关节过度运动，但不太提倡使用，必要时可用普通弹性绷带予以固定。

（2）腰椎下段受累时，采用塑料或纺织品制作的围腰即可达到效果。

（3）对整个下肢，坐骨结节半环支架可减少持重的压力，而对膝关节可另用皮革套制动。

4. 避免受累关节负重。可借助手杖、把手、助行器等器具或由人搀扶下行走。

（1）使用手杖时，可以受累关节对侧的手扶拐杖，以减少持重关节的垂直负荷。必要时，关节应制动或石膏固定，以防畸形。

（2）处于进行期或双侧关节患病者，需使用双侧手杖、架拐或有人搀扶，同时教会老年人正确的步态。

5. 在医师指导下进行物理治疗，以促进局部血液循环、减轻炎症反应，并及时和妥善治疗关节外伤、感染、代谢异常、骨质疏松等原发病。

（二）康复锻炼与关节功能活动

退行性骨关节病老年人应在医师指导下进行合理、适度的关节功能活动、肌肉运动锻炼。

1. 根据老年人关节病变情况，在医师指导下进行病变关节的肌肉运动锻炼。

（1）以双手等小关节病变为主者，可做抓空法、持物法等动作。

（2）以脊柱关节病变为主者，可做扩胸、弯腰、飞燕等动作。

（3）以双膝关节病变为主者，可骑自行车、游泳、散步等。

（4）关节、股四头肌收缩锻炼：在膝关节伸直状态下，做大腿肌肉有节律的、主动收缩活动（俗称"绷劲儿"），以增强关节稳定性。也可在下肢伸直位时，抬高 30°并维持1min，以此为 1 次，休息片刻后做第 2 次，10 次为 1 组，每天做 2 ～ 3 组。若下肢力量已增强，可在小腿部各绑一个 500g 或 1kg 的沙袋进行锻炼。

2.在医师指导下进行适量、有规律的关节功能锻炼。

（1）卧床期间或活动困难者，宜进行关节主动或被动运动，提高肌肉强度和耐力。待症状缓解后，逐步或适量地进行锻炼。

（2）急性期关节肿痛较甚者，宜卧床休息以减轻关节负荷；待症状缓解后，逐步或适当进行关节非负重锻炼，增强肌力和耐力。

（3）缓解期的老年人可适当下床活动；到恢复期时，应循序渐进增加活动量，采用散步、游泳等，注意减少关节负重。

（4）老年人平日应以步行、走平路的活动为宜，每日慢走 1 ～ 2 次，每次 20 ～30min，以增强肌肉、韧带的支持作用，保持和改善关节活动。尽量减少上下台阶、弯腰、跑步等，防止关节过度运动和负重，以及关节机械性损伤。

（5）注意事项：①锻炼的方法及强度应遵医嘱进行，根据老年人病情、健康状况等选取适宜的锻炼方式，如步行、游泳是骨关节病老年人较为合适的锻炼方式，不主张爬山、登高、深蹲、站起、爬楼梯等加重关节负荷的运动。②活动时动作宜轻柔、缓慢，注意循序渐进，以不觉疲乏劳累、疼痛不适等为宜，避免剧烈活动。可配合使用腰围、护膝、手杖等辅助用具，以减轻关节负重。

七、应急与处理

退行性骨关节病老年人因骨关节疼痛、活动受限等原因，易导致意外跌倒、骨折等伤害，应制订老年人意外跌倒、骨折等的应急处置预案。发生意外应及时报告医师，协助医师应急处置，并通知家属及时转院治疗。

八、养老护理服务建议

退行性骨关节患者服务建议见表 2-3-8。

表 2-3-8　退行性骨关节患者服务建议

评估等级	□分值≤ 5	□分值 5 ≤ 10	□分值＞ 10
服务项目	服务内容	服务类型	服务频次
疼痛管理	注意主诉；观察、评估疼痛情况；消除诱因；纠正不良行为方式	□自行监测	□每日
安全用药	遵医嘱给口服药，或协助医师注射治疗；指导老年人自行服药	□自行服药	□每日

续表

评估等级	□ 分值 ≤ 5		□ 分值 5 ≤ 10	□ 分值 > 10
服务项目	服务内容		服务类型	服务频次
关节保护	检查关节疼痛、肿胀、僵硬、活动受限情况；做好关节保护		□ 自理 □ 护理员	□ 每日指导关节保护 □ 每日指导护理员协助老年人关节活动
运动指导	运动安全性评估与运动方式指导		□ 主动锻炼 □ 被动锻炼	□ 每日指导老年人运动 □ 每日指导护理员协助老年人运动
饮食营养管理	了解老年人进食情况；按要求给予膳食营养；观察有无食欲缺乏、营养不良等		□ 自行进食 □ 辅助进食	□ 每日指导 □ 每日指导护理员辅助老年人饮食或喂食
健康教育	评估老年人认知状况，提升骨关节病管理能力		□ 认知能力正常	□ 每月进行健康教育指导

第四节 骨质疏松症

一、定义

骨质疏松症（osteoporosis，OP）是老年人常见慢性病，是以骨量低下、骨微结构破坏、骨矿成分和骨基质等比例不断减少，导致骨脆性增加、骨折危险度升高的一种全身骨代谢障碍性疾病。

二、疾病相关知识

骨质疏松症是我国一个严重的公共卫生问题，已成为危害老年人健康的重要慢性病之一。患病率 > 30%，女性比男性患病率高，偏远地区比发达地区患病率高。由此可见，老年人是骨质疏松症管理与控制的重点人群，尤其是老年女性。老年护理服务机构在提供日常照顾养老服务的同时，必须重视对骨质疏松症老年人的管理与监控。通过持续有效地全面评估、制订详细的健康管理方案，减缓骨质疏松症老年人骨量丢失的速度，指导、帮助其避免意外伤害的发生，以提高骨质疏松症老年人的生存周期与生活质量（表 2-4-1）。

表 2-4-1 骨质疏松相关知识

发病因素	1. 特发性（原发性） 幼年型、成年型、绝经期、老年型
	2. 继发性
	（1）内分泌性：皮质醇增多症、甲状腺功能亢进症、原发性甲状旁腺功能亢进症等
	（2）妊娠、哺乳营养性：蛋白质缺乏，维生素 C 和维生素 D 缺乏，低钙饮食，酒精中毒等
	（3）遗传性：成骨不全染色体异常

	（4）肝、肾脏病：慢性肾炎血液透析
	（5）药物：皮质类固醇、抗癫痫药、抗肿瘤药（如甲氨蝶呤）、肝素等
	（6）失用性：因长期卧床、截瘫，太空飞行等；部分因骨折后、Sudeck 骨萎缩等
	（7）胃肠性：吸收不良胃切除
	（8）类风湿关节炎
	（9）肿瘤：单核细胞性白血病，肥大细胞病、多发性骨髓癌转移癌等
临床表现	①疼痛：以腰、背部为甚；②屈伸不利：患者肢体屈伸不力，弯腰，翻身、下蹲、行走等活动困难或受限制；③畸形：因骨质疏松造成椎体变形而引起；④骨折：多见髋部、胸腰椎、桡骨远端、肱骨近端及踝部。以髋部骨折最为严重
并发症	1. 肺炎 2. 压疮 3. 下肢深静脉血栓
筛查与诊断	1. 影像学检查 2. 骨密度检测 （1）定量计算机体层扫描 （2）双能 X 线吸收法
治疗	1. 运动 （1）有氧运动：如步行、慢跑、游泳、跳舞及打太极拳等 （2）力量运动，在医师指导下进行 2. 营养　钙的摄入量为 1000 ～ 1200mg/d，维生素 D 400 ～ 800IU/d 3. 药物治疗 （1）抑制骨吸收药物：降钙素类、雌激素类、雌激素受体调节剂（SERMS）等 （2）增加骨量的药物：氟化物、同化类固醇激素、雄激素、甲状旁腺素（PTH）等 （3）促进骨形成的药物：雄激素和蛋白同化激素、甲状旁腺素

三、入院评估

老年性骨质疏松症入院评估是通过对其骨质疏松相关因素进行评估的基础上，提高对老年人全身情况的了解，以制订个性化的骨质疏松症管理方案和养老服务内容。

（一）评估意义

入住养老院的骨质疏松症老年人多为慢性病程，对其进行护理评估有助于护理人员了解老年人的整体情况，预知老年人可能存在的跌倒、骨折等意外伤害风险，制订个性化的老年人护理方案。同时为老年人的生活照护、运动辅助和营养摄取提供参考。

（二）评估项目

老年性骨质疏松症入院评估内容详见表 2-4-2。

表 2-4-2 养老机构骨质疏松入院评估表

姓名：_____ 性别：□男 □女 年龄：_____岁

身高：_____cm 体重_____kg 体质指数（BMI）：_____

评估项目		评估内容	
		1分	0分
基本情况	性别	□女	□男
	年龄	□60～69岁 □70～79岁 □≥80岁	□＜60岁
	病程	□5～10年 □10～15年 □≥15年	□＜5年
	跌倒史	□有	□无
	骨折史	□有	□无
	自理能力	□不能自理 □部分自理	□完全自理
	进食	□喂食	□自行进食
症状与并发症	腰背部疼痛	□有	□无
	屈伸不利	□有	□无
	畸形	□有	□无
	骨折	□有	□无
	并发症	□肺炎 □高危险	□无
		□压疮 □高危险	□无
		□下肢深静脉血栓 □高危险	□无
骨密度测定		□降低超过2.5个标准差	□未超过2.5个标准差
影像学检查		□骨质疏松	□无
用药情况（此项不计分）	药物种类	□降钙素类 □双膦酸盐类（BPs） □选择性雌激素受体调节剂（SERMS） □雌激素类 □氟化剂 □雄激素和蛋白同化激素 □甲状旁腺素和雷奈酸锶	
	药物名称	1._____ 2._____ 3._____ 4._____	
行为习惯	不良习惯	□吸烟 □酗酒	□无
	睡眠情况	□较差 □差	□良好 □一般
	锻炼方式	□无	□散步 □太极拳 □八段锦 □其他 一周锻炼次数____次
	饮食依从性	□不依从 □部分依从（喂食者无须填此项）	□完全依从
	服药依从性	□不依从 □部分依从（喂食者无须填此项）	□完全依从

续表

评估项目		评估内容	
		1 分	0 分
自我管理能力	心理状况	□ 焦虑　□ 抑郁　□ 悲哀　□ 恐惧	□ 正常
	意识状态	□ 嗜睡　□ 意识模糊　□ 昏睡 □ 谵妄　□ 浅昏迷　□ 深昏迷	□ 清醒
	认知状况	□ 痴呆　□ 认知功能缺失	□ 认知功能正常
总　　分			
评估者签名			

（三）评估方法与注意点

1.**基本情况评估**　通过询问老年人及其家属和查看相关病历资料了解老年人的患病经过与治疗过程。测量老年人的身高和体重，计算其体质指数。老年女性、高龄老年人、病程较长，有跌倒史、骨折史，生活不能完全自理者，其并发症发生率较高，护理人员要重点关注。

2.**症状与并发症评估**

（1）评估腰背部疼痛程度，参照疼痛评估，详见附表 12。

（2）评估屈伸不利程度

1）轻度：屈伸不利伴轻度功能障碍，不影响日常生活活动能力。

2）中度：屈伸不利伴中度功能障碍，需要他人协助完成部分日常生活。

3）重度：屈伸不利伴重度功能障碍，完全依靠他人完成日常生活。

（3）评估有无畸形、骨折

1）观察脊柱前倾程度、驼背曲度大小、身长缩短程度。

2）影像学检查有无畸形、骨折。

（4）评估有无并发症：①肺炎。评估患者意识障碍、血尿素氮、呼吸频率、血压、年龄情况。具体参照社区获得性肺炎 CURB-65 评分表，详见附表 15。②压疮。评估患者周身皮肤情况，有无压疮发生；具体参照 Braden 压疮评分表，详见附表 2。③下肢深静脉血栓。评估患者下肢有无肿胀、疼痛等情况，有条件可检测 D- 二聚体，下肢静脉彩超。评估深静脉血栓风险因素，分值 ≥ 10 分有发生深静脉血栓可能（表 2-4-3）。

3.**特异性检查指标评估**　骨密度测定与影像学检查。

4.**用药情况详细评估**　老年人的服药依从性、吞咽情况及对相关用药知识的认知情况，了解其既往用药史及目前使用药物的观察要点、注意事项、不良反应等内容，做好用药记录。

5.**行为方式评估**　了解老年人是否存在吸烟、喝酒等不良生活习惯，锻炼行为、服药行为、睡眠情况（必要时可运用睡眠状况自评量表进行测评，详见附表 9）是否规律，为日常监护与观察、行为管理提供参考。

6.**自我管理能力评估**　骨质疏松症为终身性疾病，疼痛及活动受限等容易使老年人产生焦虑、抑郁等心理反应，对养老院的照护管理不能有效应对，依从性较差。应详细评估老年人对骨质疏松症疾病知识的了解程度及认知情况，有无焦虑、抑郁、悲哀、恐惧等心

表 2-4-3 深静脉血栓风险因素监控表

	评估情况	分值
一般情况	年龄≥60岁	1
	吸烟史	1
	卧床或肢体制动>72h	4
	有 DVT 或 PE 病史	4
特殊疾病	糖尿病	1
	溃疡性结肠炎	1
	恶性肿瘤	2
	骨折及创伤	2
	下肢静脉曲张或静脉炎	2
	心肌梗死或心力衰竭	2
	心房颤动	5
	1个月内脑卒中	5
	截瘫或脊髓损伤	5
	血液高凝（D-二聚体指标增高）	5
手术或特殊治疗	下肢手术史	5
	下肢石膏固定	2
总评分		

理变化，为制订针对性的服务计划提供参考。

（1）心理状况评估：可运用焦虑抑郁量表检测心理状况，详见附表6和附表7，必要时请专业人士进行评估。

（2）意识状况评估：可根据老年人意识清晰的程度、意识障碍的范围、意识障碍内容的不同而有不同的表现，具体参照意识状况评估表，详见附表1。

（3）认知状态评估：通过询问老年人一些简单问题，具体参照简易精神状态检查量表（MMSE），详见附表8，来评估老年人的认知能力情况。

（四）评估结果

通过护理评估，护士了解骨质疏松症老年人的基本情况、高危因素、病情及并发症发生情况、药物应用、行为习惯、自我管理能力等，并进行照护分级和制订相应的照护方案。

分值≤8

● 每日评估关节疼痛，做好用药、皮肤、营养与运动管理及跌倒预防。

● 每周1次测量身高，观察关节屈伸、脊柱弯曲情况。

● 每年1次体检，测量骨密度、血钙及影像学检查。

9≤分值＜16

● 每日评估关节疼痛、睡眠情况，做好疼痛、用药、皮肤、营养与运动管理及跌倒、骨折的预防。

● 每周1次评估患者情志状况，做好情志护理。

● 每周2次测量身高，观察关节屈伸、脊柱弯曲情况。

● 每半年1次体检，测量骨密度、血钙及影像学检查。

分值≥16

● 每日评估关节疼痛、睡眠、情志状况，做好用药管理，皮肤管理，跌倒、骨折预防，营养管理与运动管理。

● 每日测量身高，观察关节屈伸、脊柱弯曲情况。

● 每周1次评估并发症风险因素。

● 每季度1次体检，测量骨密度、血钙及影像学检查；必要时及时检测。

● 出现严重并发症时，应及时转院。

四、日常管理

老年骨质疏松日常管理旨在通过全面、连续和主动的管理，以达到延缓病程、提升老年人舒适度和生活质量的目的。主要管理内容包括监控和保证老年人安全用药、观察骨质疏松并发症进展情况和急性并发症的发现与处理以及生活照顾的指导。

（一）安全用药

1.骨质疏松的治疗药物　目前骨质疏松根本上治愈尚无有效手段，而干预骨重建是药物治疗骨质疏松症的关键。骨质疏松的治疗按药物分为以下3类。

（1）抑制骨吸收药物：有降钙素类、雌激素类、选择性雌激素受体调节剂（SERMS）、双膦酸盐类（BPs）。

（2）增加骨量的药物：有氟化物、同化类固醇激素、雄激素、PTH（甲状旁腺素）、骨生长因子、生长激素。

（3）促进骨形成的药物：有雄激素和蛋白同化激素、甲状旁腺素。

2.骨质疏松常用药物种类　见表2-4-4。

表2-4-4　骨质疏松常用药物种类

常见药物种类	常见药物名称	常见不良反应
降钙素类	鲑鱼降钙素	过敏，水肿，瘙痒感，发热，寒战，全身乏力，哮喘，出现皮疹、荨麻疹时应停药，偶可引起休克 消化系统：恶心、呕吐、腹泻、胃灼热，少有 GOT、GPT 上升 循环系统：颜面潮红、胸部压迫感、心悸 神经系统：头痛、眩晕，步态不稳，手足抽搐、耳鸣 其他：低钠血症，注射部位疼痛

续表

常见药物种类	常见药物名称	常见不良反应
双膦酸盐类（BPs）	唑来膦酸钠针剂，氯屈膦酸钠，阿仑膦酸钠	胃肠道反应：如恶心、呕吐、腹泻等 抑制骨质矿化：第一代双膦酸盐通常采用间歇性、周期性用药 第二代、第三代 BPs 则很少见骨软化，仅有肌肉和骨骼疼痛、头痛 BPs 的禁忌：严重肾功能不全者、心血管疾病者慎用
选择性雌激素受体调节剂（SERMs）	他莫昔芬，雷洛昔芬	轻度增加静脉血栓危险；少数发生血管舒缩症状
雌激素类	戊酸雌二醇，炔雌醇，尼尔雌醇，替勃龙	患雌激素依赖性肿瘤（如乳腺癌、子宫内膜癌），活动性肝脏疾病和结缔组织病，半年内患血管性血栓者禁用 偏头痛、血栓形成病史、家族性高三酰甘油血症、子宫肌瘤、子宫内膜异位症、乳腺癌家族史，胆囊疾病和垂体泌乳素瘤者慎用 定期随访和安全性监测，复查妇科如超声检查子宫内膜厚度和乳房的检查等，有禁忌情况应中止治疗 少数老年人服药期间会出现潮热、下肢痉挛及静脉栓塞的危险
氟化剂	氟化钠肠衣片，氟钙定	长期服用可见关节痛
雄激素和蛋白同化激素	甲睾酮，丙酸睾酮，苯丙酸诺龙	长期大量应用可导致不良反应，包括肝脏毒性、女性男性化和血清脂蛋白异常等
甲状旁腺素和雷奈酸锶		大剂量或持续输注造成骨丢失

3.用药管理注意事项

（1）随时评估老年人疼痛分值，按照分值大小适时、适量给予镇痛药。

（2）用药前，应完成老年人用药史、老化程度的评估，评估胃肠功能、吞咽能力、吸收功能、心脏功能等可能影响用药的相关项目。通过对身体老化程度的评估决定用药管理方式。

（3）遵医嘱按时按量进行肌内注射或静脉输液，观察老年人用药后的反应。

（4）护士进行用药管理时，口服用药严格执行"三查七对"制度，保证老年人服药到口，防止出现错服、漏服。

（5）药物治疗要在医师的指导下服用，切不可擅自服用。老年人应定期去医院检查骨骼，以了解自身健康。

（二）监控与观察

自我监控是骨质疏松管理中非常重要的环节，老年人因骨质疏松导致疼痛，行动障碍，在进行自我监控中可能存在困难，护士应做好监控与观察。监控指标见表 2-4-5。

表 2-4-5　自我监测项目及频率

项目	内容	监测频率
身高	身高缩短，驼背情况	每周 1 次，驼背严重者，每天测量身高
四肢关节活动度	疼痛，关节屈伸情况	每天评估关节疼痛，落实预防跌倒措施，每周 1 次观察关节屈伸情况
脊柱活动度	腰背部疼痛，脊柱生理弯曲情况	每天评估腰背部疼痛，每周 1 次观察脊柱弯曲情况

（三）骨折的预防

1.适量运动：运动能改善身体平衡，增强体力特别是下肢力量。运动需量力而行，循序渐进。

2.选择合适的鞋子：可以低跟、柔韧的布鞋或运动鞋，舒适，行走轻松，站立稳健。

3.注意行走安全。

4.保持家居环境明亮、置物安全。

5.及时治疗其他慢性病。骨质疏松症老年人并发的其他慢性病也会影响体力和器官功能。

6.保持正确姿势，不要经常采取跪坐的姿势。防止各种意外伤害，尤其是跌倒容易造成手腕、股骨等处的骨折。

（四）生活照护指导

1.活动照护

（1）评估老年人的生活自理能力,根据自理能力情况协助老年人日常生活活动,如刷牙、洗脸、如厕、穿脱衣服等。

（2）指导帮助老年人注意姿势和步态训练及进行经常性扩背运动，教会老年人参加合理的体育锻炼，有助于骨量的保持。

（3）劳逸适度养成良好的习惯，做到起居有常。避免久视久卧，做到不吸烟、少喝酒、不喝咖啡。不要剧烈运动以免造成骨折。

（4）落实防止跌倒的各种措施。活动环境照明好、地面防滑、地面无杂物以减少跌倒的危险。浴室地面要有防滑措施，室内要有足够的照明，指导老年人跨越台阶应小心，下蹲时腰背要挺直，避免举重物，必要时使用腰围、手杖，防止意外发生。

（5）叮嘱护理员为老年人进行清洁照护时应动作轻柔，避免增加老年人的疼痛，预防并发症的发生。

2.饮食照护

（1）依据营养师配制的饮食，指导护理员协助老年人进食。

（2）观察有无噎食、呛咳等情况。

五、中医护理

（一）操作目的与作用

中药湿热敷是将中药煎汤或其他溶媒浸泡，根据治疗需要选择常温或加热，将中药浸泡的敷料敷于患处，通过疏通气机、调节气血、平衡阴阳，达到疏通腠理、清热解毒、消肿止痛的作用。

（二）操作方法

1. 备齐用物，携至床旁。取合理体位，暴露湿热敷部位（一般为腰背部、四肢各关节处）。

2. 测试温度，将敷料浸于 38 ～ 43℃药液中，将敷料拧至不滴水即可，敷于患处。

3. 及时更换敷料或频淋药液于敷料上，保持湿度及温度，观察老年人的皮肤反应，询问老年人的主观感受。

4. 操作完毕，清洁皮肤，协助取舒适体位。

六、专科护理

（一）疼痛管理

1. 落实骨质疏松疾病相关适时的宣教，告知老年人疾病的相关知识，合理饮食、适量运动对减缓骨质疏松、减轻疼痛的作用。

2. 运用疼痛评估工具随时评估老年人疼痛情况，对于轻度疼痛（1 ～ 3 分），指导老年人看书、听音乐，通过转移注意力减轻疼痛。对于中度及重度疼痛，遵医嘱合理使用药物镇痛。

3. 适当使用护理技术（如中药湿热敷等）减轻老年人的疼痛。

（二）营养管理

1. **老年人骨质疏松营养要求**　注意饮食合理搭配，低盐、适量蛋白质，可用含丰富的钙、磷和维生素 D 的食物，如牛奶、豆制品、瘦肉、鱼虾、海带、紫菜、花生、核桃等。尽量不喝可口可乐、浓茶、浓咖啡及碳酸饮料，忌高盐、高脂肪饮食，戒烟限酒。

老年人每日钙的摄入量为 1000 ～ 1200mg，适量的维生素 D 摄入对钙的吸收很重要，不能充分得到日照的老年人，每日应补充维生素 D 400 ～ 800IU。

2. **营养管理事项**

（1）营养师根据骨质疏松的情况为老年人制订膳食计划，护士结合老年人的饮食习惯给予指导。

（2）评估老年人的吞咽功能，如牙齿缺失、口腔黏膜角化增加、唾液减少、吞咽困难等，消化功能减退（胃肠功能老化），可选择易消化、清淡的流质、半流质食物，食物柔软，避免坚硬、寒凉食品。

（3）护士应提醒老年人饮食清淡，注意多饮水，保持大便通畅，可增进食欲、促进钙的吸收，合理搭配膳食。

（4）护理员协助老年人进食时，应叮嘱护理员注意喂食安全。

（三）运动锻炼

1. **适合老年人的活动内容** 坚持适当的体育锻炼以降低骨质疏松症骨折的发生率。提倡晨练，增加锻炼的娱乐性。如打太极拳、练广播体操等，也可进行简便易行及积极有效的措施，如散步、慢跑、快走等户外活动。

2. **老年人运动锻炼的注意事项**

（1）评估老年人体能与智能正常体能者、老龄体弱者、肢体残障者、智能障碍者分别选择能进行、容易坚持的全身或肢体运动方式。

（2）运动前需进行运动安全性评估，如跌倒风险评估。运动前选择合适的运动鞋，检查鞋内有无异物和破损。

（3）步行速度宜中等偏快，全身放松，每次持续 15～30min。慢跑的运动强度比步行大，需要有全身大部分肌肉协调参与完成。跑步要与呼吸相配合，如跑 2～3 步一呼、2～3 步一吸。跑步的速度应循序渐进。

（4）中医传统功法锻炼：五行健骨操是以中医易筋经、练八段锦、练功十八法、少林内功、打太极拳等为基础，并结合现代康复医学骨质疏松症的相关理论及研究而创编。其在改善骨代谢、骨密度及改善骨量减少、增强老年人的平衡能力方面均有一定效果。每天 2 次，饭后进行。

七、应急与处理

骨质疏松老年人常出现骨折，轻微的体位改变或打喷嚏即有可能造成骨折，骨折后常表现为腰背部或四肢关节剧烈疼痛，不能自行活动，关节屈伸不利，应根据老年人的可能骨折部位进行搬运，如脊柱骨折应使用木板搬运、四肢关节骨折应在固定骨折部位的同时进行搬运，并报告医师或联系家属及时转院治疗（表 2-4-6）。

表 2-4-6　骨折应急处理

异常情况	处理措施
四肢骨折	疑似出现四肢骨折，就地测量生命体征，固定患肢，及时转诊
脊柱骨折	疑似出现脊柱骨折，就地测量生命体征，不可随意搬动，可就近使用木板等硬质物体放于脊柱下方搬运或等待专业人员进行搬运并及时转诊

八、养老护理服务建议

养老机构骨质疏松老年人服务建议见表 2-4-7。

表 2-4-7　养老机构骨质疏松老年人服务建议

评估等级	□ 分值≤ 5	□ 5 <分值≤ 10	□ 分值> 10
服务项目	服务内容	服务类型	服务频次
合理用药	遵医嘱口服给药或肌内注射；指导老年人自行服药，防止药物不良反应发生	□ 自行服药 □ 护士给药	□ 每日
身高监测	监测身高有无缩短，驼背情况	□ 自行监测 □ 护士监测	□ 每周 1 次 □ 每日 1 次
脊柱，四肢关节活动度监测	疼痛、关节、脊柱屈伸情况	□ 疼痛自我评估 □ 医护评估 □ 医护监测	□ 疼痛每天评估 □ 关节脊柱屈伸每周 1 次 □ 关节脊柱屈伸每日 1 次
骨折预防与管理	落实跌倒预防措施	□ 自理 □ 护理员协助	□ 每日指导预防措施 □ 每天指导护理员落实预防措施
营养管理	了解老年人进食情况，有无营养不良或暴饮暴食等情况发生	□ 自行进食 □ 辅助进食 □ 鼻饲	每天指导护理员辅助饮食或喂食
运动锻炼管理	运动安全性评估与运动方式指导	□ 主动锻炼 □ 被动锻炼	□ 每天指导老年人运动或指导护理员协助老年人运动
健康教育	评估老年人认知状况，提升骨质疏松管理能力	□ 认知能力正常 □ 认知能力下降	□ 每个月进行健康教育指导

第五节　颈　椎　病

一、流行病学

颈椎病是中老年人常见病、多发病之一。据统计，其发病率随年龄增长而升高。目前，全国有 7% ～ 10% 的人患颈椎病。50 ～ 60 岁年龄段颈椎病的发病率为 20% ～ 30%；60 ～ 70 岁年龄段达 50%。

二、疾病相关知识

颈椎病以颈椎间盘退行性变为病理基础，继发颈椎稳定性失调，进一步发展可引起椎体、椎间关节及周围韧带发生变形、增生、钙化，最后导致相邻脊髓神经、血管受到刺激压迫，出现一系列临床体征。颈椎病多因长期低头工作、慢性劳损、年老体虚等所致。随着年龄增长，椎间盘开始老化，关节突出可能发生骨刺，所以老年人比较容易患颈椎病。

颈椎病除了可以引起头、颈、肩、背、手臂酸痛、颈部僵硬、活动受限、头晕等症状，少数人还会出现大小便失控、性功能障碍甚至四肢瘫痪。也有患者有吞咽困难、发音困难等症状。如果久治不愈，会引起心理伤害，产生失眠、烦躁、易怒、焦虑、抑郁等，将严重影响老年人的生活质量与身体健康。因此，老年人是颈椎病管理与控制的重点人群。可为住院颈椎病老年人提供疾病管理与照顾服务，通过健康教育、功能锻炼指导等活动提升老年人的生活质量（表 2-5-1）。

表 2-5-1　颈椎病相关知识

颈椎病类型	● 颈型、神经根型、脊髓型、椎动脉型、交感神经型、混合型、其他型
临床表现	● 颈部单侧局限性疼痛，呈酸痛，灼痛或电击样痛，上肢麻木 ● 头晕、耳鸣、耳痛 ● 恶心呕吐，视物模糊，眼窝胀痛 ● 双下肢麻木，走路无力，大小便失禁或尿潴留
并发症	● 吞咽困难：吞咽时有梗阻感，食管内有异物感 ● 视力障碍：表现为视力下降、眼胀痛、怕光、流泪，甚至出现视野缩小和视力减退 ● 颈心综合征：表现为心前区疼痛，胸闷，心律失常，可见心电图 ST 段改变，这是颈背神经根受颈椎骨刺的刺激和压迫所致 ● 高血压颈椎病：可引起血压升高或降低，其中以血压升高居多，称为"颈性高血压"
筛查与诊断	● X 线检查、CT、MRI、肌电图、物理检查
治疗	● 药物治疗、牵引治疗，理筋手法、练功活动、手术治疗

三、入院评估

颈椎病入院评估是在对其颈椎病相关因素进行评估的基础上，提高对老年人全身情况的了解，以制订个性化的颈椎病管理方案和养老服务内容。

（一）评估意义

入住养老院的颈椎病老年人多为慢性病程，对其进行护理评估有助于护理人员了解老年人的整体情况，预知老年人可能存在的颈椎病风险，制订个性化的老年人护理方案，同时为老年人的生活照护、运动辅助提供参考。

（二）评估项目

老年颈椎病入院评估内容详见表 2-5-2、表 2-5-3。

表 2-5-2　养老机构颈椎病入院评估表

姓名：_____　　性别：□男　　□女　　年龄：_____岁　　诊断：_____

病程：□＜5年　　□5～10年　　□10～15年　　□＞15年

类型：□颈型　□神经根型　□脊髓型　□椎动脉型　□交感神经型　□混合型　□其他型

既往史：

分级 症状	无 （0分）	轻 （2分）	中 （4分）	重 （6分）
颈肩疼痛	无疼痛（0分）	轻度（1～3分）	中度（4～6分）	重度（7～10分）
眩晕	无	头晕眼花，时作时止	视物旋转，不能行走	眩晕欲倒，不能行走
肢体麻木	无	轻微麻木，时作时止	麻木可忍，时常发作	麻木难忍，持续不止
颈肩活动受限	颈侧屈、前屈、后仰≥40°，侧转≥75°	颈侧屈、前屈、后仰30°～39°，侧转60°～74°	颈侧屈、前屈、后仰20°～29°，侧转45°～59°	颈侧屈、前屈、后仰＜20°，侧转＜45°
上肢活动受限	无减弱（肌力Ⅴ级）	轻度减弱（肌力Ⅳ级）	明显减弱（肌Ⅰ～Ⅲ级）	明显无力（肌力0级）
不寐	无	睡眠时常觉醒或睡而不稳，晨醒过早，但不影响生活	睡眠不足4h，尚能忍受	彻夜不眠，难以忍受

表 2-5-3　其他项目评估表

评估项目		评估内容与等级	
		0分	1分
用药	药物名称：		
	药物不良反应	□无	□曾有
行为与心理	锻炼方式	□无	□有，内容：　　　　频次：
	服药行为	□遵医嘱	□不规律　□不服药
	心理状况	□正常	□焦虑　□抑郁　□烦躁　□恐惧
	意识状态	□清醒	□嗜睡　□意识模糊　□昏睡　□昏迷
	自理能力	□正常或偶有需要	□大部分或全部需协助

（三）评估方法与注意事项

1. **老年颈椎病基本情况评估**　通过询问老年人及其家属和查看相关病历资料了解老年人患病经过与治疗经过。如果老年颈椎病发病程较长者，伴有其他内科疾病，其并发症发生率较高，护理人员要重点关注。

2. **症状评估**

（1）疼痛评估：颈椎病老年人多数存在颈肩背的疼痛。询问患者是否感觉疼痛，如果有疼痛，请老年人指出具体疼痛部位。具体可参照疼痛评估，详见附表12。

（2）眩晕：询问患者是否感觉眩晕，如有头晕眼花，阵发性发作，可忍受，能正常行走，评 2 分；如老年人视物旋转，不能行走，需扶持或坐下，评 4 分；眩晕欲倒，几乎无法忍受，不能行走，需卧床者，评 6 分。

（3）肢体麻木：询问患者有无肢体麻木症状，如没有，评 0 分；如果有轻微麻木，时作时止，评 2 分；麻木可忍，时常发作，评 4 分；麻木难忍，持续不止，评 6 分。

（4）颈肩活动受限：采用量角器对颈椎屈曲、伸展、侧屈和旋转的角度进行具体测量。

1）1 分颈侧屈、前屈、后仰 ≥ 40° 侧转 ≥ 75°。

2）2 分颈侧屈、前屈、后仰 30° ～ 39° 侧转 60° ～ 74°。

3）4 分颈侧屈、前屈、后仰 20° ～ 29° 侧转 45° ～ 59°。

4）6 分颈侧屈、前屈、后仰 < 20° 侧转 < 45°。

（5）上肢活动受限：患者因神经根或脊髓存在不同程度的损伤，因此，三角肌、肱二头肌、肱三头肌及手部小肌肉等肌肉力量可能会减弱或萎缩或无力。如果长期颈部肌肉痉挛，活动受限，胸锁乳突肌、斜方肌等颈部肌肉也会受到影响。可以进行肌力等级的评估，详见附表 13。

（6）睡眠情况：可参照睡眠状况自评量表，详见附表 9。

（7）用药情况评估：详细评估老年人的用药史，通过对既往和现在所用药物的服用记录、药物不良反应以及老年人对药物的了解程度等内容的评估建立用药记录。

（8）锻炼方式：询问老年人是否了解颈椎病功能锻炼操或其他锻炼方式，记录锻炼方式及锻炼频次。

（9）服药行为：了解老年人服药的遵医情况，是否能按医嘱按时服药。

（10）心理状况评估：颈椎病为慢性疾病，病程长，且会反复发作，漫长的病程及疼痛、眩晕等不适症状容易使老年人产生焦虑、抑郁等心理反应，同时这些心理反应又反过来影响临床疗效。护理人员应详细评估老年人对颈椎病知识的了解程度及认知情况，有无焦虑、恐惧等心理变化，为制订针对性的随访计划提供参考。心理状况评估：可运用焦虑抑郁量表检测心理状况，详见附表 6 和附表 7，必要时请专业人士进行评估。

（11）意识状况评估：可根据老年人意识清晰的程度、意识障碍的范围、意识障碍内容的不同而有不同的表现，具体参照意识状况评估表，详见附表 1。

（12）自理能力：发病期间日常生活可以自理，不需要帮助或偶尔需要帮助，评 0 分，大部分或全部需要帮助，评 1 分。

（四）评估结果

通过护理评估，护士了解患颈椎病老年人的病情、药物应用与并发症情况，并进行照护分级和制订相应的照护方案。

分值 < 12

● 每月安全用药指导、饮食指导、生活照护指导、中医保健指导、功能锻炼指导。

分值：12 ～ 30

● 每 2 周进行安全用药指导、饮食指导、生活照护指导、中医保健指导、功能锻炼指导。做好皮肤护理和心理护理。

分值 > 30

● 每周进行病情评估，安全用药指导、饮食指导、生活照护指导、中医保健指导、功能锻炼指导。做好皮肤护理和心理护理。密切观察患者并发症情况，如有异常及时转院。

四、日常管理

老年日常颈椎病管理旨在通过全面、连续和主动的管理，以达到延缓病程、提升老年人舒适度和生活质量为目的。主要管理内容包括监控和保证老年人安全用药、功能锻炼和生活照顾指导。

（一）安全用药

1.颈椎病治疗方法

（1）药物治疗：采用辨证论治，中西医结合治疗。

（2）运动疗法：症状急性发作期宜局部休息，不宜增加运动刺激。各型颈椎病症状基本缓解或呈慢性状态时，可开始医疗体操以促进症状的进一步消除及巩固疗效。有较明显或进行性脊髓受压症状时禁忌运动，特别是应禁忌做颈椎后仰运动。椎动脉型颈椎病颈部旋转动作宜轻柔缓慢，幅度要适当控制。

（3）牵引治疗：颈部牵引应遵医嘱使用，每日1次，每次20min，牵引力度适中，不可自行随意调节。随时观察患者使用情况，如有不适，立即通知医师。

（4）手法按摩推拿疗法：是颈椎病较为有效的治疗措施。它的治疗作用是能缓解颈肩肌群的紧张及痉挛、恢复颈椎活动、松解神经根及软组织粘连来缓解症状。

（5）理疗：在颈椎病的治疗中，理疗可起到多种作用。一般认为，急性期可行离子透入、超声波、紫外线或间动电流等；疼痛减轻后用超声波、碘离子透入、感应电或其他热疗。

（6）温热敷：可改善血液循环、缓解肌肉痉挛、消除肿胀以减轻症状，有助于手法治疗后使患椎稳定。本法可用热毛巾和热水袋局部外敷，急性期患者疼痛症状较重时不宜做温热敷治疗。

（7）严重有神经根或脊髓压迫者，必要时可手术治疗。

2.常用药物种类　见表2-5-4。

表2-5-4　颈椎病常用药物

种类	作用	常用药
消炎镇痛类	针对神经根受到刺激而引起的损伤性炎症，发挥消炎镇痛作用	阿司匹林、布洛芬、对乙酰氨基酚
减缓骨质增生类药物	能延缓骨质增生，甚至将其消除	硫酸软骨素A，复方软骨素片
肌肉松弛类药物	缓解肌肉痉挛，减轻痉挛对脊髓、神经、血管的刺激	乙哌立松（妙纳）
神经营养药	对任何一种类型的颈椎病都有积极治疗作用	甲钴胺（弥可保）、维生素 B_1
扩张血管药	扩张血管，改善血液供应	烟酸
外用药	消炎止痛，活血通络	扶他林、治伤软膏、骨通贴膏、复方紫荆消伤膏
中药	活血化瘀，补肝肾，强筋骨	遵医嘱

3.用药管理注意事项

（1）熟悉老年人所用药物的类型、剂量、用药方式、不良反应。

（2）用药前，应了解老年人用药史、老化程度的评估，评估胃肠道功能、吞咽能力、吸收功能、心脏功能、中枢神经系统功能等可能影响用药的相关项目。通过对身体老化程度的评估决定用药管理方式。

（3）评估老年人阅读能力、记忆能力、理解能力、获取药物知识的能力等。判断老年人是否可以有能力为自己准备药物，包括药物的计量、获取、辨认等，以确定是否需要他人辅助给药。

（4）老年人自行服药者，因老年人记忆力减退，应及时提醒和督促老年人正确服药，防止药物意外事件的发生。

（5）护士进行用药管理时，对口服用药严格执行"三查七对"制度，保证老年人服药到口，防止出现错服、漏服。若老年人吞咽功能较差，可将药物研磨至粉末状，协助老年人服下，防止出现窒息。

（6）如使用外用膏药，应先将患处皮肤清洗干净，然后再撕下一片膏药贴在疼痛处，到膏药的有效成分吸收完毕，一般 8～12h 就可以撕除。如果在使用膏药后，皮肤出现瘙痒、刺痛等不适，应立即去除膏药，清洗贴膏药处的皮肤，以免引起红肿，甚至起疱。如有使用产热类膏药，因老年人温度感觉差，需避免发生烫伤。

（二）颈托使用注意事项

颈托可起到制动作用，减少神经的磨损，减轻椎间关节创伤性反应，并有利于组织水肿的消退和巩固疗效、防止复发的作用。现有软颈托、硬颈托和充气式颈托 3 类（图 2-5-1）。

颈托可应用于各型颈椎病患者，对急性发作期患者，特别对颈椎间盘突出症、交感神经型及椎动脉型颈椎病的患者更为合适。颈托一般白天活动时戴上，夜晚休息时解除。颈托的使用时间一般为 1～3 个月，长期应用颈托可以引起颈背部肌肉萎缩、关节僵硬，非但无益，反而有害。所以应用颈托时间不可过久，且在应用期间要经常进行体育锻炼。在症状逐渐减轻后，要及时除去围领及颈托，加强肌肉锻炼。

（三）生活照护指导

1.环境与休息　为老年人提供良好的环境，保持房间清洁及床单位的干燥、整洁，调节室温于 22～26℃，地板干燥无水。卧硬板床，睡低枕，不宜长时间低头，减少颈椎前弯，减少脊柱负重，避免长期弯腰活动。协助料理日常生活，穿防滑拖鞋，防止由于步态不稳、眩晕而致的跌倒。

2.饮食护理　饮食宜营养丰富，适当多食温性类食物，忌厚味、生冷、寒凉之品、戒烟、酒。饮食有节，不宜过饱或过饥。

3.心理护理　让老年人了解颈椎病的有关知识，提高防病意识，增强治疗信心，掌握康复的方法。良好的心境是早日解除病痛的良药，要观察老年人治疗过程中心理情绪的变化，调节心理情绪，保持愉快的心情，避免急躁情绪，积极配合治疗。

4.皮肤护理　长期卧床的老年人，应注意有关卧床并发症的预防与观察。经常用 50% 红花乙醇（酒精）按摩老年人的骨突部位，如骶骨、尾骨、足跟处、内外踝等。保持皮肤清洁干燥，按时翻身。

5.预防各种诱因的发生　症状发作间歇期，下地活动时有人照应。注意颈部保暖，特别是在秋冬季，应戴围巾防止颈部受凉。夏季应避免直接吹空调和风扇。忌空调直吹(图 2-5-2)。

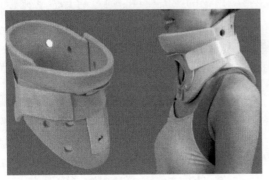

图 2-5-1　颈托

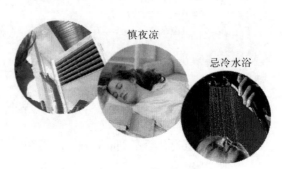

图 2-5-2　预防诱因

五、中医护理

运用传统医学，可予以适度按摩，但应谨慎操作。手法治疗颈椎病（特别是旋转手法）有造成脊髓损伤的风险，应谨慎应用。

六、专科护理

(一) 功能锻炼指导

1."米"字操　"米"字操是以头顶或下颌作为"笔头"，用颈作"笔杆"，反复书写"米"字，这样能有效活动颈椎，放松肌肉，锻炼颈部肌群的伸缩功能，增强颈部肌肉的力量，维系颈部软组织的自然弹性，纠正颈椎小关节的微小错位，恢复或改善颈椎生理曲度和力学平衡。

第一步：运肩

自然站立，双腿微分，腰背挺直，下颌略收，双肩沿上提—后拉—前运—下落从前到后旋转。

第二步：前屈后伸

缓缓向前弯下颈部，下颌尽量贴到胸骨，直到感到颈间肌肉感到绷紧，保持 5s，然后缓慢放松恢复到原位。再缓缓向后仰头，尽量使鼻尖、前额在同一水平线上，保持 5s，然后缓慢放松恢复到原位。

第三步：左右侧屈

头部缓缓向左偏，左耳贴近左肩，直到右侧颈肩部肌肉感到绷紧为止。脊椎保持挺直，然后缓慢放松恢复到原位。头再缓缓向右偏，与左侧方式相反，动作一致。

第四步：左右旋转

头部向左侧轻轻扭动，目光向身体的后方看去，但身体应保持正直，不要转动，保持 5s，然后缓慢放松恢复到原位。头部再向右侧轻轻扭动，与左转方向相反，动作一致(图 2-5-3)。

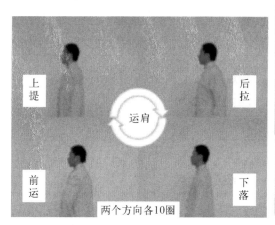
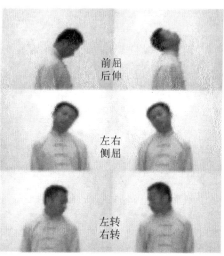

图 2-5-3 运肩护颈功

注意事项：①做操时动作尽量和缓，避免因位置转动不当而导致头部、颈部缺血甚至晕倒。②严格掌握循序渐进的原则，动作应逐渐增加，次数由少到多，动作幅度由小到大，锻炼时间由短到长。③"米"字操禁忌者：有患脊髓型颈椎病的老年人、病情严重的椎动脉型颈椎病老年人、颈部转动时疼痛比较厉害的老年人、患高血压病的老年人。

2. 自我过伸仰枕法 老年人仰卧在床上，将长圆柱形软枕置于枕后，使头向后过伸呈仰枕位，坚持 30min，每日 2 次。枕头应呈长圆柱形，长度约 40cm，断面直径 15cm，内装荞麦皮为宜。此法可保证颈椎的生理前屈位，且简单易行（图 2-5-4）。

（二）牵引护理

保持正确的有效牵引，解除机械性压迫。注意牵引时的姿势、位置及牵引的重量，并及时发现牵引过程中的反应，如是否头晕、恶心、心悸等，防止下颌和耳周围疼痛。牵引重量应遵医嘱由小到大，取仰卧位者，重量可由 5kg 逐渐增加至 10kg（图 2-5-5）。

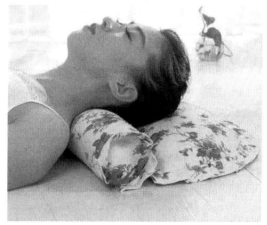

图 2-5-4 自我过伸仰枕法

七、应急与处理

养老院颈椎病老年人多合并其他内科病症，全身情况较差，但年龄偏大，可能会出现跌倒或其他内科合并症，这时需要护理人员及时处理，严重时可根据病情需要立即联系家属转诊到上级专科医院（表 2-5-5）。

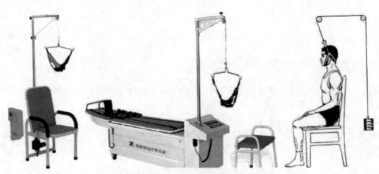

图 2-5-5 牵引治疗

表 2-5-5 颈椎病应急与处理

异常情况	处理措施	随访
跌倒	测量生命体征 有外伤出血立即止血、包扎 如需搬动，保证平卧，勿扭转脊柱	紧急处理后转诊，并 2 周后随访
血压升高	疑有颈性高血压，立即转诊	
心前区疼痛	疑有颈心综合征，立即转诊	

八、养老护理服务建议

颈椎病老年人服务建议见表 2-5-6。

表 2-5-6 颈椎病老年人服务建议

评估等级	入院评估分值：□ < 12　　□ 12 ～ 30　　□ > 30		
服务项目	服务内容	服务类型	服务频次
合理用药	指导老年人自行用药；防止药物不良反应发生	□ 自行用药 □ 护师协助给药	□ 每日
皮肤管理	观察皮肤有无破损、感染	□ 可自理 □ 护理员协助	□ 每日指导皮肤管理 □ 每日指导护理员观察与清洁
功能锻炼管理	功能锻炼安全性评估与运动方式指导	□ 主动锻炼 □ 被动锻炼	□ 每日指导老年人运动或指导护理员协助老年人运动
健康教育	评估老年人认知状况，提升颈椎病管理能力	□ 口头讲解 □ 书面材料	□ 每月进行健康教育指导

第六节　慢性肾病

一、流行病学

伴随人口老龄化发展，慢性肾病发病呈现流行趋势，中国 2010 年统计资料显示慢性肾病患病率约 10.8%，老年患者约 1.2 亿人，某地区 65 岁以上人群慢性肾病的患病率达 26.3%。慢性肾病具有患病率高、医疗费用巨大、易合并心血管疾病而导致病死率、致残率高等特点，对老年人的生活质量影响很大，因此，老年人是慢性肾病管理与控制的重点人群。慢性肾病是一种与生活方式密切相关的疾病，据世界卫生组织的调查，导致慢性肾病的因素中，个人生活方式的因素所占比例高达 60%，不正确的生活方式既是慢性肾病重要的启动因素，又是慢性肾病进展的重要原因。因此，养老院护理服务机构在提供日常照顾的同时，需要通过加强老年人疾病管理，改变患者不良的生活方式，从而达到预防并发症的发生、延缓慢性肾病进展、提高老年人的生活质量。

二、疾病相关知识

慢性肾病定义如下。

（1）肾脏损害（肾脏的结构与功能异常）伴有或不伴有肾小球滤过率（glomerular filtration rate，GFR）下降 ≥ 3 个月。肾脏损害是指下列两种情况之一：①异常的病理改变，如系膜增生性肾炎、系膜毛细血管性肾炎、膜性肾病、局灶节段性肾小球硬化等；②出现肾脏损害的标志，包括血或尿成分的异常，以及影像学检查的异常。

（2）GFR < 60ml/（min·1.73m^2）≥ 3 个月，伴有或不伴有肾脏的损害（表 2-6-1）。

表 2-6-1 慢性肾病相关知识

项目	内容
分期	CKD1 期肾脏损害伴有正常或者升高的 GFR，GFR ≥ 90ml/（min·1.73m^2） CKD2 期肾脏损害伴有轻度的 GFR 下降，GFR60 ～ 89ml/（min·1.73m^2） CKD3 期中度的 GFRT 降，GFR30 ～ 59ml/（min·1.73m^2） CKD4 期严重的 GFR 下降，GFR15 ～ 29ml/（min·1.73m^2） CKD5 期肾脏衰竭，GFR < 15（或透析）ml/（min·1.73m^2）
发病或诱发因素	感染，如咽炎、扁桃体炎等 不良的生活方式，如过度劳累、压力大、长期憋尿、饮食不当、用药不当，某些疾病的并发，如高血压、糖尿病、高血脂、痛风等，遗传因素
典型临床表现	CKD1 ～ CKD3 期，患者可以无任何症状，或仅有乏力、腰酸、夜尿增多等轻度不适；少数患者可有食欲缺乏、代谢性酸中毒及轻度贫血 CKD4 ～ CKD5 期，上述症状更趋明显，进入肾衰竭期以后则进一步加重，有时可出现高血压、心力衰竭、严重高钾血症、酸碱平衡紊乱、消化道症状、贫血、矿物质骨代谢异常、甲状旁腺功能亢进和中枢神经系统障碍等，甚至会有生命危险
并发症	肾性贫血 肾性骨病 营养不良 电解质紊乱 脑血管意外 心力衰竭 高血压 感染

续表

项目	内容
筛查 与诊断	尿常规、24h 尿、肝肾功能、B 超、肾穿刺
治疗	治疗基础疾病，延缓病情的进展，尽早开始性生活方式干预，减少心血管病的危险，评估和 治疗慢性肾病的并发症

三、入院评估

老年慢性肾病评估主要是明确慢性肾病的诊断和诱因，筛查其原发病和并发症，根据慢性肾病分期和出现的并发症，制订个性化的慢性肾病管理方案和养老服务内容。

（一）评估意义

对入住养老院的慢性肾病老年人进行护理评估，有助于护理人员了解老年人的整体情况，预知老年人现存的和潜在的疾病风险等，为老年人在住院期间制订个性化的护理方案，同时为老年人的生活照护提供参考。

（二）评估项目

老年慢性肾病入院评估内容详见表 2-6-2。

表 2-6-2　养老机构慢性肾病入院评估

姓名：＿＿＿＿＿＿　　性别：□男　□女　　年龄：＿＿＿＿岁　日期：＿年＿月＿日
身高：＿＿＿＿cm　体重：＿＿＿＿kg　体质指数（BMI）：＿＿＿＿＿

评估项目		评估内容与分级	
		1 分	0 分
基本 情况	1. 发病时间	□ 60 岁前发病	□ 60 岁及以后发病
	2. 病程	□ 5～10 年　□ 10～15 年　□ ＞15 年	□ ＜5 年
症状与并 发症	3. 临床表现	□水肿　□贫血　□尿量异常　□腰酸、腰痛 □营养不良　□乏力　□食欲缺乏、恶心、呕吐 □皮肤瘙痒　□其他	□无
	4. 并发症	曾并发急性并发症：□肾衰竭　□心力衰竭 □肺水肿　□心脑血管意外	□无
		□低蛋白血症　□高钾血症　□低钾血症 □高钙高磷　□低钙高磷　□甲状旁腺功能异常 □便秘　□睡眠障碍　□其他	
	5. 合并症	□高血压　□高血脂　□高尿酸血症 □糖尿病　□冠心病　□脑梗死免疫系统疾病 □其他	□无

续表

评估项目		评估内容与分级	
		1 分	0 分
主要实验室指标（此项不计分）		□ 血肌酐_____μmol/L　□ 尿酸_____μmol/L　□ 二氧化碳结合_____mmol/L □ 白蛋白_____g/L　　□ 血红蛋白_____g/L　　□ 空腹血糖_____mmol/L □ 血钾_____mmol/L　　□ 血钙_____mmol/L　　□ 血磷_____mmol/L □ 甲状旁腺激素_____pg/ml　□ 24h 尿量_____ml　□ 24h 尿蛋白_____g	
用药情况（此项不计分）	种类	□ 降血压　□ 降血糖　□ 钙磷调节　□ 降血钾 □ 升血红蛋白　□ 降血脂　□ 抗凝　□ 活血 □ 免疫抑制剂　□ 其他	□ 无
	名称	1.　　2.　　3.　　4.　　5.	
行为方式	6. 不良嗜好	□ 吸烟　根 / 天　　□ 酗酒　ml/d	□ 无
	7. 锻炼	□ 无	□ 太极拳　□ 八段锦 □ 散步　□ 其他_____ 锻炼频率： □ 1 次 / 周或 2 次 / 周 □ 3 次 / 周或 4 次 / 周 □ 5 次 / 周或 6 次 / 周
	8. 饮食	□ 不控制　□ 不规律	□ 严格遵医嘱
	9. 服药	□ 不服药　□ 不规律，时有漏服	□ 严格遵医嘱
自我管理能力	10. 心理状况	□ 抑郁　□ 焦虑　□ 烦躁　□ 恐惧	□ 正常
	11. 意识状态	□ 嗜睡　□ 意识模糊　□ 昏睡　□ 昏迷　□ 谵妄	□ 清醒
	12. 认知状态	□ 重度障碍　□ 中度障碍　□ 轻度障碍	□ 正常
	13. 活动能力	□ 不能移动　□ 非常受限　□ 轻度受限	□ 活动自如
总　　分			
评估者签名			

（三）评估方法与注意事项

1.老年慢性肾病基本情况评估　通过询问老年人及其家属和查看相关病历资料了解患者患病经过与治疗经过。测量老年人身高与体重，测算其体质指数。慢性肾病发病若在 60 岁之前，病程较长者，其并发症发生率较高，入院评估得分，10 分的患者，护理人员要重点关注。

2.症状与并发症评估

（1）水肿的评估：旨在了解患者水肿分度情况。

1）方法：用手指按压局部（如内外踝、胫前区、髋骨下）皮肤。

2）水肿严重程度分级：①轻度水肿仅发生于眼睑、眶下软组织、胫骨前、踝部皮下组织，指压后可出现组织轻度凹陷，平复较快。有时早期水肿，仅有体重迅速增加而无水肿征象出现。②中度水肿全身疏松组织均有可见性水肿，指压后可出现明显的或较深的组织凹陷，

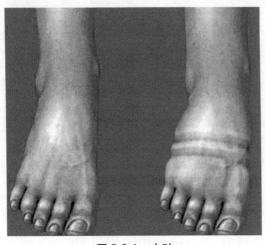

图 2-6-1　水肿

平复缓慢。③重度水肿全身组织严重水肿，身体低垂部皮肤张紧发亮，甚至可能有液体渗出，有时可伴有胸腔、腹腔、鞘膜腔积液（图 2-6-1）。

（2）贫血的评估：各类肾脏疾病造成促红细胞生成素（EPO）的产生相对或绝对不足，以及在尿毒症患者血浆中的一些毒性物质干扰红细胞生成代谢而导致的贫血。按照 WHO 推荐的诊断标准：年龄 15 岁，男性血红蛋白 < 130g/L，成年非妊娠女性血红蛋白 < 120g/L，成年妊娠女性血红蛋白 < 110g/L。具体参照贫血分度评估，详见附表 10。

（3）尿景异常的评估。

1）正常尿量：1000 ～ 1500ml/d。

2）异常尿量：多尿 > 2500ml/d，少尿 < 400ml/d，无尿 < 100ml/d，夜尿增多 > 750ml。

（4）营养不良的评估：肾病老年人由于营养物质摄入不足，丢失过多，并且机体呈高分解状态，营养不良的发生率很高。具体参照老年人微型营养评估（MNA），详见附表 11。

（5）皮肤情况的评估：终末期肾脏病患者 50% ～ 80% 存在瘙痒症状，又称尿毒症瘙痒。中医学认为皮肤瘙痒可以归属于"痒症""风瘙痒"的范畴，评估了解老年人是否存在皮肤瘙痒、感染、皮肤血管异常、皮肤神经异常、有无不易愈合的伤口等并发症。

（6）电解质紊乱的评估：旨在了解老年人的血电解质情况，如有无高钾、低钾、高磷、低钙、高钙、水钠潴留等情况（表 2-6-2）。

（7）甲状旁腺功能异常的评估：旨在了解老年人是否存在钙磷代谢紊乱、骨痛、甲状旁腺增生、软组织钙化（图 2-6-2）等症状。

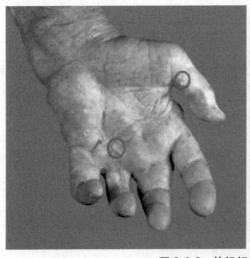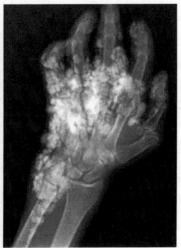

图 2-6-2　软组织钙化

（8）便秘的评估：旨在了解老年人有无便意少、便次少；排便艰难、费力；排便不畅；大便干结、硬便、排便不净感；便秘伴有腹痛或腹部不适等情况。

（9）睡眠障碍的评估：运用睡眠状况自评量表（self-ratingscaleofsleep，SRSS）监测睡眠质量，详见附表 9。

（10）并发症的评估：旨在通过既往病史、体征和相关检查了解老年人是否存在心血管疾病、高血脂、高尿酸、免疫性疾病等，以评估相关病变风险。

3.化验指标的评估　各种化验指标的记录旨在了解老年人疾病的发展变化，通过血清肌酐、尿酸等指标的变化来判断疾病的进展。

4.用药情况评估　详细评估老年人的用药史，通过对既往和现在所用药物的服用记录、药物不良反应以及患者对药物的了解程度等内容的评估建立用药记录。

5.行为方式评估　了解老年人是否存在吸烟、喝酒等不良生活习惯，锻炼行为、服药行为、睡眠情况 [必要时可运用睡眠状况自评量表（SRSS）进行测评，详见附表 9] 是否规律，为日常监护与观察、行为管理提供参考。

6.自我管理能力评估　慢性肾病为终身性疾病，漫长的病程及严格的饮食控制等容易使患者产生焦虑、抑郁等心理反应。应详细评估老年人对慢性肾病知识的了解程度及认知情况，有无焦虑、恐惧等心理变化，为制订针对性的随访计划提供参考。

（1）心理状况评估：可运用焦虑抑郁量表检测心理状况，详见附表 6 和附表 7，必要时请专业人士进行评估。

（2）意识状况评估：可根据老年人意识清晰的程度、意识障碍的范围、意识障碍内容的不同而有不同的表现，具体参照意识状况评估表，详见附表 1。

（3）认知状态评估：通过询问老年人一些简单问题，具体参照简易精神状态检查量表（MMSE），详见附表 8，来评估老年人的认知能力情况。

（四）评估结果

通过评估，护士了解慢性肾病老年人的不适症状、药物应用、并发症情况，并进行照护分级和制订相应的照护方案。

分值≤ 5

● 每日用药管理、皮肤护理、预防皮肤破损、营养管理与运动管理。

● 每周 1 次测体重、腿围、腹围。

● 每年 4 次肾脏疾病症状、体征、血肌酐、尿常规、24h 尿蛋白测定、肾脏病治疗情况及血压评估。

● 每年 1 次体检、测量尿酸、尿素、血红蛋白、白蛋白、血糖、电解质、心电图、肾脏 B 超。

分值＜ 5 ≤ 10

● 每日用药管理、皮肤护理、预防皮肤破损、营养管理与运动管理。

● 每周 1 次测体重、腿围、腹围，水肿患者每天 1 次。

● 每年 4 次肾脏疾病症状、体征、血肌酐、尿常规、24h 尿蛋白测定、肾脏病治疗情况及血压评估。

● 每年 1 次体检,测量尿酸、尿素、血红蛋白、白蛋白、血糖、电解质、心电图、肾脏 B 超。

分值 > 10

- 每日用药管理、皮肤护理、预防皮肤破损、营养管理与运动管理。
- 水肿患者，每日 1 次测体重、腿围、腹围。
- 出现难以控制的高血钾、心力衰竭、急性肾衰竭等并发症情况，及时转院。

四、日常管理

老年慢性肾病日常管理旨在通过全面、连续和主动的管理，达到延缓疾病进展、提高老年人舒适度和生存质量的目的。主要管理内容包括各种临床不适表现、并发症、用药、心理、生活照护的指导。

（一）水肿的护理

1.适当卧床休息。眼睑及头面部水肿者，宜抬高头部；胸、腹腔积水者，宜取半坐卧位；下肢肿甚者，应抬高下肢；阴囊水肿者应用托带将阴囊托起。

2.注意个人卫生。保持皮肤清洁，衣裤应柔软、宽松，勤剪指（趾）甲，防止皮肤损伤及感染。长期卧床者，每 2 小时变换体位，防止发生压疮。

3.对水肿严重者应严格控制入量。准确记录出入量，每日测体重、腹围。摄水量 = 前一日尿量 +500ml。注意食物中的水分也要包括在内。可适当选食冬瓜、西瓜等利水食物。

控水技巧：①限盐；②少量多次摄入；③生津止渴水，如柠檬水、薄荷水等；④口含冰块、水果等代替。

4. 使用利尿药时，注意观察尿量变化及药物的不良反应和水、电解质的情况。

5.饮食清淡，控制钠盐摄入量，每日食盐的摄入以 2 ～ 3g 为宜，心力衰竭、高血压和水肿严重患者应控制在每日 2g。同时控制味精、咸菜、酱油等含钠高的食物、调料，忌低钠盐、健康盐、平衡盐。

控盐技巧：①计量汤匙法；②餐时加盐法；③少用含钠高的调味品，用香料代替盐，如香菜、葱、姜、蒜、醋、辣椒、柠檬汁等；④尽量不要吃咸鱼、腌肉、酱菜、腐乳等。

6.芒硝外敷双下肢或腹部，改善下肢水肿或腹水症状。

7.艾灸足三里、肾俞、脾俞、三焦、膀胱俞等穴，纠正低蛋白血症，从而减轻水肿。

（二）贫血的护理

1.评估老年人是否有头晕、头痛、疲乏无力等情况，评估面色、皮肤、黏膜及活动能力情况。

2.指导老年人劳逸结合，不从事重体力的工作；多卧床休息，可增加肾血流量，起到保护肾脏的作用。

3.重度以上贫血时，行动宜缓，必要时予以吸氧。有头晕、头痛症状时，加强陪护，做好意外跌倒安全防范的健康教育指导。

（三）恶心、呕吐的护理

1.评估恶心、呕吐情况，分析恶心、呕吐发生的原因，持续的时间，药物、食物、疾病本身的原因等，观察呕吐物的色、质、量。

2.若为食物、药物或电解质紊乱引起的恶心、呕吐，及时调整，将不利因素降至最低。

若为疾病本身引起的恶心、呕吐，需要根据病情做好透析前的教育工作。

3.可用姜汁滴于舌面，以缓解呕吐；口中氨味者，予以冷开水或柠檬水漱口，口含薄荷糖等。

（四）皮肤瘙痒的护理

1.评估皮肤情况。皮肤干燥、肤色灰暗、瘙痒难忍，评估皮肤瘙痒发生的时间、瘙痒的部位，分析瘙痒发生的原因。

2.全身性瘙痒患者应注意减少洗澡次数，指导老年人尽量减少使用碱性洗护用品，注意保持皮肤的湿润，可涂尿素霜，以缓解瘙痒，剪短、磨平指甲，切勿搔抓或用温度较高的水沐浴或泡脚。

3.积极寻找病因，去除诱发因素。若瘙痒与老年人高血磷相关，则根据血磷情况服用磷结合剂。

4.参加集体活动，如唱歌等，分散注意力。

（五）电解质紊乱的护理

1.严格遵医嘱用药，严密观察各种药物使用后的疗效及不良反应。

2.食用含钾食物应根据体内钾水平调节，高钾血症患者应避免进食含钾高的食物，如香蕉、橘子等，低钾血症患者应补充含钾量高的食物，如红枣、鲜蘑菇、柑橘、柠檬、香蕉等。监测心电图表现，高钾时可有 T 波高耸，PR 间期延长，QRS 波增宽，甚至心搏骤停，低钾时可出现无力、尿潴留、肢体瘫痪、心律失常。

3.根据血钙情况补充含钙食物，避免摄入含磷高的食品，如奶制品、坚果类、饮料等，每日磷摄入量应＜ 800mg。常见含磷较高的食物：①乳制品，如酸牛乳、新鲜牛乳、奶酪、布丁、冰淇淋等；②坚果，如蚕豆、豌豆、扁豆、花生、瓜子等；③饮料，如可乐、啤酒、茶叶等；④菌菇，如口蘑、菇类；⑤肉类，如动物内脏、鱼虾等。

4. 低钠血症患者可出现淡漠、迟钝、乏力、肌痉挛、抽搐，甚至昏迷等表现，应补充钠盐。

5. 及时送检各项标本，定期检查血钾、钠、钙、磷，以便及时发现异常情况。

（六）甲状旁腺功能异常的护理

1.定期检测血磷、钙的变化，及时发现异常，及早纠正。

2.定期 B 超监测甲状旁腺有无结节，必要时手术治疗。

（七）便秘的护理

1.评估便秘的情况、大便未解的天数、大便性状、是否伴有腹胀。

2.指导老年人养成良好的排便习惯，腹胀者遵医嘱使用缓泻剂解除便秘症状。

3.多食粗纤维食物，如芹菜等。

（八）睡眠障碍的护理

1.鼓励老年人保持积极乐观的情绪，祛除烦恼。

2.白天可适当参加活动，如散步、慢跑、打太极拳、八段锦等，量力而行。

3.作息规律，养成定时睡眠的好习惯。

4.睡前泡脚，按摩涌泉穴辅助睡眠。

（九）用药护理

1.了解药物的作用、常见不良反应及注意事项，对疾病的监测和调整起到重要作用（表2-6-3）。

表 2-6-3　用药护理注意事项

药物种类	护理注意事项
降压药	1.动态监测血压，了解血压的变化，每天测量血药 3 次 2.督促患者服药，不可擅自停药，随意加减剂量 3.观察药物的不良反应，如是否有干咳、水肿等，预防直立性低血压 4.控制盐和脂肪的摄入，适当运动锻炼
铁剂	1.服用期间忌茶，以免被鞣酸沉淀而无效，宜补充含维生素 C 丰富的水果和叶酸，促进铁剂吸收 2.服后会引起便秘、黑便、胃十二指肠溃疡、溃疡性结肠炎患者慎用，可能掩盖隐血症状
免疫抑制剂	1.饭后服用，减少对胃肠道的刺激，加用保护胃黏膜药物 2.补充钙剂和维生素 D，预防骨质疏松 3.经常监测血糖、血压、电解质的变化 4.少去人多的地方，避免感染 5.督促患者服药，严格按医嘱给药，不能擅自停药或漏服
抗凝药	1.定期监测凝血功能 2.同时使用其他活血化瘀的药物应调整剂量，警惕抗凝过量，如尿血、皮下出血、牙龈出血、鼻出血等，应及时减少抗凝药用量，通知医师
磷结合剂	1.碳酸钙和醋酸钙，服用此药物时，避免便秘，否则影响药效 2.碳酸钙必须和食物一起嚼碎服用。易引起胀气、嗳气及便秘，导致心血管钙化等心血管疾病，当血中血钙水平高于正常范围时，应暂停钙片，防止钙磷沉积造成软组织钙化 3.醋酸钙味道苦，但效果比碳酸钙好，血钙过高时慎用，随餐吞服 4.碳酸钙随餐完全嚼碎后再吞咽 5.盐酸司维拉姆药餐同服，服用此药会引起胃肠道蠕动困难、便秘

2.用药管理注意事项

（1）熟悉老年人所用药物类型、剂量、用药方式、不良反应。

（2）评估老年人的吞咽功能、胃肠道功能，选择合适的给药途径。

（3）评估老年人获取药物的准确性，以确定是否需要辅助给药。

（4）严格执行"三查七对"，按时发药，及时督促老年人服药，避免漏服、多服。

（十）心理护理

对轻度焦虑、抑郁者做好心理护理。通过升导法、以情胜情、移情法等解除老年人不良的情绪，使其心境坦然、精神愉快。对中度焦虑、抑郁患者应引导其做他自己感兴趣的事，早期预防发展为重度的可能。对重度焦虑患者，应及时寻找并协助解除其焦虑的原因，对重度抑郁患者需采取的措施包括：①改变错误认知；②必要时协同精神科会诊；③防止自伤等意外事件的发生。

（十一）生活照护指导

1. 清洁照护

（1）保持病室整洁、安静、冷暖适宜。

（2）注意个人卫生，保持皮肤清洁，勤洗澡，勤换衣，勤剪指（趾）甲，穿宽松柔软透气的棉织品衣服，预防压疮。注意口腔卫生，饭后清水漱口。

（3）皮肤瘙痒者，应勤剪指甲，勿搔抓皮肤，以免表皮破损感染。

（4）季节变化需及时加衣添被，避免与上呼吸道感染者接触，预防感染。

2. 饮食照护

（1）依据营养师配制的慢性肾病饮食指导护理员协助老年人进食。

（2）观察有无噎食、呛咳等情况。

五、中医护理

（一）耳穴贴压

操作目的与作用　耳穴贴压法是采用王不留行籽、莱菔籽等丸状物贴压于耳郭上的穴位或反应点，通过其疏通经络，可以调整脏腑气血功能，促进机体的阴阳平衡，从而达到防治疾病、改善症状的一种操作方法，属于耳针技术范畴。适用于改善肾性失眠（心、肾、内分泌）和肾性高血压（心、神门、交感、降压沟）等症状。

（二）悬灸

1. 操作目的与作用　悬灸是采用点燃的艾条悬于足三里、肾俞、脾俞、三焦俞、三阴交等穴位之上，通过艾的温热和药力作用刺激穴位，达到温散寒邪、温通经络、温补脾肾、助阳化气的一种操作方法，属于艾灸技术范畴。适用于慢性肾病蛋白尿(足三里、肾俞、脾俞、三焦俞、三阴交)、腰酸腰痛（肾俞、脾俞）等症状。

2. 常用穴位　见表 2-6-4。

表 2-6-4　常用穴位

穴 位	定 位	取 穴
肾俞	第 2 腰椎棘突下，旁开 1.5 寸；归经：足太阳膀胱经（图 2-6-3）	图 2-6-3　足太阳膀胱经
脾俞	第 11 胸椎棘突下，旁开 1.5 寸；归经：足太阳膀胱经	
三焦俞	第 1 腰椎棘突下，旁开 1.5 寸；归经：足太阳膀胱经	

续表

穴 位	定 位	取 穴
三阴交	内踝尖上 3 寸，胫骨后缘；归经：足太阴脾经（图 2-6-4）	图 2-6-4　足太阴脾经（三阴交）
足三里	犊鼻下 3 寸，距胫骨前缘 1 横指处；归经：足阳明胃经（图 2-6-5）	图 2-6-5　足阳明胃经（足三里）

六、运动保健与饮食

（一）运动保健

慢性肾病老年人可以参加的运动：可以参加散步、慢跑、打太极拳、练八段锦、练五禽戏等中医养身功锻炼，但要根据体质、病情选择适合自己的运动，在运动时，也要量力而行、循序渐进、持之以恒。在运动量适当的情况下，所选项目不一定局限于某一种，可综合应用或交替穿插进行。同时注意运动与休息的关系，以免过度劳累而加重病情。

1. 八段锦（图 2-6-6）

两手托天理三焦，左右开弓似射雕。

调理脾胃单臂举，五劳七伤往后瞧。

摇头摆尾去心火，两手盘膝固肾腰。

握拳怒目增气力，背后七颠百病消。

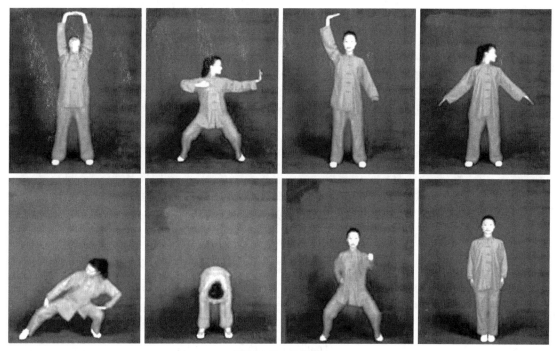

图 2-6-6　八段锦

2.老年人运动注意事项

（1）评估老年人体能与智能，正常体能者、老龄体弱者、肢体残障者、智能障碍者分别选择能进行、容易坚持的全身或肢体运动方式。

（2）运动前需进行运动安全性评估，如跌倒风险评估。运动前选择合适的运动鞋，穿着应宽松、舒适。

（3）以有氧运动为主，侧重于柔韧性和力量性训练，缓慢开始，循序渐进，逐步适应，量力而行，谨防过度。

（二）饮食管理

1.饮食原则　低盐、低脂肪、优质低蛋白质、低磷、低嘌呤、适量热量、足够能量、适量维生素的食物。

（1）优质低蛋白质饮食：饮食中优质蛋白质要占 50% 以上，如蛋、奶、瘦肉、鱼、禽类及大量蛋白质。

（2）摄入足够的热量：因患者食欲缺乏和蛋白质摄入的限制，会造成热量摄入不足的情况，导致蛋白质消耗，因此应用淀粉类食物补足总热量。

（3）不喝浓茶或咖啡：浓茶或咖啡影响铁的吸收，导致贫血的加重。

（4）禁烟酒：高尿酸血症或高血压患者严禁饮酒，包括烹饪时的少量料酒。

2.营养管理注意事项

（1）营养师根据慢性肾病患者情况为老年人进行膳食制订，护士结合老年人常规饮食习惯、饮食口味给予建议。

（2）评估老年人的吞咽功能、牙齿缺失情况，选择易消化、清淡的流质食物，少食多餐，确保热量的摄入。

（3）护理员协助老年人进食时，应注意喂食安全。

七、应急与处理

血钾异常是慢性肾病临床常见的严重急危重症之一，常引起致死性心律失常。血钾的正常参考值范围为 3.5 ～ 5.5mmol/L。当血钾水平 > 5.5mmol/L 时，即诊断为高钾血症。而当血钾水平 < 3.5mmol/L 时，诊断为低钾血症。表现为：①神经肌肉系统。高血钾时兴奋性减低，早期常有四肢及口周感觉麻木，血钾进一步增高，可有四肢麻木软瘫，先为躯干，后为四肢，最后影响到呼吸肌，发生窒息。低血钾时肌无力为最早表现，严重者有腱反射减弱、消失或软瘫。②消化系统。高血钾可引起恶心、呕吐和腹痛。低血钾可引起肠蠕动减弱，肠鸣音减弱，腹胀，严重低血钾可引起麻痹性肠梗阻。③心血管系统。高血钾时心肌兴奋性减弱，可出现血压下降，严重者心搏骤停等。心电图表现为 T 波高尖，QRS 波增宽，P 波降低甚至消失，PR 间期延长，一至二度房室传导阻滞，心动过缓和心室颤动。低钾早期即有心电图改变，表现为先有 T 波低而宽，QT 间期延长，出现 U 波。血钾进一步降低，则 T 波倒置，ST 段降低，心律失常甚至心室颤动。50% 老年人会出现高血钾或低血钾的临床表现，血报告进一步证明血钾值时，应及时报告给医师，及时处理或转院治疗（表 2-6-5）。

表 2-6-5　血钾异常处理

异常情况	处理措施	随访
血钾异常：> 5.5mmol/L 或 < 3.5mmol/L	监控血钾值，并遵医嘱进行降钾处理或给予含钾食物的摄入	紧急处理后转诊，并在 2 周后随访
胸闷、憋气、四肢麻木、乏力，心音弱和心律失常等，心电图表现为 T 波高尖	疑似高钾血症，遵医嘱给予降钾树脂等降钾药物的使用，限制含钾高的食物的摄入	
四肢肌肉软弱无力、食欲缺乏、恶心、便秘、腹胀、肠蠕动减弱、心悸、心律失常，心动过速，心电图表现为 T 波低而宽 .QT 间期延长，出现 U 波	疑似低钾血症，遵医嘱给予静脉或口服补钾，进食含钾高的食物	

八、养老护理服务建议

1.慢性肾病发病隐匿，养老院护理人员必须要做好老年人慢性肾病的早期预防和筛查工作，做到早期治疗，减缓疾病进展，延迟进入透析，给个人和国家节约经济成本。

2.慢性肾病与生活方式密切相关，应指导患者采取健康的生活方式来预防疾病的发生和进展，发挥患者的主观能动性，提高患者疾病的自我管理能力。因此，养老院护理人员必须根据老年慢性肾病患者的分期和症状做好患者的健康教育管理工作（表 2-6-6）。

表 2-6-6　养老机构慢性肾病老年人服务建议

评估等级	□ 分值≤ 5	□ 5 ＜分值≤ 10	□ 分值＞ 10
服务项目	服务内容	服务类型	服务频次
皮肤管理	观察皮肤水肿程度，有无破损，感染	□ 可自理 □ 护理员协助	□ 每日指导皮肤管理 □ 每天指导护理员观察与清洁
安全用药	遵医嘱给口服药物；指导老年人自行服药；防止药物不良反应发生	□ 自行服药 □ 护士给药	□ 每日
营养管理	了解老年人进食情况，进食习惯，有无营养不良等情况发生	□ 自行进食 □ 辅助进食 □ 鼻饲	□ 每日指导 □ 每日指导护理员辅助饮食或喂食
运动锻炼管理	运动安全性评估与运动方式指导	□ 主动锻炼 □ 被动锻炼	□ 每日指导老年人运动或指导护理员协助老年人运动
心理健康管理	评估老年人心理变化，及时给予心理指导	□ 个别指导 □ 集体活动	□ 每周进行心理指导
健康教育	评估老年人认知状况，提升慢性肾病管理能力	□ 认知能力正常 □ 认知能力下降	□ 每个月进行健康教育指导

第七节　慢性支气管炎

一、流行病学

在我国，慢性支气管炎（简称慢支）的患病率约为 3.82%，50 岁以上患病率高达 15%，在一些地区甚至高达 20% ～ 30%。据第五次全国人口普查数据表明，中国 60 岁以上人口已达 1.32 亿，其中 65 岁以上老年人口近 9000 万，占总人口的 6.96%。随着中国进入老龄化社会，以及众所周知的慢性支气管炎危险因素（吸烟、环境污染等）的增加，慢性支气管炎的实际患病人数将会越来越多。伴随疾病的进展可并发阻塞性肺气肿，甚至肺动脉高压、肺源性心脏病，严重影响着患者的劳动能力和健康，导致患者的生活质量大大下降。因此，老年人是慢性支气管炎管理与控制的重点人群。在养老院为慢性支气管炎老年人提供疾病管理与照顾服务，通过健康教育、护理咨询、定期随访等活动提升老年慢性支气管炎患者的生活质量。

二、疾病相关知识

慢性支气管炎是内外多种因素长期反复地相互作用，引起支气管黏膜及其周围组织的慢性非特异性炎症，以咳嗽咳痰或伴有喘息反复发作为特征的呼吸系统常见病。临床分单纯性和喘息性。因多见于老年人，所以旧称"老年性慢性支气管炎"，简称为"老慢支"。相当于中医学"咳嗽""痰饮"等范畴。疾病相关知识见表2-7-1。

表2-7-1　疾病相关知识

老年慢性支气管炎类型	分型 (1) 单纯型：以咳嗽、咳痰为主要表现 (2) 喘息性：有咳嗽、咳痰和喘息症状，常伴有哮鸣音，睡眠时喘息明显，阵咳时加剧 临床分期 (1) 急性发作期：指患者1周内出现脓性或黏液脓性痰，痰量明显增多或伴有发热等炎症表现 (2) 慢性迁延期：患者有不同程度的"咳""痰""喘"症状，迁延达1个月以上 (3) 临床缓解期：患者症状自然缓解，或经治疗后症状基本消失，或偶有轻微咳嗽，少量痰液，维持2个月以上者
临床表现	症状：起病缓慢，病程较长。咳嗽、咳痰、喘息为主要症状。早期症状轻微，晚期症状可持续存在 体征：早期无异常体征。急性发作期，多在背部和两肺下部闻及散在干、湿啰音。喘息型慢支者可闻及哮鸣音和呼气延长
并发症	● 肺部感染：咳嗽而高热不退，伴有胸痛，咳痰黄稠，血常规检查示白细胞计数增高，X线摄片一侧或两侧肺叶有炎性阴影 ● 支气管扩张：老年慢性支气管炎反复发作，以致管腔变形狭窄，狭窄远端形成扩张。临床见咳嗽伴有咯血，大量脓痰或痰中带血，肺部闻及固定而持久的局限性湿啰音 ● 阻塞性肺气肿：终末细支气管远端的气腔持久性扩大 ● 肺源性心脏病：肺、胸廓或肺血管病变所致的肺循环阻力加大、肺动脉高压，进而使右心增大及右心衰竭的心脏病 ● 呼吸衰竭：由各种急、慢性疾病引起的肺通气和换气功能障碍，产生缺氧伴有（或不伴有）二氧化碳潴留，并引起一系列病理、生理变化和代谢紊乱的临床综合征
筛查与诊断	筛查 (1) 血常规：白细胞增高，核左移 (2) 痰液培养 (3) 肺部X线检查：早期无变化；中晚期肺部纹理增多粗、乱，两下肺较明显 (4) 呼吸功能等 诊断 (1) 临床上凡有慢性或反复咳嗽、咳痰或伴喘息，每年发病至少持续3个月，并连续2年或以上者 (2) 每年发病持续不足3个月，而有明确的客观依据（X线、呼吸功能等）
治疗	急性发作期：以控制感染为主，给予祛痰、镇咳和解痉、平喘药物 缓解期：加强锻炼，增强体质，加强环境卫生，避免诱发因素 生活方式干预 健康指导与功能锻炼

三、入院评估

老年慢性支气管炎入院评估是通过对其慢性支气管炎相关因素进行评估的基础上，提高对老年人全身情况的了解，以制订个性化的慢性支气管炎管理方案和养老服务内容。

（一）评估意义

入住养老院的慢性支气管炎老年人多为慢性病程，对其进行护理评估有助于护理人员了解老年人的整体情况，预知老年人可能存在的慢性支气管炎风险，制订个性化的老年人护理方案，同时为老年人的生活照护、运动辅助和营养摄取提供参考。

（二）评估项目

老年慢性支气管炎入院评估见表 2-7-2。

表 2-7-2　老年慢性支气管炎入院评估

姓名：_____　　　性别：□男　□女　　　年龄：_____岁

身高：_____cm　　体重：_____kg　　体质指数（BMI）：_____

评估项目		评估内容与分级	
		1 分	0 分
基本情况	诱发因素	□环境污染　□吸烟　□感染　□过敏 □遗传　□其他	
	慢性支气管炎类型	□单纯型	□喘息性
	病程	□5～10 年　□10～15 年　□≥15 年	□＜5 年
症状和并发症	临床表现	□咳嗽　□咳痰　□喘息　□其他	□无
	并发症	□阻塞性肺气肿　□支气管肺炎 □肺源性心脏病　□支气管扩张症	□无
	合并症	□其他呼吸系统疾病　□心血管疾病 □消化系统疾病　□泌尿系统疾病 □内分泌系统疾病　□代谢性疾病　□其他	□无
血氧饱和度	数值	□≤94%	□＞94%
用药情况	药物种类药物名称	控制感染类　□头孢类　□大环内酯类　□喹诺酮类 祛痰镇咳药　□氨溴索　□复方甘草合剂　□溴己新 解痉平喘药　□氨茶碱　□β₂受体激动剂　□抗胆碱能药物 其他	
	药物不良反应	曾有 □ □	□无

续表

评估项目		评估内容与分级	
		1分	0分
行为方式	不良习惯	☐ 吸烟　☐ 饮酒	☐无
	睡眠情况	☐ 较差	☐ 一般　☐ 良好
	锻炼方式	☐ 无	☐ 散步　☐ 太极拳　☐ 八段锦 ☐ 呼吸功能锻炼　☐ 其他 周锻炼次数 ☐ 1次或2次　☐ 3次或4次 ☐ 5次或6次
	吸氧情况	☐ 不规律，经常吸氧　☐ 不吸氧	严格按照医师要求执行
	服药情况	☐ 不规律，时有漏服　☐ 不服药	遵医嘱
自我管理能力	心理状况	☐ 焦虑　☐ 抑郁　☐ 烦躁　☐ 恐惧	☐ 正常
	意识状态	☐ 嗜睡　☐ 意识模糊　☐ 昏睡　☐ 昏迷	☐ 清醒
	认知状况	☐ 简易精神状态检查　☐ 重度障碍 ☐ 中度障碍　☐ 轻度障碍	☐ 正常
总　分			
评估者			

（三）评估方法与注意事项

1. 老年慢性支气管炎患者基本情况评估　通过询问老年人及其家属和查看相关病历资料了解老年人的患病经过与治疗经过。评估老年人病情严重程度及疾病的主要症状。老年慢性支气管炎发病若在 60 岁之前，病程较长者，其并发症和合并症发生率较高。

2. 症状与并发症的评估　见表2-7-3。

表 2-7-3　症状与并发症的评估

症状记分	0分（正常）	2分（轻）	4分（中）	6分（重）
咳嗽	无或消失	白天间断咳，不影响工作生活	白天咳嗽或见夜里偶咳，尚能坚持活动	昼夜频咳或阵发，影响工作和休息
咳痰	无或消失	昼夜咳痰 10～50ml	昼夜咳痰 50～100ml	昼夜咳痰 100ml 以上
喘息	无或消失	偶发，不影响睡眠或活动	喘息日夜可见，尚能坚持活动	喘息不能平卧，影响睡眠及活动
哮鸣	无或消失	偶闻及或见于咳嗽，深呼吸时	散在	满布
发热	无或消失	37.5～38℃	38～39℃	39℃ 以上
鼻塞	无或消失	偶有鼻塞，不影响用鼻呼吸	日间常有鼻塞不通感	鼻塞明显，用口呼吸
流涕	无或消失	偶有流清涕	早晚均流涕，量不多	流清浊涕，持续量多

续表

症状记分	0 分（正常）	2 分（轻）	4 分（中）	6 分（重）
纳呆	无或消失	食欲缺乏，食量未减少	不欲食，尚能进食，食欲稍减	无食欲，食量减少 1/3 以上
腹胀	无或消失	偶有腹胀	时有腹胀	持续腹胀
口干咽燥	无或消失	偶有口干咽燥	时有口干咽燥	持续口干咽燥
痰中血丝	无或消失	偶有痰带血丝	时有痰中血丝	持续痰中血丝
胸痛	无或消失	胸痛轻微	胸痛明显可忍受	胸痛显著，影响呼吸、咳嗽
口渴	无或消失	口渴不需饮水	口渴需饮水	口渴频饮水
自汗	无或消失	偶有自汗，见于进食时	自汗振作，身感有汗	常有自汗，湿衣，动辄明显
感冒	无或消失	偶有	常有感冒，但能自愈	易感冒而迁延不愈
气短	无或消失	自感气短	气短活动加剧	明显气短，影响工作生活
总积分				

评分表症状分级量化表共有 16 个项目，每项按 4 级评分，0 分为最好，6 分为最差

3. 慢性阻塞性肺疾病的严重程度分级　见表 2-7-4。

表 2-7-4　慢性阻塞性肺疾病的严重程度分级

分级	分级标准
0 级：高危	有罹患 COPD 的危险因素
	肺功能在正常范围
	有慢性咳嗽、咳痰症状
Ⅰ级：轻度	$FEV_1/FVC < 70\%$
	$FEV_1 \geq 80\%$ 预计值
	有或无慢性咳嗽、咳痰症状
Ⅱ级：中度	$FEV_1/FVC < 70\%$
	$50\% \leq FEV_1 < 80\%$ 预计值
	有或无慢性咳嗽、咳痰症状
Ⅲ级：重度	$FEV_1/FVC < 70\%$
	$30\% \leq FEV_1 < 50\%$ 预计值
	有或无慢性咳嗽、咳痰症状
Ⅳ级：极重度	$FEV_1/FVC < 70\%$
	$FEV_1 < 30\%$ 预计值
	或 $FEV_1 < 50\%$ 预计值，伴慢性呼吸衰竭

4.日常生活能力评估 参照老年人的日常生活活动能力评估表（Barthel）进行评估，详见附表5。

5.用药情况的评估 评估老年人的用药史，通过对既往和现在所用药物的服用记录、药物不良反应及老年人对药物的了解程度等内容的评估建立用药记录。

6.行为方式评估 了解老年人是否存在吸烟、喝酒等不良生活习惯，锻炼行为、服药行为、睡眠情况[必要时可运用睡眠状况自评表（SRSS）进行测评，详见附表9]是否规律，为日常监护与观察、行为管理提供参考。

7.自我管理能力评估 详细评估老年人对慢性支气管炎的了解程度及认知情况，有无焦虑、恐惧等心理变化，为制订针对性的随访计划提供参考。

（1）心理状况评估：可运用焦虑抑郁量表检测心理状况，详见附表6和附表7，必要时请专业人士进行评估。

（2）意识状况评估：可根据老年人意识清晰的程度、意识障碍的范围、意识障碍内容的不同而有不同的表现，具体参照意识状况评估表，详见附表1。

（3）认知状态评估：通过询问老年人一些简单问题，具体参照简易精神状态检查量表（MMSE），详见附表8，来评估老年人的认知能力情况。

（四）评估结果

通过护理评估，了解老慢支的症状控制、药物应用与并发症情况，并进行照护分级和制订相应的照护方案。

分值≤5

- 每日用药管理、症状管理、并发症预防、运动管理。
- 每周1次监测症状体征、血常规及痰液标本。
- 每年4次肺功能监测及血压等心血管监测。
- 每年1次体检，测量心电图、胸部X线片、全面体格检查。

5<分值≤10

- 每日用药管理、症状管理、并发症预防、运动管理。
- 每周1次监测症状体征、血常规或每周2次痰液标本监测。
- 每年4次肺功能监测及血压等心血管监测。
- 每年1次体检，测量心电图、胸部X线片、全面体格检查。

分值>10

- 每日用药管理、症状管理、并发症预防、运动管理。
- 每天至少1次痰液标本监测。
- 出现难以控制的呼吸困难、心悸等急性并发症情况，及时抢救或转院。

四、日常管理

老年慢性支气管炎日常管理旨在通过全面、连续和主动的管理，以达到延缓病程、提升老年人舒适度和生活质量的目的。主要管理内容包括监控和保证老年人安全用药、观察老年慢性支气管炎患者并发症进展情况和急性并发症的发现与处理以及生活照顾的指导。

（一）安全用药

1. 慢性支气管炎治疗方案　见表 2-7-5。

表 2-7-5　慢性支气管炎治疗方案

生活方式管理	生活方式管理	体育锻炼，耐寒锻炼、戒烟等			
	↓	单药或联合治疗			
	控制感染药	青霉素 G 或链霉素	大环内酯类	头孢菌素类	喹诺酮类
	↓	单药或联合治疗			
	祛痰镇咳药	溴己新	复方甘草合剂	联邦止咳露	祛痰灵口服液
	↓	单药或联合治疗			
	解痉平喘药	支气管舒张剂	氨茶碱	异丙肾上腺素	喘息定　丙卡特罗

2. 常用药物　见表 2-7-6。

表 2-7-6　常用药物

药物种类	常用药物名称	用药途径	常见不良反应
青霉素类	青霉素钠	静脉滴注	皮肤过敏，血清病样反应，局部刺激症状
大环内酯类	红霉素，阿奇霉素、万古霉素等	静脉滴注、口服	胃肠道反应、过敏反应、肝损害等
头孢菌素类	头孢他啶、头孢曲松等	静脉滴注、口服	过敏反应、肾毒性损害、双硫仑样反应等
喹诺酮类	左氧氟沙星	静脉滴注	过敏反应、肾毒性损害、胃肠道反应等
气管舒张剂	特布他林、可必特等	雾化吸入	恶心、呕吐、腹泻、头痛、兴奋、震颤、心悸等
丙肾上腺素	盐酸异丙肾上腺素	雾化吸入	口咽发干，心悸不安；少见的不良反应有头晕、目眩、颜面潮红、恶心、心率增快、震颤、多汗、乏力等。有心律失常、心肌损害，心悸，诱发心绞痛等

3. 用药管理注意事项

（1）通过对老年人阅读能力、记忆能力、理解能力、获取药物知识的能力评估，判断老年人是否可以有能力为自己准备药物，包括药物的计量、获取、辨认等，以确定是否需要他人辅助给药。

（2）老年人多自行服药，因老年人记忆力减退，应告知老年人正确服药，防止药物意外事件发生。尤其是不要忘记服药或发生错误用药，导致出现症状控制不佳的情况。

（3）护士进行用药管理时，口服用药严格执行"三查七对"制度，保证老年人服药到口，防止出现错服、漏服。若老年人吞咽功能较差，可将药物研磨至粉末状，协助老年人服下，防止出现窒息。

（4）指导雾化注意事项：如遇慢性支气管炎急性发作，使用口含器较好，因为进入气道的药物更多。雾化时注意无菌操作，自行购买药物时，药物用完尽量抛弃，不推荐超过12h。禁止饱食后雾化，有可能食物反流导致窒息（图2-7-1）。

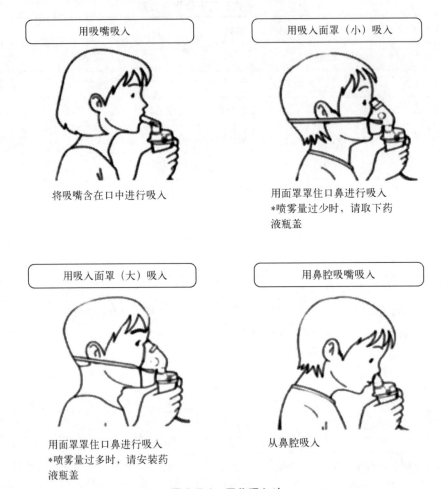

图 2-7-1　雾化吸入法

（5）指导拍背咳痰注意事项：引流应在饭前进行，一般在早晚进行，因饭后易致呕吐。指引患者配合引流治疗，引流时鼓励患者适伴咳嗽。引流过程中注意观察有无咯血、发绀、头晕、出汗、疲劳等情况，如有上述症状应随时终止体位引流。引流体位不宜刻板执行，必须采用患者既能接受，又易于排痰的体位。图2-7-2为体位引流。

（二）监控与观察

自我监控是老年慢性支气管炎护理中非常重要的环节，老年人因各器官功能减退，在进行自我监控中可能存在困难，要做好其监控与观察。

1. 临床各期的监控与观察

（1）急性发作期：主要表现为1周内有脓性或黏液性痰，痰量明显增加，或伴有发热等表现；或1周内咳嗽、咳痰、喘息中症状任何一项明显加剧。急性发作期患者按其病情

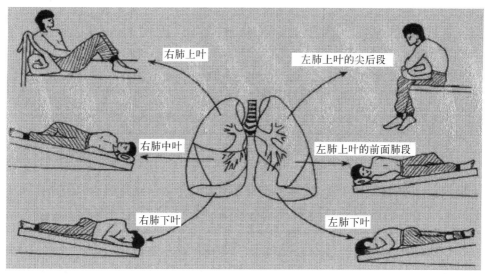

右肺上叶

左肺上叶的尖后段

右肺中叶

左肺上叶的前面肺段

右肺下叶

左肺下叶

图 2-7-2　体位引流

严重程度又分为：①轻度急性发作，指患者有气短、痰量增多和脓性痰等 3 项表现中的任意 1 项；②中度急性发作，指患者有气短、痰量增多和脓性痰等 3 项表现中的任意 2 项；③重度急性发作，指患者有气短、痰量增多和脓性痰等全部 3 项表现。

（2）慢性迁延期：主要表现为患者有不同程度的咳、痰、喘症状，迁延 1 个月以上者。

（3）临床缓解期：症状基本消失或仅有轻微咳嗽、少量痰液，保持 2 个月以上者。

2. 临床症状的监控与观察

（1）慢性咳嗽：晨起咳嗽为主、夜间睡前阵咳或排痰。①轻度：偶尔咳嗽；②中度：阵发性咳嗽；③重度：持续性咳嗽。

（2）咳痰：①痰色。白色黏液痰或浆液泡沫痰，偶可带血；黏脓痰；粉红色泡沫样痰。②痰量。小量，24h 20 ～ 50ml；中量，24h 50 ～ 100ml；大量，24h > 100ml。

（3）呼吸的监控与观察

1）呼吸频率：正常成人静息状态下，呼吸为 12 ～ 20 次 / 分，呼吸与脉搏之比为 1：4。呼吸频率异常包括：①呼吸过速（tachypnea），呼吸频率 > 24 次 / 分称为呼吸过速。②呼吸过缓（bradypnea），呼吸频率 < 12 次 / 分称为呼吸过缓。

2）呼吸节律和幅度：正常人静息状态下呼吸节律整齐，幅度均匀。病理状态下，可出现呼吸节律和幅度的变化。呼吸节律和幅度异常包括：①潮式呼吸，既有呼吸节律变化，又有呼吸幅度变化。②间停呼吸，表现为有规律地均匀呼吸几次后，停止一段时间，又开始均匀呼吸，即周而复始的间停呼吸。③叹息样呼吸，表现在一段正常呼吸中插入一次深大呼吸，并常伴有叹息声。

（4）异常化验的监控与观察：老年人入院时要抽取血常规、留取痰标本。行 X 线片等，以判断老年人呼吸功能情况。

1）血常规：急性发作期白细胞计数增高，中性粒细胞比例增加，部分出现核左移；

喘息型患者嗜酸性粒细胞计数增高；缓解期多无明显变化。

2）痰液培养：可以找到致病菌，常见肺炎球菌、链球菌、克雷伯杆菌、流感嗜血杆菌等。

3）X线：肺纹理增多、增粗、紊乱，急性发作期时，两下肺沿支气管周围有斑点或斑片状阴影。后期出现肺气肿征：两肺野增大、透亮度增加，横膈下降，肋间隙增宽，心界缩小。

（三）预防及措施

1.注意防寒保暖　老年慢性支气管炎患者耐寒能力差，体弱怕冷，当遇到寒冷刺激时，易引起感冒和上呼吸道感染。故老年慢性支气管炎患者在冬季更应注意保暖，以预防感冒，要根据天气变化来增减衣服。注意室内外的温差，出门要戴帽子、系围巾、穿上大衣。"寒从脚底起"，故患者还应注意脚的保暖。

2.保持室内清洁和温度适宜　老年慢性支气管炎患者应尽量待在温度相对稳定的室内，并要特别注意避免有害因素（烟雾、粉尘、煤气）污染。采取湿式扫地以避免尘土飞扬；注意室内通风换气，有取暖设备的，尤其是烧煤取暖的，应适当增加换气次数。

3.合理安排生活和适当运动　探亲访友最好不要安排在冬季，尤其在寒潮袭来之时。尽量避免到人多的地方，如商场、影剧院等场所，在流感流行期间，更应格外注意。平时可根据自己的健康状况和爱好，选择适当的体育锻炼。运动可提高皮肤血管的舒张和收缩功能，增强身体对外界气温变化的适应能力，这对预防感冒和防止本病发作很有益处。

（四）生活照护

1.日常照护

（1）戒烟：可使临床症状减轻，痰量减少，咳嗽更容易控制。向慢性支气管炎患者讲明吸烟对机体的影响，并与之共同制订戒烟计划。如果戒烟有困难，应指导进食后或活动后不要马上吸烟，并尽量减少每天吸烟量。

（2）指导有效咳痰：取舒适卧位，做5～6次深呼吸，吸气末保持张口状，连续咳嗽数次使痰到咽部附近，再用力咳嗽使痰排出。同时，每天少量多次饮水，稀释痰液，有利于痰的排出。

（3）心理调适：有的"老年慢性支气管炎"患者，一旦气温变化或寒冷空气刺激便会使病情复发，从而心生恐惧。还有的则存在消极心理，对生活失去信心。所以重新树立信心，一方面靠自己及亲属，另一方面照护者的关心和耐心细致地照料也很关键。

2.环境照护

（1）环境要安静、整洁、空气清新、阳光充足，要经常开窗通风，在室内不养宠物，以免刺激呼吸道加剧咳嗽。

（2）改善环境卫生，避免烟雾、气体及粉尘的吸入。

（3）注意随气候变化及时增减衣服，防止感冒。

3.饮食照护　慢性支气管炎是消耗性疾病，所以要保证充足的营养。补充热量，增加蛋白质的摄入，如鸡蛋、瘦肉、鱼类及豆制品等，老年患者体质较差，在寒冷季节需进食热性食物来增加热量，抵御风寒。多食新鲜的水果和蔬菜，如萝卜、橙、梨等，补充维生素 C，还有止咳化痰的功效。选择清淡易消化的饮食，少食多餐，禁食辛辣和油腻及一些易过敏的食物，保证营养既丰富又均衡。注意多饮水，每天饮水量在 1500ml 以上，以稀释呼吸道黏液及促进分泌物排出。

（1）营养师根据情况为老年人进行膳食制订，护士结合老年人常规饮食习惯给予建议。

（2）评估老年人的吞咽功能，老年人因为口腔问题，如牙齿缺失、口腔黏膜角化增加、唾液减少、吞咽困难等，消化功能减退（胃肠功能老化），故一般选择易消化、清淡的流质食物，但是如有容易引起血糖升高的食物，护士应提醒患者进行合理搭配。

（3）饮食限量。口味宜淡，尽量采用低钠饮食，防止高血压的发生。一般每日限制食盐在 6g 以内为好。

（4）护理员协助老年人进食时，应注意喂食安全。观察有无噎食、呛咳等情况。

（5）进餐模式最好为少食多餐、慢吃、细嚼。

五、中医护理

肺康复对于改善患者的临床症状，提高生存质量和运动耐力，减少并发症的发生有着重要作用。中医肺康复是以整体观和辨证论治为核心、结合现代康复技术理念，针对肺系疾病采用中医传统康复技术，如太极拳、八段锦、六字诀、五禽戏、易筋经、呼吸导引术、穴位贴敷等，以促进患者功能恢复的综合康复措施。

六、戒烟与氧疗、运动疗法

（一）戒烟

戒烟对患有慢性阻塞性肺疾病或有家族慢性阻塞性肺疾病的患者来说显然非常重要，研究发现，家庭成员吸烟对哮喘及其他呼吸系统疾病患者都极为不利。"一手、二手、三手烟"的危害同样巨大，应引起我们的高度重视。

（二）氧疗

氧疗是患者在日常生活中需要长期 / 终身低流量吸氧，常用于慢性阻塞性肺疾病、睡眠性低氧血症和运动性低氧血症的患者，慢性阻塞性肺疾病患者每天连续使用氧气不得少于 15h。目的是纠正低氧血症，且有利于提高患者生存率，改善生活质量和神经精神状态，减少红细胞增多症，预防夜间低氧血症，改善睡眠质量，预防肺源性心脏病和右心衰竭的发生以及减少医疗费用，包括住院次数和住院天数。

1. 氧疗的操作　氧疗一般采用氧气瓶和制氧机，对改善患者的健康状况、提高他们的生活质量和运动耐力有显著疗效。

（1）合理选择吸氧时间：对严重慢性支气管炎的患者，每日应给予 15h 以上的氧疗；对部分患者平时无或仅有轻度低氧血症，在活动、紧张或劳累时，短时间给氧可减轻"气促"的不适感。

（2）注意控制氧气流量：一般为 1 ～ 2L/min，且应调好流量再使用。因为高流量吸氧可加重二氧化碳蓄积，引发肺性脑病。

（3）注意氧气的湿化：从压缩瓶内放出的氧气湿度大多低于 4%，低流量给氧一般应用气泡式湿化瓶，湿化瓶内应加 1/2 的冷开水。

（4）观察用氧效果：即呼吸是否平稳，呼吸频率、呼吸深度是否正常；脉搏是否较前缓慢；精神状态是否有好转；发绀是否减轻或消失。必要时可与医院联系，请医务人员为患者做血气分析。

2.安全用氧注意事项

（1）防震：搬运氧气瓶时应轻拿轻放，避免拖、拉、滑动及摔倒，氧气瓶最好安置在氧气架上，无氧气架时可用皮带把氧气筒紧系在床头上。

（2）防火：室内严禁使用明火，避免静电产生。氧疗期间患者宜穿纯棉制的衣服，化纤、丝、毛织物尽量避免穿着，以防静电产生，患者在吸氧期间，绝对禁止吸烟。家属应将患者床头的烟和打火机拿掉，并在吸氧室内贴上"禁止吸烟"字样，以引起患者和探视者的重视，长期吸氧患者家中最好备一个灭火器。

（3）防热：氧气筒应置于阴凉处，氧气瓶与热源如暖气设备的距离不得少于 1m。以防瓶受热致瓶内压力升高而导致氧气瓶爆炸。

（4）防油：输氧装置上的阀门、开关接口处严禁涂擦油剂，也不可用带油的手拧螺旋。氧疗期间，患者鼻腔黏膜干燥、口唇干裂时也不得使用油剂予以涂抹，鼻黏膜干燥时可用红霉素眼膏均匀地涂抹于鼻孔内，口唇干裂时可用棉签蘸温水予以湿润。禁止在氧疗期间用酒精为患者行按摩及擦浴，因为酒精和油都是易燃物，绝对不能与高浓度氧接触。

（5）氧气瓶内氧气不能用尽，一般需留 0.1 ～ 0.2MPA，以防再充气时灰尘杂质进入瓶内引起爆炸。

（6）鼻导管、鼻塞、湿化瓶等应定期消毒。

（7）购买制氧机的患者应仔细阅读说明书后再使用。

（三）运动疗法

1.适合老年人的活动内容　根据每个患者病情、喜好及原来的基础，选择个体化运动方案，每天运动时间不少于半小时，以不疲劳为度，并嘱患者行呼吸锻炼。

（1）呼吸排痰法：方法为呼吸时用手指轻叩胸背部以促其咳出痰液；压迫上腹部，特别是咳嗽时用力压迫，有助于痰的咳出；还可先做 4 ～ 5 次深呼吸，然后上身稍向前弯，张口伸舌咳嗽至少 2 次。第一次咳嗽时松动黏痰，第二次咳嗽使痰液向上呼吸道行动，咳出痰液。略行休息，反复进行，排痰可比平时增加 1 倍以上。患者还可采用低头位，包括侧卧、仰卧、俯卧位等，进行引流，以借助重力排出支气管内的痰液。引流时间每次 5 ～ 10min，早晚各 1 次。痰多时可每 2 小时一次，但不宜在饭后进行。

（2）呼吸肌功能锻炼：即呼吸体操，指运用腹肌帮助膈肌运动，通过增加膈肌运动幅度来增加通气量而达到改善肺功能的目的。主要方法如下。

1）深慢呼吸：患者在不感觉费力的情况下，可逐渐增加呼吸运动幅度，减慢呼吸频率。作用是呼吸效率得以提高，胸闷和气促症状可得到改善。

2）缩唇呼吸：患者用鼻深吸气，用口呼气，呼气时口唇闭拢，慢慢呼气，像吹口哨一样。吸气与呼气时间比为 1：2。缩唇呼吸的作用是能够充分将肺内残气呼出，从而改善肺的通气功能。第一步：从鼻孔吸入空气，嘴唇紧闭。第二步：噘起嘴唇，慢慢呼气，如同吹哨。

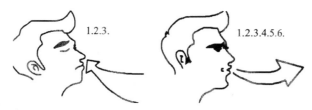

第一步：从鼻孔吸入空气，嘴唇紧闭 第二步：噘起嘴唇，慢慢呼气，如同吹哨

图 2-7-3 缩唇呼吸

3）腹式呼吸：将手置于上腹部，呼气时用手轻轻加压，使上腹部慢慢下陷，帮助横膈肌上移，以利于肺内残气的排出。吸气时，置于上腹部的手要随之抬起，腹部要充分鼓起，以利于横膈肌下移，以增加空气的吸入。同时，呼气时气要经口呼出，口型缩成吹笛状，将废气通过缩小的口慢慢吹出。吸气时气经鼻吸入。要有意识地细呼、深吸，呼气时不可用力。本法可协调膈肌和腹肌活动，改善呼吸道阻塞，增加肺通气量，改善肺功能（图 2-7-4）。

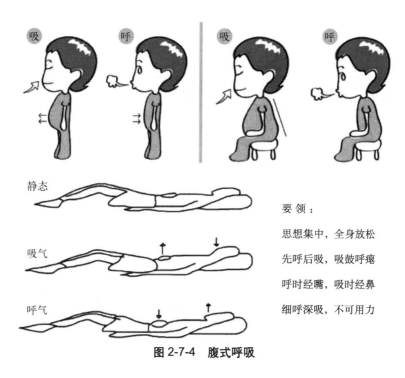

要领：

思想集中，全身放松

先呼后吸，吸鼓呼瘪

呼时经嘴，吸时经鼻

细呼深吸，不可用力

图 2-7-4 腹式呼吸

4）松弛姿势。

（3）适宜的康复运动如图 2-7-5 所示。

2.保健体操 可根据自身体质选择保健操，如六字诀、打太极拳、练气功、做呼吸功能操等项目，坚持锻炼能提高机体的抗病能力。

（1）六字诀：是一种吐纳法。它是通过呬、呵、呼、嘘、吹、嘻六个字的不同发音口型，唇齿喉舌的用力不同，以牵动不同的脏腑经络气血的运行。预备式：两足开立，与肩同宽，

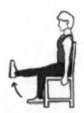

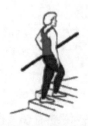

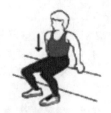

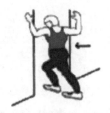

运动1：坐着进行膝部伸直

*坐在椅子上
*伸直膝部
*保持腿伸直5s，然后放松
*重复另一边
*调整难度：在小腿上负重

运动2：踏台阶或上楼梯

*调整难度：增加台阶数目；提高台阶高度（或每次步行2级）；背着重物

运动3：半蹲

*背部靠墙
*往下蹲直到大腿与地面平行
*保持腿伸直5s，然后放松
*刚开始时只须靠墙往下滑行一段短距离
*调整难度：增加下滑深度

运动4：胸大肌牵拉（伸展）

*站在转角处或门道，双手放在肩膀高度，双脚远离转角处或门道
*身体前倾直到感到胸前有一种舒服的牵拉(伸展)感
*如果患者伴肩膀痛，更需要额外注意

图 2-7-5　适宜的康复运动

头正颈直，含胸拔背，松腰松胯，双膝微屈，全身放松，呼吸自然。呼吸法：顺腹式呼吸，先呼后吸，呼时读字，同时提肛缩肾，体重移至足跟。调息：每个字读 6 遍后，调息 1 次，稍事休息，恢复自然（图 2-7-6）。

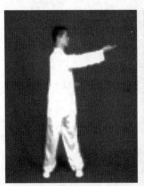

呵字诀

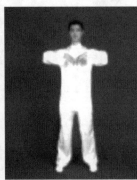

呵字诀

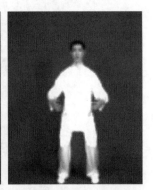

呼字诀

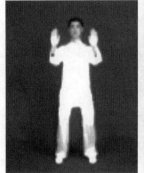

嘘字诀

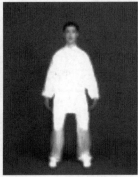

吹字诀

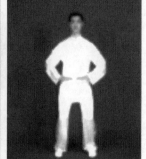

嘻字诀

图 2-7-6　六字气诀

（2）呼吸功能操的锻炼

1）松静站立：双脚分开站立，与肩同宽。双臂自然下而，膝关节微屈，行顺式腹式呼吸 5min。

2）两田呼吸：屏足站立，左脚向左前 45°迈出一步，双手自体前拉起至上丹田，缓缓分升。同时用鼻子吸气，合拢时用口呼气，然后双手向下自下丹田处，缓缓拉开，鼻吸气，合拢时口呼气，如此 3 遍。换右脚向前继续 3 遍。

3）调理肺肾：双臂自体侧缓缓拉起，掌心向下，自两臂升平时翻掌，使掌心向上，并在体前缓缓合拢至上丹田。下按，自下丹田时俯身，并继续向下，双膝微微前屈，双手至膝盖时停止，重心前移，起身，双手在此做一个开合动作。与此同时，双掌外翻，使掌心向上，水平外摆。然后，双手合拢，重复上述动作 3 遍。

4）转身侧指：左脚向左开出一大步，上升缓缓左转 90°，双手并剑指提至腰间，重心移至右腿，双手向后舒展如大鹏展翅状，同时鼻吸气，至双手提至与肩平齐时，自耳后朝前下方指出，同时呼气，此动作重复 3 遍。然后右转如左式，再做 3 遍。

5）摩运肾堂：双手由体侧向上收拢，至腰部肾俞穴处，用大鱼际在此上下摩动 36 次，后经体侧回到小腹处。

6）养气收功：双手叠放于小腹，舌抵上腭静心调息，心息相依，然后舌体放平，摩擦面部，活动手脚，练功结束。

3. 老年人运动锻炼的注意事项

（1）运动能力评估：评估老年人的体能与智能，正常体能者、老龄体弱者、肢体残障者、智能障碍者分别选择能进行、容易坚持的全身或肢体运动方式。

（2）运动前安全性评估：如跌倒风险评估。运动前选择合适的运动鞋，检查鞋内有无异物和破损。

（3）运动时间时间：一般在餐后 60 ～ 90min，每日 1 ～ 2 次，每次 20 ～ 30min。运动要定时定量，而且要持之以恒。结合轻度、中度运动消耗量安排时间，提倡餐后的适量室内活动与每周 3 ～ 4 次的体能锻炼相结合，有利于缓解餐后高血糖，并保持或增强体质。

（4）运动时心率监测：运动中保持脉率为最大心率的 50% ～ 70%，每次运动中间可以休息后再继续。

（5）运动停止条件：患者自感氧气不足、胸闷、气急；处于急性发作期；出现心律失常、心绞痛；血气分析检测指标，如氧分压、酸碱度、二氧化碳分压等。出现严重的其他并发症如呼吸衰竭、急性心力衰竭等时，需要停止运动。

七、应急与处理

慢性支气管炎是慢性阻塞性肺疾病稳定期，患者若在诱因存在的情况下，容易发生急性加重期，即 AECOPD，是指患者出现超越日常状况的持续恶化，并需改变慢性阻塞性肺疾病基础的常规用药，通常指在疾病过程中，患者短期内咳嗽、咳痰、气短和（或）喘息加重，痰量增多，呈脓性黏液状，可伴发热等炎症明显加重的表现。50%AECOPD 患者发作时没有就医，Ⅰ、Ⅱ级患者院外药物治疗可以缓解症状，Ⅲ、Ⅳ级患者急性加重通常伴随着急性呼吸衰竭，需要住院治疗。AECOPD 的住院死亡率近 10%，1 年内的病死率可达到 40%。而在年龄 > 65 岁的老年人，1 年内的病死率可高达 59%。若发生以上情况，应及时报告给医师或联系家属及时转院治疗（表 2-7-7）。

表 2-7-7　老年人慢性支气管炎异常情况及处理

异常情况	处理措施	随访
咳嗽、咳痰、喘息等症状突然加重	使用支气管舒张药，严重喘息者给予较大剂量的雾化吸入治疗，发生低氧血症用鼻导管持续低流量吸氧；抗生素积极治疗；气道阻塞者，使用糖皮质激素	
呼吸困难症状明显加重，同时具有缺氧和二氧化碳潴留的临床表现	保持呼吸道通畅；清除呼吸道分泌物及异物；氧疗；抗感染；纠正酸碱平衡失调；必要时建立人工气道，机械通气	紧急处理后转诊，并且 2 周后随访
突然加重的呼吸困难，并伴有明显的发绀，患侧肺部叩诊为鼓音	可能发生自发性气胸，紧急排气，予以胸腔闭式引流	
肺动脉高压、右心室肥厚扩大	提示慢性肺源性心脏病，坐位；氧疗；建立两条静脉通路，遵医嘱正确使用药物	

八、养老护理服务建议

慢性支气管炎老年人服务建议见表 2-7-8。

表 2-7-8　慢性支气管炎老年人服务建议

评估等级	□ 分值 ≤ 5	□ 5 < 分值 ≤ 10	□ 分值 > 10
服务项目	服务内容	服务类型	服务频次
居住环境	室内清洁：定时打扫，定时开窗通风 夏季室温：28 ~ 30℃ 冬季室温：18 ~ 22℃ 相对湿度：50% ~ 60% 为宜	□ 自理 □ 护理员协助	□ 每日 3 次，每次 30min
合理用药	遵医嘱给口服药物；指导老年人自行服药；防止药物不良反应	□ 自行服药 □ 护士给药	□ 每日协助
并发症预防与管理	注意保暖、防止受凉、戒烟；观察老年人的呼吸状况与咳嗽、咳痰的情况，注意痰液颜色、量；卧床者要经常翻身、拍背促进痰排出	□ 自理 □ 护士协助	□ 每日协助 □ 每天护士观察与护理
饮食管理	了解老年人进食情况，有无低血糖、营养不良等情况发生	□ 自行进食 □ 辅助进食 □ 鼻饲	□ 每日指导 □ 每日指导护理员辅助饮食或喂食

续表

评估等级	□ 分值 ≤ 5	□ 5 < 分值 ≤ 10	□ 分值 > 10
服务项目	服务内容	服务类型	服务频次
肺功能监测	监测严重程度评价、疾病进展、预后及治疗	□ 自行监测 □ 护士监测	□ 每季度一次
皮肤管理	观察皮肤有无破损、感染	□ 可自理 □ 护理员协助	□ 每日指导皮肤管理 □ 每日指导护理员观察与清洁
运动锻炼管理	运动安全性评估与运动方式指导	□ 主动锻炼 □ 被动锻炼	□ 每天指导老年人运动 □ 每天指导护理员协助老年人运动
健康教育	评估老年人认知状况，提升自我管理能力	□ 认知能力正常 □ 认知能力下降	□ 每个月进行健康教育指导

第八节　慢性阻塞性肺疾病

一、流行病学

我国慢性阻塞性肺疾病（简称慢阻肺）流行病学调查显示，40 岁以上人群的总患病率为 8.2%，估计全国目前有 4000 多万人罹患此病。每年死于慢阻肺的人数超过 100 万，致残人数达 500 万～ 1000 万，居我国疾病负担的首位。根据 WHO 预计，到 2025 年，慢阻肺在全球的死亡率将达第 3 位，提高慢阻肺患者的生存质量成为近年来医学界关注的问题。慢阻肺是一种重要的呼吸系统疾病，患病人数多、病死率高。老年患者是慢阻肺的主流人群，是慢阻肺管理的重点人群，面对日益加剧的老龄化现象和不断改变的家庭结构，成为慢阻肺管理的重点场所。而指导正确地评估、管理慢阻肺老年人，避免或减轻并发症的发生与发展，做到"因需施护、因人施护、因病施护"，对提高慢阻肺老年人生存质量和健康水平具有重要的意义。

二、疾病相关知识

慢性阻塞性肺疾病是一种以持续气流受限为特征的可以预防和治疗的疾病，其气流受限多呈进行性发展，与气道和肺组织对烟草烟雾等有害气体或有害颗粒的慢性气道炎症反应增强有关。有起病缓慢、病程长、反复多次加重等特点。属于中医学的"肺胀""喘证""痰饮"等疾病范畴（表 2-8-1）。

三、入院评估

老年慢性阻塞性肺疾病入院评估是通过对其慢性阻塞性肺疾病相关因素进行评估的基

表 2-8-1　疾病相关知识

慢性阻塞性肺疾病分期	◆ 稳定期 ◆ 急性加重期
病因	1. 外因 （1）吸烟 （2）感染因素：病毒和细菌为主要病原体 （3）理化因素：主要包括刺激性烟雾、粉尘、大气污染的慢性刺激 （4）气候：寒冷，尤其在气候突然变化时 （5）过敏因素：主要过敏原有尘螨、尘埃，细菌、花粉及化学气体等 （6）蛋白酶 - 抗蛋白酶失衡 2. 内因 （1）呼吸道局部防御及免疫功能减低 （2）自主神经功能失调 （3）其他：营养，气温的突变等
临床表现	典型症状：呼吸困难、慢性咳嗽、咳痰、喘息和胸闷；其他症状：体重下降、食欲缺乏等 体征：桶状胸、语颤减弱或消失、叩诊呈过清音、听诊呼吸音减弱，部分患者可闻及干、湿啰音
合并症	心血管疾病、骨质疏松、肺癌，感染、代谢综合征、糖尿病
筛查与诊断	慢性咳嗽，咳痰 危险因素：吸烟史、职业性或环境有害物质接触史 既往史：包括哮喘史，过敏史及其他呼吸系统疾病 家族史：有家族聚集现象
治疗	氧疗 药物治疗 通气支持：无创辅助通气和机械通气 康复治疗：有效咳嗽、呼吸肌功能锻炼

础上，提高对老年人全身情况的了解，以制订个性化的慢性阻塞性肺疾病管理方案和养老服务内容。

（一）评估意义

养老院入住慢性阻塞性肺疾病老年人均为慢性病程，对其进行护理评估可以帮助护理人员了解老年人的整体情况，预知老年人可能存在的疾病风险，为老年人在院期间的护理工作做好前期准备，从而为老年人的康复打下基础。

（二）评估项目

慢性阻塞性肺疾病入院评估内容详见表 2-8-2。

（三）评估方法与注意事项

1.老年慢性阻塞性肺疾病基本情况评估

（1）慢性阻塞性疾病病程可分为：①急性加重期。患者在其自然病程中咳嗽、咳痰、

表 2-8-2　慢性阻塞性肺疾病入院评估内容

姓名：_____　　　性别：□男　　□女　　　年龄：_____岁

评估项目		评估内容与分级	
		1 分	0 分
基本情况	老年慢性阻塞性肺疾病分期	□急性加重期	□稳定期
	病程	□5～10 年　□10～15 年　□≥15 年	□<5 年
症状与并发症	临床症状	□呼吸困难　□慢性咳嗽　□咳痰 □喘息胸闷　□其他：	□无
	慢阻肺患者自我评估测试（CAT）问卷评估	□评分≥10 分	□<10 分
	合并症	□心血管疾病　□骨质疏松　□肺癌　□感染 □代谢综合征　□糖尿病	□无
用药情况（此项计分）	药物种类	1. 支气管舒张剂　□β₁ 受体激动剂　□沙丁胺醇气雾剂　□福莫特罗 　□抗胆碱药　□异丙托溴铵气雾剂　□噻托溴铵气雾剂 2. 激素　□糖皮质激素　□布地奈德福莫特罗（信必可）　□氟地卡松沙美特罗（舒利迭） 3. 其他药物　□祛痰药　□盐酸氨溴索　□福多司坦	
	药物名称	1.　　　　2.　　　　3.　　　　4.　　　　5.	
	药物不良反应	□曾有	□无
行为方式	不良习惯	□吸烟 有_____年，平均每天_____支 □饮酒 有_____年，平均每天_____两	□无 □已戒烟_____年
	睡眠情况	□较差	□一般　□良好
	锻炼方式	□无	□散步　□太极拳 □八段锦　□其他
	饮食情况	□较差	□一般　□良好
	服药行为	□不规律	□遵医嘱
自我管理能力	心理状况	□焦虑　□抑郁　□烦躁　□恐惧	□正常
	意识状态	□嗜睡　□意识模糊　□昏睡　□昏迷	□清醒
	认知情况	简易精神状态检查　□重度障碍　□中度障碍 □轻度障碍	□正常
总　分			
评估者签名			

注：存在异常情况的每一模块计 1 分，合计 16 分

气短急性加重超过平常日与日间变化，并需改变经常性药物治疗方案，在疾病过程中，患者常短期内咳嗽、咳痰、气短和（或）喘息加重，痰量增多，脓性或黏液脓性痰，可伴有发热等炎症明显加重的表现。②稳定期。患者的咳嗽、咳痰和气短等症状稳定或症状轻微，病情基本恢复到急性加重前的状态。

（2）了解病史：通过询问老年人及其家属和查看相关病历资料了解老年人患病经过与治疗经过。老年慢性阻塞性肺疾病急性加重次数增加，护理人员要重点关注。

2.症状与合并症评估

（1）临床症状评估：询问老年人有无相关临床症状。

1）呼吸困难：表现为气短、气喘和呼吸费力等。早期仅在劳力时出现，之后逐渐加重，以致日常生活甚至休息时也感到气短。询问老年人爬坡或爬一层楼时，是否感觉喘不过气来。

2）慢性咳嗽：初起咳嗽呈间歇性，早晨较重，以后早晚或整日均有咳嗽，但夜间咳嗽并不显著。询问老年人是否有咳嗽、偶尔咳嗽还是一直咳嗽。

3）咳痰：咳嗽后通常咳少量黏液性痰，可清晨较多，合并感染时痰量较多，常有脓性痰。询问老年人是否有咳痰、痰液的颜色、是否有很多痰。

4）喘息和胸闷：胸部紧闷感常于劳力后发生。询问老年人在家里是否能够做任何事情。

5）其他症状：询问患者有无全身性症状，如体重下降、食欲缺乏、睡眠差、精力差等。

（2）慢阻肺患者自我评估测试（CAT）问卷评估：可以帮助老年人和主治医师评估慢性阻塞性肺疾病对老年人的健康和每日生活质量的影响。

请老年人独立完成问卷，完成过程中不要询问其他人。对于以下每项，请选出最适合自己目前状况的描述（表2-8-3）。

表2-8-3　慢性阻塞性肺疾病患者自我评估测试（CAT）问卷评估

从不咳嗽	1	2	3	4	5	一直咳嗽
一点痰也没有	1	2	3	4	5	有很多痰
没有胸闷的感觉	1	2	3	4	5	有很严重的胸闷感觉
爬坡或爬一层楼时，没有气喘的感觉	1	2	3	4	5	当爬坡或爬一层楼时，感觉严重喘不过气来
在家里能够做任何事情	1	2	3	4	5	在家里做任何事情都很受影响
尽管有肺部疾病，但对外出很有信心	1	2	3	4	5	因为有肺部疾病，对离开家一点信心都没有
睡眠非常好	1	2	3	4	5	由于有肺部疾病，睡眠非常不好
精力旺盛	1	2	3	4	5	一点精力都没有

注：数字1～5表示严重程度，分值越大表示健康损害程度越大。请标记最能反映你当前情况的选项，在框中打"√"，每个问题只能标记1个选项得分

（3）并发症情况评估：旨在通过既往病史、体征和有关检查了解老年人是否存在心血管疾病、骨质疏松、肺癌、感染、代谢综合征和糖尿病等。

3.用药情况评估　详细评估老年人的用药史，通过对既往和现在所用药物的服用记录、药物不良反应以及老年人对药物的了解程度等内容的评估建立用药记录。

4.行为方式评估　了解老年人是否存在吸烟、喝酒等不良生活习惯，锻炼行为、服药行为、睡眠情况 [必要时可运用睡眠状况自评量表（SRSS）进行测评，详见附表 9] 是否规律，为日常监护与观察、行为管理提供参考。

5.自我管理能力评估　慢性阻塞性肺疾病为终身疾病，漫长的病程容易使老年人产生焦虑、抑郁等心理反应。应详细评估老年人对慢性阻塞性肺疾病知识的了解程度及认知情况，有无焦虑、恐惧等心理变化，为制订针对性随访计划提供参考。

（1）心理状况评估：可运用焦虑抑郁量表检测心理状况，详见附表 6 和附表 7，必要时请专业人士进行评估。

（2）意识状况评估：可根据老年人意识清晰的程度、意识障碍的范围、意识障碍内容的不同而有不同的表现，具体参照意识状况评估表，详见附表 1。

（3）认知状态评估：通过询问老年人一些简单问题，具体参照简易精神状态检查量表（MMSE），详见附表 8，来评估老年人的认知能力情况。

（四）评估结果

通过护理评估，护士了解慢性阻塞性肺疾病患者的症状、药物应用与并发症情况，并进行照护分级和制订相应的照护方案（表 2-8-4）。

表 2-8-4　慢阻肺照护分级和照护方案

分值 ≤ 5
- 每日用药管理，指导有效咳嗽、咳痰，营养管理，戒烟指导，呼吸功能锻炼指导
- 每年 2 次慢性阻塞性肺疾病症状、体征、肺功能测定评估

5 ＜分值 ＜ 10
- 每年 1 次体检，测量心电图、肺功能、血常规检查
- 每日用药管理，指导有效咳嗽、咳痰，营养管理，戒烟指导，呼吸功能锻炼指导
- 每年 6 次慢性阻塞性肺疾病症状、体征
- 每 3 个月 1 次肺功能测定评估
- 每年 1 次体检，测量心电图、肺功能、血常规、血气分析检查

分值 ≥ 10
- 每日用药管理，指导有效咳嗽咳痰，营养管理，戒烟指导，呼吸功能锻炼指导
- 每 2 周慢性阻塞性肺疾病症状、体征
- 每 2 个月 1 次肺功能测定评估
- 出现难以控制的并发症情况，及时转院

四、日常管理

老年慢性阻塞性肺疾病日常管理旨在通过全面、连续和主动的管理，以达到延缓病程、

提升老年人舒适度和生活质量的目的。主要管理内容包括监控和保证老年人安全用药以及生活照护。

（一）安全用药

1. 慢性阻塞性肺疾病的治疗方案　药物治疗可以缓解慢阻肺症状，急性加重的频率和严重程度，改善健康状况和运动耐力。常用的药物包括口服药物和吸入药物。每一种治疗方法都需要个体化，因为不同患者之间症状严重程度、气流受限的情况以及急性加重的程度各不相同（表2-8-5）。

表2-8-5　口服药物种类及服药时间

药物种类	常用药物名称	服药时间	常见副作用
祛痰药	盐酸氨溴索	餐后服用	轻微的胃肠道反应如胃部不适、胃痛、腹泻等，偶见皮疹等过敏反应
抗氧化剂	羧甲斯坦	餐后服用	可见恶心、胃部不适、腹泻、轻度头痛及皮疹等

2. 吸入药物种类及使用注意事项　见表2-8-6。

表2-8-6　吸入药物种类及使用注意事项

药物种类	常用药物名称	使用频次	常见副作用	注意事项
支气管扩张药；β受体激动剂	沙丁胺醇气雾剂	按需使用	肌肉震颤，外周血管舒张，代偿性心率加速、头痛、不安、过敏反应	高血压，冠心病、糖尿病、甲状腺功能亢进等患者慎用
	福莫特罗	每日2次，每次1吸	头痛、震颤、嗳气，腹痛、颜面潮红、偶见皮疹	心功能紊乱，糖尿病，肝、肾功能不全患者慎用
抗胆碱药	异丙托溴铵气雾剂	每日2次，每次1吸	口干、头痛、鼻黏膜干燥、咳嗽、震颤	青光眼、前列腺增生患者慎用
	噻托溴铵气雾剂	每日1次，每次1吸	口干、便秘、假丝酵母菌（念珠菌）感染、鼻窦炎、咽炎	青光眼，前列腺增生患者慎用
联合制剂（激素）	布地奈德福莫特罗（信必可）	每日2次每次1~2吸	头痛、心悸、骨骼肌肉震颤口咽部假丝酵母菌感染，咽部轻度刺激、咳嗽和声嘶	使用后需漱口
	氟地卡松沙美特罗（舒利迭）	每日2次每次2吸	头痛、心悸，震颤、心律失常、关节痛、皮疹、声嘶、口咽部假丝酵母菌感染	使用后需漱口

3.常用吸入药物的种类及使用具体方法　常用吸入药物的种类包括压力定量气雾吸入器（MDI）、干粉吸入装置（包括蝶式吸入器、都保装置及准纳器）。

正确示范并指导老年人使用吸入药物，常用吸入药物的具体使用方法如下。

（1）压力定量气雾吸入器（MDI）：使用此种吸入装置的气雾剂有异丙托溴铵气雾剂、沙丁胺醇气雾剂等。指导老年人正确的使用方法如下（图 2-8-1）。

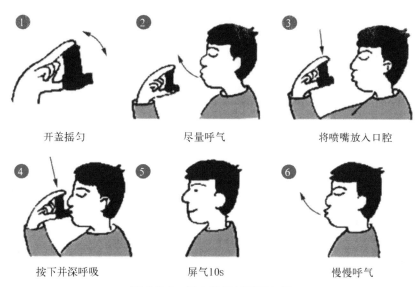

图 2-8-1　压力定量气雾吸入器

1）移去套口的盖，使用前轻摇贮药罐使之混匀。

2）头略后仰并缓慢地呼气，尽可能呼出肺内空气。

3）将吸入器吸口紧紧含在口中，并屏住呼吸，以示指和拇指紧按吸入器，使药物释出，并同时做与喷药同步的缓慢深吸气，最好大于 5s（有的装置带笛声，没有听到笛声则表示未将药物吸入）。

4）尽量屏住呼吸 5～10s。

5）将盖子套回喷口上。

6）用清水漱口，去除上咽部残留的药物。

（2）干粉吸入器

第一种：都保装置，如普米克都保、布地奈德福莫特罗（信必可）装置的使用方法。

1）旋松保护瓶盖并拔出，充分振摇，使其混匀。

2）握住瓶身，使旋柄在下方，垂直竖立。

3）将底座旋柄朝某一方向尽量拧到底，然后再转回到原来位置。当听到"咔嗒"声时，表明 1 次剂量的药粉已经装好。

4）先深呼（勿对喷嘴）。

5）后深吸（将喷嘴放在齿间，用双唇包住吸嘴）。

6）移开喷嘴，屏气 5s，然后缓缓呼气；用清水漱口（图 2-8-2）。

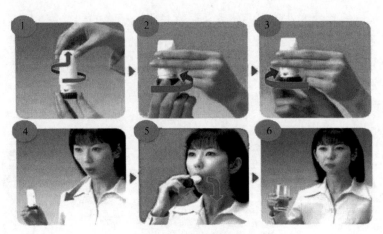

图 2-8-2　干粉吸入器

第二种：准纳器，如氟地卡松沙美特罗（舒利迭）的使用方法。

1）一手握住准纳器外壳，另一手拇指向外推动准纳器的滑动杆直至发出"咔嗒"声，表明准纳器已做好吸药的准备。

2）握住准纳器并使远离嘴，尽量呼气。

3）将吸嘴放入口中，深深地平稳地吸气，将药物吸入口中，屏气约10s。

4）拿出准纳器，缓慢恢复呼气，关闭准纳器（听到咔嗒声表示关闭）（图 2-8-3）。

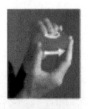

用一手握住外壳，另一手的大拇指放在拇指柄上，向外推动拇指直至完全打开

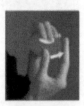

握住准纳器的吸嘴对着自己，向外推滑动杆直至发出"咔嗒"声，表明准纳器已做好吸药的准备

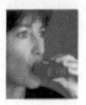

将吸嘴放入口中，从准纳器深深地平稳的吸入药物，切勿从鼻吸入，然后将准纳器从口中拿出，继续屏气约10s，关闭准纳器

图 2-8-3　准纳器

第三种：蝶式吸入器，如异丙托溴铵气雾剂的使用方法。

1）将药物转盘装入吸入器中，打开上盖至垂直部位（刺破胶囊）。

2）用口唇含住吸嘴用力深吸气。

3）屏气数秒。

4）重复上述动作 3 ～ 5 次，直至药粉吸尽为止。

5）完全拉开滑盘，再退回原位，此时选准盘转
至一个新囊泡备用（图 2-8-4）。

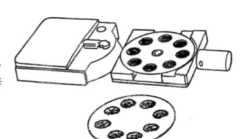

图 2-8-4　蝶式吸入器

（二）**生活照护**

1.护理人员示范有效咳嗽、咳痰的方法，指导
老年人有效咳嗽、咳痰。

（1）深呼吸法

1）老年人尽可能采用坐位。

2）先进行深而慢的腹式呼吸 5 ～ 6 次。

3）然后深吸气，屏气 3 ～ 5s。

4）继而缩唇，缓慢地经口将肺内气体呼出。

5）再深吸一口气屏气 3 ～ 5s。

6）身体前倾，从胸腔进行 2 ～ 3 次短促有力的咳嗽，咳嗽时同时收缩腹部，或用手
按压上腹部，帮助痰液咳出。

注意事项：

1）不宜在空腹、饱餐时进行，在饭后 1 ～ 2h 进行为宜，每日 2 次。

2）有效咳嗽时，可让老年人怀抱枕头。

（2）胸部叩击法

1）协助老年人侧卧位或取坐位。

2）护理人员两手手指弯曲并拢，使掌侧
呈杯状。

3）以手腕力量，从肺底自下而上、由外
向内、迅速而有节律地叩击胸壁。

4）叩击时发出一种空而深的拍击音则表
明叩击手法正确（图 2-8-5）。

5）叩击时避开乳房、心脏、骨突部位及
衣服拉链、纳扣等处。叩击力量应适中，宜在
餐后 2h 至餐前 30min 完成。

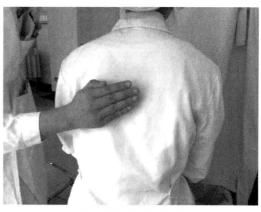

图 2-8-5　背部叩击法

2.饮食照护

（1）依据营养师制定的饮食指导协助老
年人进食。

（2）观察有无呛咳等情况。

3.起居照护

（1）居室阳光宜充足，避免刺激性气体的吸入。

（2）在严寒、大风等天气不可展开户外活动，尽量不去人口密度大的公共场所。

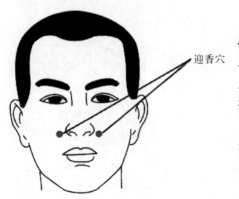

迎香穴

图 2-8-6　迎香穴

（3）指导患者按摩迎香穴（图 2-8-6）：用指尖点压按摩迎香穴，每日 1 次，1 次约 1min，按摩的力度是有一定的酸胀感，如果出现刺痛或疼痛到令人难以忍受，甚至大叫出来的情况，都是不正常的，按摩后喝 1 杯热开水，以预防感冒。

（4）适当进行耐寒锻炼，如冷水洗脸等，但要注意循序渐进。

五、中医护理

在慢阻肺的防治过程中，肺康复对于改善患者的临床症状，提高生存质量和运动耐力，减少并发症的发生有着重要作用。中医肺康复是以整体观和辨证论治为核心，结合现代康复技术理念，针对肺系疾病采用中医传统康复技术，如太极拳、八段锦、六字诀、五禽戏、易筋经、呼吸导引术、穴位贴敷等，以促进患者功能恢复的综合康复措施。

操作目的与作用：悬灸是采用点燃的艾条悬于选定的穴位或病痛部位之上，通过艾的温热和药力作用刺激穴位或病痛部位，解除或缓解患者喘息气短症状的一种操作方法。

穴位敷贴是通过药物敷贴到人体穴位，通过经络效应达到止咳平喘的作用。

六、专科护理

（一）戒烟

可采用简短戒烟干预流程指导老年人戒烟（图 2-8-7）。

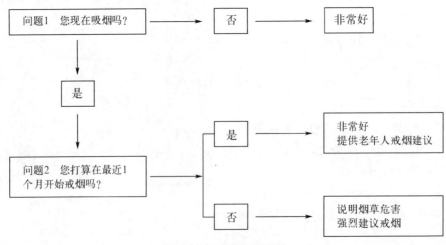

图 2-8-7　戒烟干预流程

戒烟建议包括：开始戒烟之前，患者最好能为可能遇到的困难提前做好准备，这样才能提高成功戒烟的机会。可选择以下内容进行指导。

（1）告诉家人、朋友或同事你正在准备戒烟。

（2）告诉他们你要从哪天开始戒烟。

（3）推迟吸第一支烟的时间，哪怕是 5 ～ 10min。

（4）扔掉所有烟草产品和吸烟工具。

（5）打扫你的生活场所，清除所有与吸烟有关的产品。

（6）减少在吸烟场所停留的时间。

（7）多结交已经成功戒烟的朋友。

（8）多吃新鲜水果。

（9）连续深呼吸。

（10）尽量保持双手有事可做。

对没有意愿戒烟的患者，说明烟草的危害。

（1）烟草烟雾至少含有 69 种致癌物。

（2）吸烟可导致多种疾病，如癌症、慢性病。

（3）二手烟可导致疾病。

（4）戒烟是降低吸烟危害的唯一办法，戒烟越早越好。

（二）呼吸功能锻炼

1. 缩唇呼吸

（1）患者闭嘴经鼻吸气。

（2）然后通过缩唇（吹口哨样）缓慢呼气，同时收缩腹部。

（3）吸气与呼气时间比为 1 ： 2 或 1 ： 3。每天 3 次，每次 5min。

2. 腹式呼吸

（1）患者可取立位、平卧位或半卧位，两手分别放于前胸部和上腹部。

（2）用鼻缓慢吸气，腹部凸出，手感到腹部向上抬起。

（3）呼气时经口呼出，手感到腹部下降。

（4）每天 2 次，每次 10 ～ 15min。

（三）氧疗

1.照护人员应告知老年人用氧的目的：纠正缺氧，维持重要器官的功能，以提高吸氧的依从性。

2.指导老年人采用鼻导管持续低流量吸氧，氧流 1 ～ 2L/min，照护人员嘱咐老年人勿随意调节氧流量，保持吸氧管道通畅，加强用氧过程中的观察，应避免吸入氧浓度过高而引起二氧化碳潴留。每天吸氧最好＞ 15h，特别是夜间睡眠时要持续吸氧。

3.条件允许者，应常规准备脉搏氧饱和度测量仪，可随时监测血氧情况。

4.氧疗应注意的事项

（1）卫生用氧，预防感染对吸氧的鼻导管应经常定时更换和清洗消毒，随时检查有无分泌物堵塞，并及时更换。吸氧所使用的鼻导管一般每天清洗一次。通常先用家庭用的清洁剂洗涤，再用清水洗干净后晾干。

氧气湿化瓶每日用清水清洗，湿化瓶冷开水一般每天更换一次。鼻导管和湿化瓶每周更换一次。

（2）安全用氧远离火源、高温，搬运时要轻拿轻放，防止爆炸；简而言之，就是要做到"四防"，即防震、防火、防热、防油。应熟悉氧疗装置的正确、安全使用。

七、应急与处理

应急与处理见表2-8-7。

表2-8-7　应急与处理

异常情况	处理措施	随访
发热	遵医嘱使用退热剂	紧急处理后转诊，并2周后随访
说话困难，呼吸困难、嘴唇或指甲颜色变灰或变蓝	取半卧位，气雾剂吸入使用，3～4次/天，鼻导管吸氧	
痰量增多，痰色变黄	遵医嘱口服抗生素，如头孢替尼、左氧氟沙星，口服化痰药	

八、养老护理服务建议

慢性阻塞性肺疾病老年人服务建议见表2-8-8。

表2-8-8　慢性阻塞性肺疾病老年人服务建议

评估等级	□ 分值≤5	□ 5＜分值≤10	□ 分值＞10
服务项目	服务内容	服务类型	服务频次
合理用药	遵医嘱给口服药物或吸入用药；指导老年人自行服药；防止药物不良反应发生	□ 自行服药 □ 护士给药	□ 每日
气道管理	指导老年人深呼吸、协助胸部叩击的有效咳嗽咳痰的护理	□ 自行咳痰 □ 护士协助	□ 每日2次
戒烟管理	给予老年人戒烟建议，告知老年人戒烟危害	□ 自行主动戒烟 □ 护士督促戒烟	□ 每周做好戒烟宣教 □ 护理员每日观察老年人是否吸烟
呼吸功能锻炼管理	指导老年人缩唇呼吸、腹式呼吸的正确方法	□ 主动练习 □ 护士协助指导	□ 每日2次
营养管理	了解老年人进行情况，有无呛咳等情况发生	□ 自行进食 □ 辅助进食 □ 鼻饲	□ 每日指导 □ 护理员每日观察老年人是否吸烟
氧疗管理	指导老年人正确的吸氧方式及观察氧疗情况	□ 可自理 □ 护理员协助	□ 每日2次鼻导管护理 □ 每日观察用氧安全
健康教育	评估老年人认知情况，提升慢性阻塞性肺疾病管理能力	□ 认知功能正常 □ 认知能力下降	□ 每个月进行健康教育指导

第九节　高　血　压

一、流行病学

高血压是一种高患病率、高并发症、高致残率的疾病，而且可引起严重的心、脑、肾的并发症。2015 年中国心血管病报告：2002 年 15 岁及以上人群高血压患病率为 15.5%，2012 年 18 岁及以上居民高血压患病率为 25.2%，根据 2010 年第六次全国人口普查数据显示该病患病人数为 2.7 亿。严重威胁着人们的健康和生活质量。高血压为老年慢性病发病率的首位，是引发脑卒中、心肌梗死和心力衰竭的重要危险因素。随着人口老龄化速度加快，可以预计发病率将显著增加。根据国务院办公厅发布《社会养老服务体系建设规划（2011—2015）》，90% 老年人居家养老、7% 社区养老、3% 机构养老。而 3% 进入机构养老的老年人大多是因为高血压并发脑血管意外后遗症多年，家人照料困难而送入养老院。

目前我国很多实行医养分离，单纯的机构养老存在自身发展不成熟、建设尚未完善等缺陷，特别是受经济条件、地理位置影响的地区。随着人口老龄化的加剧，对养老院等机构养老提出新的挑战，而养老院护士在应对新挑战的工作中承担着重要任务。但是，目前国内缺少一套针对养老院护士的高血压中西医结合护理标准来指导其护理工作。因此，目前急需构建一套科学可行并适合我国养老院护士采用的《高血压养老院中西医护理标准》，为在养老院实践提供理论依据，从而实现养老院护理的系统化、规范化。

二、疾病相关知识

（一）定义

高血压是指以体循环动脉血压［收缩压和（或）舒张压］增高为主要特征（收缩压 ≥ 140mmHg，舒张压 ≥ 90mmHg），可伴有心、脑、肾等器官的功能或器质性损害的临床综合征。高血压是最常见的慢性病，也是心脑血管病最主要的危险因素。

老年人是指年龄超过 65 岁的人群，我国老年人群高血压患病率高达 49%。早期人们认为老年高血压是血压随年龄增长而升高的生理现象，不必治疗。但长期研究表明，老年高血压是危害老年人生存和生活质量的重要因素，积极治疗可明显降低脑卒中等重要心血管事件危险性。无论年龄大小，都应该在医师的指导下控制血压，使之降至正常范围。

（二）发病机制

老年高血压发病机制目前尚未完全阐明。普遍认为随着年龄的增长，主动脉壁内膜和中层变厚，中层弹性纤维断裂和减少，胶原、脂质和钙盐的沉积，未分化的血管平滑肌细胞（VSMC）移行穿过弹力层进行增殖，结缔组织生成增加，这些结构变化可导致动脉管腔变窄、硬度增加、大动脉弹性减低和自身顺应性降低、弹性扩张能力下降，血管压力得不到缓冲而明显升高。而在单纯性收缩压升高（ISH）的老年患者中由于主动脉弹性回缩降低又进一步造成舒张压下降，从而形成了 ISH。除了主动脉结构（大血管）的改变外，内皮细胞功能紊乱、神经体液因子的变化、血流动力学的改变、环境和遗传因素等综合作用在老年高血压的发生、发展中起了重要的作用。

（三）临床表现

一部分患者是从老年前期的舒张期高血压演进而来，表现为收缩压和舒张压均升高。50% 以上患者是单纯性收缩期高血压，是以收缩压增高和脉压增大为特点的一种特殊类型高血压。高血压具有较高的致死、致残率，已成为人们研究的热点。

1.单纯收缩期高血压由于动脉硬化、动脉壁的弹性和伸展性降低、收缩期的弹性膨胀和舒张期的弹性回缩幅度减弱、缓冲能力降低，导致收缩压升高、舒张压降低、脉压增大。所以老年人通常患有单纯收缩期高血压。

2.血压波动大，血压昼夜波动的节律异常，对心、脑、肾等靶器官的损害大；易受环境改变的影响而产生应激反应，使诊室血压大大高于自测血压；易发生晨峰血压增高，即起床后 2h 内的收缩压平均值大于夜间睡眠时的收缩压最低值（包括最低值在内 1h 的平均值）为晨峰血压增高。建议测量 24h 动态血压，以便明确血压波动情况，调整用药方案；提倡家庭自测血压。

3.易发生直立性低血压和餐后低血压。

4.老年人味觉灵敏度下降，通常吃菜很咸。而肾脏对水盐调节能力下降，血压对盐更敏感。摄入盐过多会使血压升高，降压药疗效降低，血压难以控制。

5.常合并其他心血管危险因素，更容易发生靶器官损害和心血管疾病；因多种疾病并存而用药种数多，易发生药物之间的相互作用，易致药物不良反应（表 2-9-1）。

表 2-9-1　高血压临床表现

分型	缓进型高血压	急进型高血压
诱发因素	劳累、精神紧张，情绪波动	多由缓进型高血压恶化而来
临床表现	头痛、头晕、气急、心悸、耳鸣，血压明显而持续性地升高，则可出现脑、心、肾、眼底等器质性损害和功能障碍，并出现相应的临床表现。P2 亢进、主动脉瓣区 SM 杂音，后期表现常与脏器功能不全及并发症有关	其表现基本上与缓进型高血压病相似，但症状如头痛等明显，病情严重、发展迅速、视网膜病变和肾功能很快衰竭等特点。血压显著升高，舒张压多持续在 17.3 ～ 18.7kPa（130 ～ 140mmHg）或更高。出现严重的脑、心、肾损害，发生脑血管意外、心力衰竭和尿毒症。并常有视物模糊或失明，视网膜可发生出血、渗出物及视盘水肿
并发症	心脏疾病：心绞痛、心肌梗死、心力衰竭	
	脑血管疾病：脑出血、缺血性脑卒中，短暂性脑缺血发作	
	肾脏疾病：肾动脉粥样硬化、蛋白尿、肾功能损害	
	血管疾病：主动脉夹层、周围动脉疾病	
	高血压视网膜严重病变：出血或渗出，视盘水肿	
治疗措施	药物治疗，改善生活行为	

（四）高血压分级

高血压分级见表 2-9-2。

表 2-9-2 高血压分级

级别	收缩压（mmHg）	/	舒张压（mmHg）
正常血压	< 120	和	< 80
正常高值	120 ~ 139	和（或）	80 ~ 89
高血压	≥ 140	和（或）	≥ 90
1 级高血压（轻度）	140 ~ 159	和（或）	90 ~ 99
2 级高血压（中度）	160 ~ 179	和（或）	100 ~ 109
3 级高血压（重度）	≥ 180	和（或）	≥ 110
单纯收缩期高血压	≥ 140	和	< 90

（五）高血压危险度分层

高血压危险度分层见表 2-9-3。

表 2-9-3 高血压危险度分层

其他危险因素，靶器官损害和疾病史	高血压		
	1 级高血压	2 级高血压	3 级高血压
	收缩压 140 ~ 159mmHg	收缩压 160 ~ 179mmHg	收缩压 ≥ 180mmHg
	或舒张压 90 ~ 99mmHg	或舒张压 100 ~ 109mmHg	或舒张压 ≥ 110mmHg
Ⅰ：无其他危险因素	低危	中危	高危
Ⅱ：1 ~ 2 个其他危险因素	中危	中危	很高危
Ⅲ：≥ 3 个其他危险因素或靶器官损害	高危	高危	很高危
临床并发症或合并糖尿病	很高危	很高危	很高危

三、入院评估

（一）评估意义

入住养老院的高血压病老年人多为慢性病程，对其进行护理评估有助于护理人员了解老年人的整体情况，预知老年人可能存在的高血压风险，制订个性化的老年人护理方案，同时为老年人的生活照护、运动辅助和营养摄取提供参考。

（二）评估项目

老年高血压病入院评估内容详见表2-9-4。

表 2-9-4　老年高血压病入院评估内容

姓名：_____　　　　性别：□男　　□女　　　年龄：_____岁

评估项目		评估内容	
		1分	0分
基本情况	家族史	□有	□无
症状与并发症	症状	□头痛头晕　□恶心呕吐　□眼花耳鸣 □呼吸困难　□心悸胸闷　□鼻出血 □下肢水肿　□四肢发麻　□心前区疼痛	□无
	并发症	□冠心病　□高血脂　□糖尿病 □脑梗死　□肾病　□其他	□无
体格检查	血压值（mmHg）		
	身高（cm）		
	体重（kg）		
	BMI		
	心率（次/分）		
用药情况	药物种类	□利尿药　□β受体阻滞剂　□钙通道阻滞剂 □血管紧张素转化酶抑制剂（ACEI） □血管紧张素Ⅱ受体阻滞剂（ARB）　□其他	
	药物名称	1.　　　2.　　　3.	
行为方式	不良习惯	□吸烟　□饮酒	□无
	睡眠情况	□较差	□一般　□良好
	锻炼方式	□无	□散步 □太极拳 □八段锦 □其他 周锻炼次数 □1次或2次 □3次或4次 □5次或6次
	饮食情况	□荤食为主　□素食为主 □嗜盐　□嗜油　□嗜糖	□均衡
	服药行为	□不规律，时有漏服　□不服药	□遵医嘱

续表

评估项目		评估内容	
		1分	0分
自我管理能力	心理状况	□ 焦虑　□ 抑郁　□ 烦躁　□ 恐惧	□ 正常
	意识状态	□ 意识模糊　□ 嗜睡　□ 昏睡　□ 昏迷　□ 谵妄	□ 清醒
	认知状况	□ 重度障碍　□ 中度障碍　□ 轻度障碍	□ 正常
评估结果		分值	
评估者签名			

（三）评估方法和注意事项

1.老年高血压基本情况评估　通过询问老年人及其家属和查看相关病历资料了解老年人高血压家族史。

2.症状与并发症评估

（1）头痛头晕：头痛指枕、顶、颞部疼痛，常伴有搏动性；头晕指感到天旋地转或自身转。

（2）恶心呕吐：恶心指表现为胃部不适和胀满感；呕吐指胃或部分小肠内容物通过食管逆流经口腔排出体外的现象。

（3）眼花耳鸣：头脑昏晕，眼睛发花。指在无任何外界相应的声源或电刺激时耳内或头部所产生的声音的主观感觉，即主观性耳鸣，简称耳鸣。

（4）呼吸困难：感到空气不足、呼吸费力；客观表现为呼吸用力，并伴有呼吸频率、深度与节律异常。重者出现端坐呼吸、鼻翼扇动和发绀。

（5）心悸胸闷：自觉心脏跳动的不适感。心悸时心脏搏动可增强、心率可快可慢，心律可规则或不规则。

（6）鼻出血：即鼻衄，多为单侧，少数情况下可出现双侧鼻出血。

（7）下肢水肿：主要表现为下肢肿胀，开始于足踝部，以后涉及整个下肢。形成柔软凹陷性水肿，皮肤尚正常。

（8）四肢发麻：由于末梢血液流通不畅所致，手、足局部供血不足而出现发麻的现象。

（9）心前区疼痛：指位于前胸和左侧乳房部位的疼痛。

（10）合并症情况评估：旨在通过询问老年人及其家属既往病史、体征和查看相关检查了解老年人是否存在冠心病、高血脂、糖尿病、脑梗死、肾病等。

3.血压的评估　选择符合标准的水银柱式血压计或符合国际标准［欧洲高血压学会（ESH）、英国高血压学会（BHS）和美国仪器协会（AAMI）］及中国高血压联盟（CHL）认证的电子血压计进行测量。一般不提倡使用腕式或手指式电子血压计。按照规范的方法测得血压。

4.身高体重　测量身高时赤足，背向立柱站立在身高计的底板上，躯干自然挺直，头部正直，两眼平视前方（耳屏上缘与眼眶下缘最低点呈水平位）。上肢自然下垂，两腿伸直。两足跟并拢，足尖分开约60°，足跟跟骨部及两肩胛间与立柱相接触，成"三点一线"站立姿势。测量体重时穿短衣裤、赤足，自然站立在体重计踏板的中央，保持身体平稳。

5.体质指数（BMI）　判定结果见表2-3-5。

6. **心率**   心脏跳动的频率称为心率（次／分），除了房颤等心律失常外，一般脉搏等于心率。在浅表、靠近骨骼处的脉搏波最强的血管处，用手指在体外就能感应到脉搏波。正常成人 60 ～ 100 次／分。一般来说，老年人心率比年轻人慢。

7. **用药情况评估**   详细评估老年人的用药史，通过对既往和现在所用药物的服用记录、药物不良反应以及老年人对药物的了解程度等内容的评估建立用药记录。

8. **行为方式评估**   了解老年人是否存在吸烟、喝酒等不良生活习惯，锻炼行为、服药行为、睡眠情况 [必要时可运用睡眠状况自评量表 (SRSS) 进行测评,详见附表 9] 是否规律，为日常监护与观察、行为管理提供参考。

9. **自我管理能力评估**   高血压为慢性病，漫长的病程和服药等容易使老年人产生焦虑、抑郁等心理反应，对养老院的照护管理不能有效地应对，依从性较差。应详细评估老年人对高血压疾病知识的了解程度及认知情况，有无焦虑、恐惧等心理变化，为制订针对性的服务计划提供参考。

（1）心理状况评估：可运用焦虑抑郁量表检测心理状况，详见附表 6 和附表 7，必要时请专业人士进行评估。

（2）意识状况评估：可根据老年人意识清晰的程度、意识障碍的范围、意识障碍内容的不同而有不同的表现，具体参照意识状况评估表，详见附表 1。

（3）认知状态评估：通过询问老年人一些简单问题，具体参照简易智力状态检查量表（MMSE）（附表 8）来评估老年人的认知能力情况。

（四）评估结果

通过护理评估，护士了解高血压病老年人的血压情况、药物应用与并发症情况，并进行照护分级和制订相应的照护方案。

分值≤ 5

- 每日血压监测 1 次或 2 次，用药管理，饮食护理与运动管理。
- 每周 1 次体重测量。
- 每年 2 次心血管疾病检查、血脂、血糖，尿微量白蛋白、血肌酐等肾功能检查。
- 每年 1 次体检，测尿常规、视网膜检查、心电图、超声心动图检查。
- 出现难以控制的高血压、昏迷等高血压急症情况，及时转院。

分值≥ 6

- 每日血压监测 3 次，用药管理，饮食护理与运动管理。
- 每周 1 次体重测量。
- 每年 4 次心血管疾病检查、血脂、血糖，尿微量白蛋白、血肌酐等肾功能检查。
- 每年 1 次体检，测尿常规、视网膜检查、心电图、超声心动图检查。
- 出现难以控制的高血压、昏迷等高血压急症情况，及时转院。

四、日常管理

（一）监控与观察

1. **监测血压频率**   低危患者每日测量血压 1 次或 2 次，中危患者每日测量血压 3 次

（每 8 小时 1 次），高危及很高危患者每 2 小时测量血压 1 次。如测出血压过高（收缩压＞200mmHg）、过低（舒张压＜60mmHg），升降幅度过大（＞40mmHg），立即告知医师。

2.遵医嘱用药　注意药物的疗效、不良反应及用药安全。使用降压药后应定时测量血压以判断疗效，观察药物不良反应，避免急性低血压反应。

（1）使用噻嗪类利尿剂如氢氯噻嗪（双氢克尿噻）等，应注意检测血钾浓度，酌情补钾。

（2）使用 β 受体阻滞剂如普萘洛尔（心得安）、美托洛尔、比索洛尔等应观察其抑制心肌收缩力、心动过缓、房室传导阻滞、掩盖低血糖症状（心悸）、血脂升高等不良反应。

（3）使用 α 受体阻滞剂如哌唑嗪等应防止直立性低血压。

（4）使用钙拮抗剂如硝苯地平、氨氯地平、拉西地平应观察有无头痛、头晕、面部潮红、胫前和踝部等外周水肿、反射性心动过速等;使用地尔硫草（合贝爽）应观察有无心动过缓、房室传导阻滞等。

（5）使用血管紧张素转化酶抑制剂（ACEI）如卡托普利、福辛普利等时应观察有无头晕、乏力、咳嗽、肾功能损害等。

（6）合理用药：每日按医嘱按时按量服用药物，不得自行增量或减量；服药后需每日定期测量血压，一般药物至少需要服用 3 周后才能达到最佳效果，所以血压在短时间虽然没有恢复正常，也不要加药或换另一种降压药，而是观察 3 周后，血压不正常，再调整降压药。除非是高血压急症，一般不要在短时间内调换降压药物，坚持用足疗程。

3.观察症状　如发现血压急剧升高，并伴有剧烈头痛、恶心、呕吐、颜面潮红、视物模糊、心悸、气促、失语偏瘫等，应立即通知医师，同时备好降压药物及采取相应的护理措施。

（二）合理用药

高血压安全用药见表 2-9-5。

表 2-9-5　高血压安全用药

药物种类	常见药物	常见不良反应
利尿剂	氢氯噻嗪片 呋塞米片	易导致糖耐量降低，血糖升高，高尿酸血症，低钾痛风患者禁用，糖尿病患者慎用
钙拮抗剂	硝苯地平(心痛定)	没有明显的绝对禁忌证
β 受体阻滞剂	普萘洛尔(心得安)	能减少胰岛素分泌、干扰糖代谢，支气管收缩、心脏过度抑制和反跳现象，支气管哮喘患者禁用，心功能不全、糖尿病患者不宜用
血管紧张素转化酶抑制剂（ACEI）	卡托普利(开博通)	不良反应有干咳、血管神经性水肿等，不宜用于高血钾、肾功能不全、肾动脉狭窄，妊娠等患者
血管紧张素Ⅱ受体拮抗剂（ARB）	氯沙坦（科素亚）	妊娠、高血钾、双侧肾动脉狭窄等患者不宜用

（三）生活照护指导

1.饮食照护

（1）饮食以低盐、低脂肪为原则。建议每人每日食盐量不超过 5g。减少膳食脂肪，补充适量优质蛋白质，减少含脂肪高的猪肉，少吃动物内脏，增加含蛋白质较高而脂肪少的禽类和鱼类。限制饮酒。

（2）防止便秘，必要时给予润滑剂或轻泻剂。

2. 心理照护及日常活动

（1）根据患者不同的性格特点给予指导，训练自我控制能力，避免各种导致精神紧张的因素。保持平静的心境，避免情绪激动及过度紧张、焦虑。

（2）避免劳累，保证充足的睡眠。

（3）根据血压情况合理安排休息和活动，制订一个有计划的适度运动量，如每天早晨散步、打太极拳等，使身心得到良好休息。

五、中医护理

目前中医药治疗高血压尚缺乏高质量的临床研究证据。

六、专科护理

（一）良好的生活习惯

老年人高血压一般血压波动性大，这是因为老年人压力感受器调节血压的敏感性降低，易受内外环境、季节、情绪、体位等因素的影响而导致血压突然升高，然后又很快下降，波动性很大。另外，老年高血压患者常因从卧位起立时出现头晕、眼花，甚至晕厥，这是由于直立性低血压所致，其发生原因是由于老年人的主动脉弓和颈动脉窦的反应性随年龄增长而降低，而使体位变化或服药后应有的代偿性心率增快和反射性血管收缩能力减弱所造成。因此，老年人应按时就寝，缓慢起床，早晨醒来不要急于起床，可在床上先活动一下四肢、头颈，然后慢慢坐起再下床活动，这样血压不会有太大波动，以免引起直立性低血压；避免用过热的水洗澡或蒸汽浴，防止血管扩张导致晕厥。冬天外出注意保暖以防寒冷使血管收缩。

（二）心理疏导

老年人疾病一般呈现出长病程特点，需要长时间用药治疗，部分老年人会存在焦虑、抑郁等不良情绪，要积极鼓励患者，提升老年人对疾病控制治疗的信心，必要情况下可以提供优秀的治疗案例来提升老年人对疾病控制恢复的信心。要做好护患沟通，多了解老年人的心里想法，而后做针对性的心理疏导。避免情绪激动、紧张等，保持健康的心理状态。护理人员要了解老年患者的性格特征及有关社会心理因素进行心理疏导，对待老年人应耐心、亲切、和蔼、周到。

（三）环境管理

要为患者提供舒适的环境，从而有效提升患者的生理与心理舒适感。确保床单、被褥的清洁，控制好室内温度与湿度，湿度控制在 50% ～ 60%，温度控制在 23 ～ 25℃，保持柔和充分的光线，每天 2 次定时通风半小时以上，保证空气新鲜流通。保持病房更舒适的环境，避免环境嘈杂。保持舒适体位，依据患者需求提供适宜的床高与软硬设置，让其有舒适的坐位、卧位感受。

（四）放松和音乐疗法

良好的情绪可有效控制血压状态，负面情绪对疾病恢复不利，所以应提升老年人自觉控制不良情绪的能力与意识。可以通过看电视、读书看报等多种方式转移患者注意力，也可以采用放松训练、音乐疗法等方式来提升患者治疗舒适感，让患者保持心理层面的舒适感。音乐诱导可产生松弛反应，在听音乐时感觉身心放松，呼吸均匀，有利于患者在治疗期间保持心态平和，情绪稳定。老年人可以选择收听自己喜爱的民谣和时代歌曲等，但所播放的音乐应舒缓，音量不要过大。

七、应急与处理

高血压危象是各种原因引起的血压突然升高，病情急剧变化并危及患者生命的急症，密切观察病情变化，若患者出现血压急剧升高，剧烈头痛、恶心、呕吐、烦躁不安、视物模糊、眩晕、惊厥、昏迷等症状时，立即报告医师。其救治原则为尽快降低血压，缓解症状，控制并发症，送上级医院救治。

八、养老护理服务建议

高血压老年人服务建议见表 2-9-6。

表 2-9-6 高血压老年人服务建议

服务项目	需要提供	服务程度及频次
血压测量	□是□否	□1次/日　　□2次/日　　□3次/日
体重测量	□是□否	□1次/周　　□其他
心血管疾病检查	□是□否	□2次/年　　□4次/年
体检	□是□否	□1次/年　　□其他
用药	□是□否	□保管药品　　□发放药品　　□帮助服药
送餐	□是□否	□每日（　　）次
进食	□是□否	□喂食　　□饮水　　□切碎及搅拌
修饰及洗浴	□是□否	□部分帮助　　□完全帮助
穿（脱）衣	□是□否	□部分帮助　　□完全帮助
如厕及排泄	□是□否	□扶助　　□协助使用便器　　□更换尿布　　□软化大便
移动	□是□否	□协助：站立　　□行走　　□上下楼　　□使用步行器
压疮护理	□是□否	□定时翻身　　□清洁皮肤
物品整理	□是□否	□每月（　　）次
洗涤	□是□否	□衣物　　□被褥 每月　　次□尿布

服务项目	需要提供	服务程度及频次
打扫房间	□是 □否	□每周（　　）次
陪诊	□是 □否	□陪同就诊　□帮助配药　□转院
	□是 □否	□每周（　　）次
其他服务		

第十节　高脂血症

一、流行病学

高脂血症是当今临床常见病。长期以来，我国人群血脂平均水平低于发达国家，但近30年来由于生活水平的提高、生活方式改变等因素的影响，血脂异常患病率明显增加。《中国成人血脂异常防治指南》（2016年修订版）指出2012年全国调查结果显示，成人血清总胆固醇（total cholesterol，TC）平均为4.5mmol/L，高胆固醇血症的患病率为4.9%；三酰甘油（triglyceride，TG）平均为1.38mmol/L，高胆固醇血症的患病率为13.1%；高密度脂蛋白胆固醇（high-density lipoprotein cholesterol，HDL-C）平均为1.19mmol/L，低高密度脂蛋白胆固醇血症的患病率为33.9%。中国成人血脂异常总患病率高达40.40%，较2002年呈大幅度上升。人群血清胆固醇水平的升高将导致2010—2030年我国心血管病事件约增加920万。

高脂血症不但患者多，同时危害也较大。高脂血症患者人群患动脉粥样硬化、高血压、糖尿病的概率较正常人群大大提高，是正常人群的15倍左右。高脂血症患者因血液脂质含量高，血液黏稠，十分有利于血栓形成，因而对患者健康造成了巨大威胁。研究证明，中医护理干预在高脂血症的防治与生活质量提高方面有积极意义，临床研究及生活质量评价，可以作为高血脂患者积极准确的治疗及护理的重要手段。

制定一整套基于健康管理和循证护理先进理念、符合养老院且能够突出中医护理特色和可行性的高脂血症护理标准，将老年人血脂控制在理想水平，避免或减轻并发症的发生与发展，提升糖尿病老年人的生存周期与生活质量，成为评价护理工作和护理质量等方面的重要指标。

二、疾病相关知识

血脂异常通常指血清中胆固醇和（或）三酰甘油水平升高，俗称高脂血症。实际上血脂异常也泛指包括低 HDL-C 血症在内的各种血脂异常（表 2-10-1）。

表 2-10-1　疾病相关知识

分型	高胆固醇血症；高三酰甘油血症；混合型高脂血症；低 HDL-C 血症
发病因素或诱发因素	□ 膳食不合理，如高热量、高脂肪和高糖类、高盐饮食，过度饮酒等是主要行为危险因素 □ 运动量少，不良习惯，A 型性格，精神紧张，长期吸烟者是易患人群 □ 高血压，早发冠心病家族史，男性＞ 45 岁、女性＞ 55 岁，糖尿病；经规范化治疗后康复期的干预对象
典型临床表现（分期）	□ 晨起头晕，不清醒，思维迟钝、颈部僵直感 □ 午餐后犯困，精神差 □ 蹲着干活气喘 □ 阵发性视物模糊 □ 腹痛，生命体征变化
并发症	□ 动脉粥样硬化　　□ 高血压 □ 心脑血管疾病　　□ 糖尿病 □ 胆结石　　　　　□ 胰腺炎 □ 肝炎　　　　　　□ 老年痴呆
常见治疗（处理）措施	□ 严密监测血压、心率、心律、血糖等动态变化情况，有变化及时转诊就医 □ 加强对伴有动脉硬化、高血压、冠心病或糖尿病并发症患者的监测

三、入院评估

老年高脂血症入院评估是在对其相关因素进行问询的基础上，提高对老年人全身情况的了解，以制订个性化高脂血症管理方案和养老服务内容。

（一）评估意义

入住养老院的高脂血症老年人有许多是在原发疾病或者长期不良生活方式基础上引发的，对其进行护理评估有助于护理人员了解老年人的整体情况，预知老年人可能存在的风险因素和护理难点，制订个性化的老年人护理方案，同时为老年人的日常起居、饮食运动和用药观察等提供参考。

血脂检查的重点对象为：①有动脉粥样硬化性心血管疾病（ASCVD）病史者。②存在多项 ASCVD 危险因素（如高血压、糖尿病、肥胖、吸烟）的人群。③有早发性心血管病家族史者（指男性一级直系亲属在 55 岁前或女性一级直系亲属在 65 岁前患缺血性心血管病），或有家族性高脂血症患者。④皮肤或肌腱黄色瘤及跟腱增厚者。

（二）评估项目

老年高脂血症入院评估项目见表 2-10-2。

表 2-10-2　老年高脂血症入院评估项目

姓名_____	性别：□男　　□女　年龄_____岁	编号：□□-□□□□□□

体检日期		责任医师/护士	

内容	检 查 项 目			
症状	1. 头痛；2. 头晕；3. 心悸；4. 胸闷；5. 胸痛；6. 慢性咳嗽；7. 咳痰；8. 呼吸困难； 9. 多饮；10. 多尿；11. 体重下降；12. 乏力；13. 关节肿痛；14. 视物模糊；15. 四肢麻木； 16. 消瘦；17. 尿痛；18. 便秘；19. 腹泻；20. 恶心呕吐；21. 眼花；22. 耳鸣；23. 发热； 24. 鼻出血；25. 水肿；26. 多食；27. 腹痛；28. 其他			

内容		检 查 项 目			
一般状况	体温	℃	脉搏	次/分	
	呼吸	次/分 右侧	血压	左侧　　/　　mmHg 右侧　　/　　mmHg	
	身高	cm	体重	kg	
	腰围	cm	BMI		
	Barthel 评分	总分			
	抑郁自评	总分			
	焦虑自评	评分			
	简易精神状态 量表（MMSE）	评分			
辅助检查	血脂　mmol/L	CHO　　　TG　　　LDL-C　　　　HDL-C			
	血糖	mmol/L（空腹□/随机□）			
	肝功能	ALT____U/L；AST____U/L；ALB____g/L TBIL____μmol/L；DBIL____μmol/L			
	肾功能	Scr____μmol/L；BUN____mmol/L；UA____μmol/L			
	B超	肝、胆、胰、脾 双肾、膀胱 前列腺/子宫附件			
	其他				
特殊人群检查	高血压	血压波动 6：00　　　12：00　　　17：00　　　21：00			
		血生化 K⁺　　　　　　Na⁺			
		眼部情况	眼部病变 □ 左眼视力下降　□ 右眼视力下降　□ 以上都无 视网膜动脉变化 □ Ⅰ级（痉挛）　□ Ⅱ级（硬化）　□ Ⅲ级（硬化合并病变） □ Ⅳ级（Ⅱ级眼底改变加视盘水肿）		

续表

体检日期				责任医师 / 护士		
内容			检　查　项　目			
特殊人群检查	糖尿病	足背动脉搏动	足背动脉搏动 □未触及　□双侧对称　□左侧减弱　□右侧减弱 足部感觉　左足感觉　□减弱　□消失　□正常 　　　　　右足感觉　□减弱　□消失　□正常 　　　　　左足振动觉　□减弱　□消失　□正常 　　　　　右足振动觉　□减弱　□消失　□正常 □以上都无			
		糖化血红蛋白	%			
	其他 1					
	其他 2					
	其他 3					
生活行为习惯	体育锻炼	锻炼频率	□每天　□5 ~ 6 天 / 周　□3 ~ 4 天 / 周 □少于 1 天 / 月　□1 ~ 3 天 / 月　□1 ~ 2 天 / 周			
		每次锻炼时间	分钟	坚持锻炼时间		年
		锻炼方式	□快步走　□登山　□跑步　□其他			
	饮食习惯		□荤素均衡　□荤食为主　□素食为主　□嗜盐　□嗜油　□嗜糖 □其他			
	吸烟史	是否吸烟	□是的，每天吸　□是的，但不是每天吸　□过去吸，现在不吸 □从不吸			
		开始吸烟时间	岁	戒烟时间		岁
		吸烟量	平均每日吸烟　支	以往平均每日吸烟　支		
		饮酒频率	□每天 5 ~ 6 天 / 周　□3 ~ 4 天 / 周　□1 ~ 2 天 / 周 □1 ~ 3 天 / 月　□少于 1 天 / 月			
		主要饮酒品种	□白酒（≥ 42 度）　□白酒（< 42 度）　□啤酒　□黄酒、糯米 酒　□葡萄酒　□其他			
		饮酒量	平均每次饮____酒____ml（瓶）			
		开始饮酒时间	____岁			
		是否戒酒	□未戒酒　□已戒酒，戒酒时____岁			
		以往饮酒	每月____次，平均每次饮____酒____ml（瓶）			
		以往常饮酒类	□白酒（≥ 42 度）　□白酒（< 42 度）　□啤酒　□黄酒、糯米 酒　□葡萄酒　□其他			

续表

内容		检 查 项 目
现有健康问题	脑血管疾病	□ 缺血性脑卒中　□ 脑出血　□ 蛛网膜下腔出血　□ 短暂性脑缺血发作　□ 其他
	心脏疾病	□ 心肌梗死　□ 心绞痛　□ 冠状动脉血运重建　□ 充血性心力衰竭　□ 心前区疼痛　□ 其他
	血管疾病	□ 夹层动脉瘤　□ 动脉闭塞性疾病　□ 其他
	消化系统疾病	□ 胃十二指肠溃疡　□ 反流性食管炎　□ 慢性胃炎　□ 溃疡性结肠炎　□ 肝炎　□ 胆囊炎　□ 胆石症　□ 脂肪肝　□ 高脂血症　□ 痔　□ 其他
	呼吸系统疾病	□ COPD　□ 肺炎　□ 支气管炎　□ 支气管哮喘　□ 肺结核　□ 其他
	肾脏疾病	□ 糖尿病肾病　□ 肾衰竭　□ 急性肾炎　□ 慢性肾炎　□ 泌尿系统结石　□ 其他
	眼部疾病	□ 屈光不正　□ 结膜炎　□ 白内障　□ 青光眼　□ 视网膜动脉硬化　□ 黄斑部变性　□ 其他
	神经系统	□ 无　□ 有
	其他疾病	□　　　□　　　□　　　□

住院治疗情况	住院史	入 / 出院时间	原因	医疗机构名称	病案号
		/			
		/			
	家庭病床史	建 / 撤床时间	原因	医疗机构名称	病案号
		/			
		/			

用药情况	服药依从性：　□ 规律服药　□ 间断服药　□ 不服药	
	药物 1	用法：每次____mg（片）　每天____次
	药物 2	用法：每次____mg（片）　每天____次
	药物 3	用法：每次____mg（片）　每天____次
	药物 4	用法：每次____mg（片）　每天____次
	药物 5	用法

自我管理	心理状况	□ 正常　□ 异常
	意识状况	□ 清醒　□ 意识障碍
	认知状况	□ 正常　□ 认知障碍

内容	检　查　项　目	
评估及方案	□ 年检无异常 □ 有异常 异常 1._____ 异常 2._____ 异常 3._____ 异常 4._____	健康评估结果： □ 健康意识薄弱，不能主动寻求帮助 □ 健康意识较强，能配合完成 □ 健康意识很强，能主动寻求帮助
护理方案	护理指导：□ 日常起居　□ 饮食　□ 用药　□ 运动　□ 康复　□ 心理 定期随访：□ 无需　□ 每年　□ 每半年　□ 每 3 个月 其他转诊：□ 转至上一级医院　□ 转社区居家	
健康教育处方		危险因素控制： 1. 生活方式的改善 □ 戒烟　□ 健康饮酒　□ 改善饮食 □ 锻炼　□ 减体重（目标_____） □ 其他 2. 疾病知识掌握情况 □ 不掌握　□ 部分掌握　□ 大部分掌握　□ 完全掌握

（三）评估方法与注意事项

1. 了解病史：养老院高脂血症个人信息表需要通过询问老年人及其家属和查看相关病历资料、实验室检查指标，正确评估与了解老年人患病经过与治疗经过，为确定护理方案提供依据。

2. 养老院高脂血症入院健康评估见表 2-10-3。

表 2-10-3　ASCVD 一级预防人群血脂核实水平和异常分层标准　[单位：mmol/L（mg/dl）]

分层	TC	LDL-C	HDL-C	非 HDL-C	TG
理想水平		< 2.6（100）		< 3.4（130）	
合适水平	< 5.2（200）	< 3.4（130）		< 4.1（160）	< 1.7（150）
边缘升高	≥ 5.2（200）且 < 6.2（240）	≥ 3.4（130）且 < 4.1（160）		≥ 4.1（160）且 < 4.9（190）	≥ 1.7（150）且 < 2.3（200）
升高	≥ 6.2（240）	≥ 4.1（160）		≥ 4.9（190）	≥ 2.3（200）
降低			< 1.0（40）		

注：ASCVD. 动脉粥样硬化性心血管疾病；TC. 总胆固醇；LDL-C. 低密度脂蛋白胆固醇；HDL-C. 高密度脂蛋白胆固醇；非 HDL-C. 非高密度脂蛋白胆固醇；TG. 三酰甘油

表 2-10-2 项目内容应参照表格内容进行相应护理体检，检查结果应如实填写，未进行的检查项目不填写。检查出现异常结果，应在相应项目后填写相关说明。特别需说明的项目。

(1)编号共 8 位,前两位为居委会编码,中间四位为家庭户编码,后两位为家庭成员编码。

(2) 症状项目可以多选，在方框内填写相应症状编号的数字，如有其他症状，请在"其他"一栏中具体描述。

(3) 一般状况

1) 主要填写体温、脉搏、呼吸、血压等，测定患者生命体征、精神神经、自理能力。

2) 测量老年人身高、体重、腹围，测算其体质指数。特殊测量方法如下。

卧床患者身高测量：准备 40cm、50cm 塑料白尺各 1 把，2m 塑料卷尺 1 卷，且将卷尺的零刻度线一端，粘于 50cm 直尺的一侧，零刻度线与直尺的外侧缘平齐。将橡皮筋圈粘于 40cm 直尺一侧，将卷尺的另一端穿进橡皮筋圈内。测量时将 50cm 塑料直尺置于患者足下与足跟平齐，沿身体长度拉直卷尺，移动 40cm 直尺至患者头顶，与卷尺呈垂直状。直尺与卷尺重叠处的刻度即为患者的身高。既提供了患者准确的身高数据，又保证了危重及卧床患者的安全。

腰围：通过测量腹部脂肪判断相关疾病发生的危险状况。如高血压、LDL（"恶性"）胆固醇过高、HDL（"良性"）胆固醇过低、高血糖和吸烟。

测量方法：经脐部中心的水平围长，或肋最低点与髂嵴上缘两水平线间中点线的围长，用软尺测量，在呼气之末、吸气未开始时测量（图 2-10-1）。

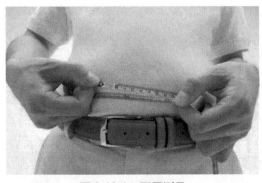

图 2-10-1　腰围测量

3) 日常生活能力参照老年人的日常生活活动能力评估表（Barthel）进行评估，详见附表 5。

4) 抑郁自评量表：参照自我评定抑郁量表（SDS），详见附表 6。

(4) 辅助检查检查结果（包括在本机构外做的）在相应栏内填写。

1) 血脂检查：其含量可以反映体内脂类代谢的情况。由于血浆胆固醇和三酰甘油水平的升高与动脉粥样硬化的发生有关，因此这两项成为血脂测定的重点项目，而胆固醇中低密度脂蛋白胆固醇、高密度脂蛋白胆固醇可以了解心脑血管情况，故高脂血症常需要监测这些指标。食用高脂肪膳食后，血浆脂类含量大幅度上升，但这是暂时的，通常在 3 ～ 6h 后可逐渐趋于正常（表 2-10-4）。

2) 血糖检查：快速血糖仪评估老年人入院时血糖水平，包括随机血糖或餐后 2h 血糖，判断血糖是否正常或维持在较好的水平。请填写检验数值一栏后,在"（空腹/随机）"选项中,勾选相应检查项目（表 2-10-5）。

3) 肝功能检查：肝功能检查是通过各种生化试验方法检测与肝功能代谢有关的各项指标以反映肝功能基本状况（表 2-10-6）。

表 2-10-4　血脂的检验结果判读

项目	数值	临床意义
血清总胆固醇（TC）	5.18mmol/L（200mg/dl）以下	合理范围
	5.18～6.19mmol/L（200～239mg/dl）	边缘升高
	6.22mmol/L（240mg/dl）以上	升高
血清低密度脂蛋白胆固醇（LDL-C）	3.37mmol/L（130mg/dl）以下	合理范围
	3.37～4.12mmolL（130～159mg/dl）	边缘升高
	4.14mmol/L（160mg/dl）以上	升高
血清高密度脂蛋白胆固醇（HDL-C）	1.04mmol/L（40mg/dl）以上	合理范围
	1.55mmol/L（60mg/dl）以上	升高
	1.04mmol/L（40mg/dl）以下	减低
血清三酰甘油（TG）	1.70mmol/L（150mg/dl）以下	合理范围
	1.70～2.25mmol/L（150～199mg/dl）	边缘升高
	2.26mmol/L（200mg/dl）以上	升高

表 2-10-5　快速血糖仪检测血糖值范围　（单位：mmol/L）

评价	空腹	餐后 1h	餐后 2h	餐后 3h
正常	4.4～6.6	6.7～8.3	5.0～7.2	4.4～6.7
良好	6.7～7.0	8.4～9.9	7.3～8.8	6.8～8.2
一般	7.1～8.2	10.0～12.7	8.9～11.0	8.3～9.9
不良	8.3～9.9	12.8～16.1	11.1～15.3	10.0～14.4
极其不良	≥10.0	≥16.6	≥15.5	≥14.4

表 2-10-6　主要肝功能检查指标

检验项目	参考范围	临床意义
丙氨酸转氨酶（ALT）	<45U/L	反映肝实质损害的指标
天冬氨酸转氨酶（AST）	<50U/L	反映肝实质损害的指标
白蛋白（ALB）	35～55g/L	反映慢性肝损伤情况
总胆红素（TBIL）	3.42～20.5μmol/L	反映肝脏疾病或胆道是否发生异常
直接胆红素（DBIL）	0～6.91μmol/L	测定直接胆红素主要用于鉴别黄疸的类型

　　4）肾功能检查：可以帮助早期发现某些肾脏疾病。但由于肾脏的储备能力很强，有些肾功能的改变却要到肾脏损害明显时才表现出来（表 2-10-7）。

表 2-10-7 主要肾功能检查指标

检验项目	参考范围	临床意义
血肌酐（Scr）	成人 男 79.6 ～ 132.6μmol/L 女 70.7 ～ 106.1μmol/L	反映肾脏损害、肾小球滤过率、尿路通畅性等的肾功能指标
血尿素氮（BUN）	二乙酰 - 肟显色法 1.8 ～ 6.8mmol/L 尿素酶–纳氏显色法 3.2 ～ 6.1mmol/L	各种肾脏疾病，肾小球病变，肾小管、肾间质或肾血管的损害都可引起血浆尿素浓度的升高，但并不是肾功能的特异指标，它受肾脏以外因素的影响
尿酸（UA）	成人 男 149 ～ 417μmol/L 女 89 ～ 357μmol/L ＞ 60 岁 男 250 ～ 476μmol/L 女 190 ～ 434μmol/L	多见于痛风、核酸代谢增强的疾病，肾功能受损的疾病尿酸值也增高，但因肾外因素的影响较多，故较少作为肾功能的指标

（5）足背动脉波动监测：足背动脉搏动是判定下肢动脉闭塞性硬化的粗略指标之一，有搏动说明足部血供尚可，没有搏动说明血供较差。具体监测方法如图 2-10-2。

（6）体育锻炼：指主动锻炼，即有意识地为强身健体而进行的活动。不包括因工作或其他需要而必须进行的活动，如为上班骑自行车、做强体力工作等。

（7）饮食习惯：项目可以多选，在方框内填写相应选项编号的数字。

（8）吸烟史：从不吸烟者及被动吸烟者不必填写"开始吸烟时间""吸烟量"等。

（9）饮酒史：从不饮酒者不必填写有关饮酒史项目。饮酒量可计算折合相当于白酒"××ml"。白酒 50ml 折合葡萄酒 200ml，黄酒 250ml，啤酒 600ml，果酒 200ml。

（10）生活方式：遵医行为是指患者是否遵照医师的指导去改善生活方式。在良好、一般、差中选择适合患者目前情况的一项。其含义为良好 ="完全按照医师建议"，一般 ="部分按照医师建议"，差 ="无能力或没有条件执行或拒绝接受医师建议"。

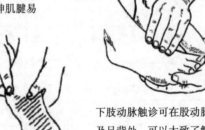

足背动脉位于内、外踝背侧连线上，姆长伸肌腱与趾长伸肌腱易触及

下肢动脉触诊可在股动脉、腘窝及足背处，可以大致了解血管狭窄发生

图 2-10-2 足背动脉波动监测方法

（11）现有健康问题：在相应描述后的方框内填写对应被选项序号的数字，可以多选。

（12）住院治疗情况：应逐项填写。时间填写年月，年必须写 4 位。如因慢性病急性发作或加重而住院或家庭病床，请特别说明。医疗机构名称应写全称。

（13）用药情况：指目前服用药物，尽量填写化学名（通用名）而非商品名，用法按医嘱填写。

用药指导：坚持服药的诀窍。每天同一时间服药；将药瓶放在容易看见的地方；避免让儿童和宠物触及；每日服药后在日历上做记号；在日历上标注再次去医院续药的日期；坚持每天服药。

近 20 年来，多项大规模临床试验结果一致显示，他汀类药物在 ASCVD 一级和二级预防中均能显著降低心血管事件（包括心肌梗死、冠心病死亡和缺血性脑卒中等）危险。他汀类已成为防治这类疾病最为重要的药物。所以为了调脂达标，临床上应首选他汀类调脂药物。可以从临床上起始应用中等强度他汀类，根据个体调脂疗效和耐受情况，适当调整剂量，若胆固醇水平不达标，与其他调脂药物联合应用，可获得安全有效的调脂效果。

降血脂药物有降胆固醇——他汀类（立普妥、辛伐他汀之、京必舒新、来适可、洛伐他汀）（表 2-10-8）；降三酰甘油——贝特类、力平脂。

表 2-10-8　他汀类药物降胆固醇强度

高强度（每日剂量可降低 LDL-C ≥ 50%）	中等强度（每日剂量可降低 LDL-C 25% ～ 50%）
阿托伐他汀 40 ～ 80mg 瑞舒伐他汀 20mg	阿托伐他汀 10 ～ 20mg 瑞舒伐他汀 5 ～ 10mg 氟伐他汀 80mg 洛伐他汀 40mg 匹伐他汀 2 ～ 4mg 普伐他汀 40mg 辛伐他汀 20 ～ 40mg 血脂康 1.2g

注：阿托伐他汀 80mg 时，需谨慎使用；LDL-C. 低密度脂蛋白胆固醇

服药后：①血脂监测。降脂药物使用期间应注意以下问题，确保用药安全。用药时应在首次用药 4 ～ 8 周后，去医院复查肝功能、心肌酶和血脂监测。以后每 3 ～ 6 个月再复查上述指标；如果无异常，改为每 6 ～ 12 个月复查 1 次。如肝功能出现异常，应暂停给药。在用药过程中患者应注意有无肌肉疼痛、肌压痛、肌无力、乏力和发热等症状。②肝损害监测。使用他汀类药物，应先查肝功能，以后每个月复查，连续 3 个月正常后，再每 3 个月查 1 次。治疗一般从小剂量开始，在无效或效果不佳且无肝损害的情况下谨慎增加剂量。出现乏力、食欲缺乏、恶心、呕吐、腹胀等消化道症状，并有血检验异常时，即指导处理，具体监测数据见表 2-10-9。

表 2-10-9 肝功能监测

监测内容		指导措施
用药监测指征	服用剂量 > 40mg	每 3 个月 1 次
	服用疗程半年及以上	
	与氯吡格雷、阿奇霉素、胺碘酮、罗红霉素、非诺贝特、氟他胺、曲格列酮等联合用药	
	男性和老年人	
	乙肝病毒感染者，如慢性乙型肝炎患者	以小剂量为主，加强肝功能监测
表现或检验监测指征	丙氨酸转氨酶或天冬氨酸转氨酶在 1 ～ 2 倍正常值上限之间	继续每天服用 10 ～ 20mg 的剂量
	丙氨酸转氨酶或天冬氨酸转氨酶超过 3 倍正常上限	随访并重复肝功能检查
	有黄疸进行性加深，氨基转移酶持续升高，有他汀类药物引起肝损伤的客观证据	需停用他汀类药物，并加强对肝功能的监测
	乙肝病毒感染者	每 2 周监测氨基转移酶 1 次，氨基转移酶大于 3 倍正常值上限应停药
	氨基转移酶正常或仅轻度升高继续用药	每月监测氨基转移酶 1 次，连续 3 个月，然后每 3 个月监测 1 次
	氨基转移酶升高的同时伴有胆红素升高等，或氨基转移酶高于 10 倍正常值上限	停药并加强保肝药物的治疗。一般停药后 2 ～ 3 个月，氨基转移酶可恢复正常

（14）护理方案：按照护理标准处理。

（四）评估结果

通过护理评估，护士了解高脂血症患者的血脂控制、药物应用与并发症情况，以判断日常监控等级与制订相应的照护方案（表 2-10-10）。

四、日常管理

（一）评估分级为分值 ≤ 5

1.监测对象　高危人群：吸烟、高血压、早发冠心病家族史、男性 > 45 岁、女性 > 55 岁、糖尿病；经规范化治疗后康复期的干预对象；血脂合理范围或 ASCVD 危险人群中低或中危。

2.护理目的　通过健康的生活习惯预防或延后发生，达到"治未病"的作用。

3.护理措施

（1）日常起居：生活方式要有规律性，起居有常。居住房间应干燥、温暖而避免潮湿。

（2）饮食处方：不吸烟、不酗酒，饮食低热量、低脂肪、低糖类、高纤维，可多吃茄子、洋葱、山楂、番茄、豆制品、大豆、玉米、核桃和牛奶等，限制高胆固醇食物的过多摄入，

表 2-10-10　老年人高脂血症评估分级日常管理与护理建议

评估项目		评估分级		护理建议
		1 分	0 分	
基本情况	症状	□ 45 岁前发病	□ 45 岁及以后发病	①分值≤ 5 分：每周 2 ～ 3 次生命体征监测，每月 1 次做好用药、皮肤和情绪管理，忌烟酒，饮食低热量、低脂肪、低糖类、高纤维，运动根据个人情况，每周 5 次，每次 60min；每年 4 次血糖测定；每年 2 次测量体重、BMI 和腹围，以及高脂血症症状、体征、治疗情况及血压评估；每年 1 次体检，测量血脂、肝肾功能、B 超、视力与视网膜检查，足背动脉测定，根据情况随时进行 Barthel 评分、抑郁自评，焦虑，MMSE 自评测定。 ②5 <分值≤ 15：有并发症者每周 3 ～ 5 次生命体征监测，每月 2 次做好用药、皮肤和情绪管理，记住 3 -5-7 饮食与运动原则，并可以配合食疗方，养成记膳食日记的习惯；每月 1 次或 2 次血糖测定；配合耳穴按压、经穴推拿等中医护理操作进行康复指导；每季度 1 次或 2 次测量体重、BMI 和腹围，以及高脂血症状、体征、治疗情况及血压评估；每半年 1 次体检，测量血脂、肝肾功能、B 超、视力与视网膜检查，足背动脉测定，根据情况随时进行 Barthel 评分，抑郁自评、焦虑，MMSE 自评测定。 ③分值≥ 15 分：每日生命体征监测，每周测量体重、BMI 和腹围，测量血脂，肝、肾功能，B 超、视力与视网膜检查，足背动脉测定，根据病情决定监测频次。注意日常起居调和，保证足够休息时间，注意安全，有并发症等对症处理；除饮食总原则外不宜长期静坐或卧床。制订个性化运动处方及放松静坐等康复指导。 根据情况每周决定血糖监测频次；有明显并发症及时转诊就医
	病程	□ ≥ 5 年	□ < 5 年	
一般状况	生命体征	□ 明显异常	□ 基本正常	
	BMI	□ 明显异常	□ 基本正常	
	腰围	□ 明显异常	□ 基本正常	
辅助检查	血糖	□ 极其不良	□ 正常或良好	
	肝肾功能	□ 极其不良	□ 正常或良好	
	血脂	□ 极其不良	□ 正常或良好	
	B 超	□ 极其不良	□ 正常或良好	
	其他	□ 极其不良	□ 正常或良好	
并发症检查	眼部病变	□ 差或极差	□ 正常或良好	
	足背动脉搏动	□ 差或极差	□ 正常或良好	
	足部感觉	□ 差或极差	□ 正常或良好	
	其他	□ 差或极差	□ 正常或良好	
生活行为习惯	锻炼方式	□ 无	□ 有	
	睡眠情况	□ 极差	□ 一般或良好	
	饮食习惯	□ 第 2 ～ 6 项	□ 第 1 项	
	吸烟史	□ 第 2 ～ 4 项	□ 第 1 项	
	高度酒 /每天频次	□ 有	□ 无或极少	
用药	服药依从性	□ 极不规律	□ 遵医嘱	
他病	主要脏器疾病	□ ≥ 3 种	□ < 2 种	
住院	年住院史	□ ≥ 3 次	□ < 2 次	
自我管理	巴塞尔评分	□ 明显异常	□ 基本正常	
	抑郁自评	□ 明显异常	□ 基本正常	
	焦虑自评	□ 明显异常	□ 基本正常	
	意识状态	□ 意识障碍	□ 清醒	
	认知状况	□ 认知障碍	□ 正常	

　　备注：饮食与非药物治疗者，开始 3 ～ 6 个月应复查血脂水平，如血脂控制达到建议目标，则继续非药物治疗，但仍须每 6 个月～ 1 年复查，长期达标者可每年复查 1 次。服用调脂药物者，需要进行更严密的血脂监测。首次服用调脂药者，应在用药 6 周内复查血脂及丙氨酸转氨酶和肌酸激酶。如血脂能达到目标值，且无药物不良反应，逐步改为每 6 ～ 12 个月复查 1 次；如血脂未达标且无药物不良反应者，每 3 个月监测 1 次。如治疗 3 ～ 6 个月后，血脂仍未达到目标值，则需调整调脂剂量或种类，或联合应用不同作用机制的调脂药进行治疗。每当调整调脂药种类或剂量时，都应在治疗 6 周内复查。治疗性生活方式改变和调脂药物治疗必须长期坚持，才能获得良好的临床益处

如动物脂肪、动物脑、内脏、奶油、软体类、贝壳类动物的摄入。

（3）服药处方：定期检查血脂。

（4）运动处方：根据个人情况，一般每周 5 次，每次 60min，持之以恒、循序渐进，而且运动量和时间适度，可以包括慢跑、骑自行车、跳绳、滑冰、游泳等轻、中度体育运动以及扭秧歌、跳健身舞等文娱活动。如果卧床患者可以由家属或护工进行上下肢的被动运动。方法：各关节（上肢：肩、肘、腕、指各关节；下肢：各足、踝、趾关节）各方向（前、后、左、右、上、下）活动顺序由大关节至小关节；运动幅度（屈、伸、旋）从小到大，时间为各关节方向运动 3～5 遍，每日 1～2 次，速度宜缓慢，手法轻柔，循序渐进同时配合按摩，用力握拳和充分伸展手指，用力背屈，足伸展活动。

（5）康复指导：保健操、太极拳、八段锦等，适量运动，以不劳倦为宜。

（6）心理护理：解除各种思想顾虑，避免精神紧张，保持良好的心态。

（二）评估分级为 5 ＜分值≤ 15

1.监测对象　居家或社区患者，有冠心病、糖尿病等基础疾病，或头晕、胸闷、胸痛，以及血压、血糖变化者；血脂边缘升高或 ASCVD 危险人群中高危。

2.护理目的　通过早期干预，主动控制疾病，在萌芽阶段遏制病魔，达到未病先防的作用。

3.护理措施

（1）日常起居：居室安静，光线充足，空气流通。湿重者慎风寒，痰多者应常翻身叩背，以助咳嗽排痰，保持房间空气流通，及时添减衣被。

（2）饮食处方：记住 3-5-7 饮食原则：三高（高纤维、新鲜度、植物蛋白质）；五低（低脂肪、低胆固醇、低盐、低糖及低酒精）；七分饱。不吸烟、不酗酒，减少由膳食摄入的热量，饮食清淡合理，其比例为蛋白质 15%，脂肪 20%，糖类（碳水化合物）为 65%。还要补充优质蛋白质，忌食油腻、辛辣、刺激之品，多吃新鲜蔬菜并进食适当的水果，保持大便通畅。

（3）服药处方：定期检查血脂。可以山楂、丹参、泽泻单味煎水，代茶饮用以降脂，必要时服用降脂药。

（4）运动处方：记住 3-5-7 运动原则，一天步行 3km（或 5000 步）；一般每周 3～5次，每次 30～60min；运动心率小于（170—年龄）次／分，可以进行如快步行走、慢跑、游泳等，加强体力活动以增加热量消耗，控制热量平衡，计划减肥，维持健康体重（BMI：20.0～23.9）。注意劳逸结合。如果卧床患者可以由家属或护工进行上下肢的被动运动。方法：各关节（上肢：肩、肘、腕、指各关节；下肢：各足、踝、趾关节）各方向（前、后、左、右、上、下）活动顺序由大关节至小关节；运动幅度（屈、伸、旋）从小到大，时间为各关节方向运动 3～5 遍，每日 1～2 次，速度宜缓慢，手法轻柔，循序渐进同时配合按摩，用力握拳和充分伸展手指，用力背屈，足伸展活动。

（5）康复指导：运用中医护理操作进行降血压血脂的预防。

1）耳穴按压：中医认为耳并不是孤立的听觉器官，耳通过经脉与脏腑及全身发生广泛的联系，具有疏通气血、利湿降脂、调节人体脏腑生理功能的作用。现代医学认为，贴压耳穴可以刺激迷走神经，从而使饥饿感降低，食欲缺乏。

2）经穴推拿：中医学认为，经络内连脏腑，外络肢节，内脏与体表密切相关。经穴推拿疗法，是根据"体表 - 脏腑相关"的理论，用手指按压体表穴位（多以腹部穴位为主，也可针对不同疾病选用背部、四肢及头面的穴位）以治疗疾病的一种方法。

中医认为高血脂和饮食失节与痰湿内生有着密切的关系。按摩治疗当以健脾化湿为主，手法宜使用补法。

（6）心理护理：让患者充分了解到外界因素对自身疾病的影响，指导患者有效地调整自身的心态，纠正自身对心血管疾病错误的认识，构建正确的健康行为模式。

（三）评估分级为分值＞ 15

1.监测对象　医生诊断为高脂血症患者，以及冠心病、糖尿病、脑卒中等基础疾病活动期；血脂升高或 ASCVD 危险人群中极高危。

2.护理目的　既病防变。

3.护理措施　一般护理如下。

（1）日常起居：居室清洁、整齐、安静、舒适，室内空气应当保持新鲜，光线要充足，最好有空调装置，保持室温恒定。指导鼓励患者改正不良的生活习惯，为患者制订科学的生活计划，生活有规律，保证足够休息时间，避免熬夜，确保患者休息场所安静舒适。心悸、眩晕发作者卧床休息，注意安全，有失眠者等对症处理。有胸闷、胸痛等冠心病的症状，血压、血糖的变化等及时就诊。做好"四不"宣传：睡眠枕头不宜过高；睡前不宜吃得过饱；不宜加盖厚重棉被；不宜服大量催眠药及降压药物。

（2）饮食处方：坚持调整饮食结构、建立"四低一高"的饮食习惯：低热量、低脂肪、低胆固醇、低糖、高纤维饮食的总原则。根据身高、体重、工作强度，计算每天热量，合理的膳食结构，养成记膳食日记的习惯，教会患者进行自我监测。控制油每天 25g，盐6g，蔬菜 500g，可食食物有番茄、胡萝卜、南瓜、红薯、燕麦、黑木耳等，常饮绿茶。

（3）用药指导：当通过合理调整饮食结构、改变不良生活习惯、加强体育锻炼后，仍不能使血脂降至理想水平时，就必须用药物治疗，并长期服药。

坚持服药的诀窍：每天同一时间服药；将药瓶放在容易看见的地方；避免让儿童和宠物触及；每日服药后在日历上做记号；在日历上标注再次去医院续药的日期；坚持每天服药。

（4）运动处方：血脂较高伴有心、脑、肾并发症患者应充分休息，通过治疗血压稳定在一般水平、无明显脏器功能损害者，除保证足够的睡眠外可适当参加力所能及的工作，并提倡参加适当的体育活动，如散步、做操、打太极拳等，不宜长期静坐或卧床。根据个人情况，于晚餐半小时后进行，一般每周 3 次，每次 30min。如果卧床患者可以由家属或护工进行上下肢的被动运动。方法：各关节（上肢：肩、肘、腕、指各关节；下肢：各足、踝、趾关节）各方向（前、后、左、右、上、下）活动顺序由大关节至小关节；运动幅度（屈、伸、旋）从小到大，时间为各关节方向运动 3～5 遍，每日 1～2 次，速度宜缓慢，手法轻柔，循序渐进同时配合按摩，用力握拳和充分伸展手指，用力背屈，以及足部伸展活动。

（5）康复指导：指导高脂血症患者放松静坐，手掌置于膝盖，闭眼聚神于两足心，呼吸均匀缓慢睁眼，以消除患者紧张焦虑情绪。

（6）心理护理：向患者讲解血脂的正常范围，血脂升高后的主要临床症状以及后续可能引发的疾病临床症状，消除患者紧张情绪。向患者推荐能够放松心情的一些活动或者日常生活爱好，如多读休闲的书、和伙伴下棋、听轻缓的音乐等，以此缓解疾病的进展，促进治疗康复。

（四）转诊就医

1.适用范围　血脂指标明显升高 TC 240mg/dl（6.22mmol/L）和 LDL-C 160mg/dl（4.16mmol/L）以上。

2.监测对象　有明显症状者如当患者出现明显头痛，颈部僵直感、恶心、颜面潮红或脉搏改变，或者出现腹痛、生命体征变化等症状、体征时，以及对伴有动脉硬化、高血压、冠心病或糖尿病并发症患者应严密监测血压、心率、心律、血糖等动态变化情况，有变化及时转诊就医。

3.护理目的　防止病情进一步发展。

4.护理措施　反复发病，根据情况建议至上级医院就诊并规范化治疗，定期检测血压、体重、血脂、肝肾功能、B 超等。

（五）注意事项

高脂血症注意事项见表 2-10-11。

表 2-10-11　高脂血症注意事项

分型	注意事项
高胆固醇血症	忌烟酒；胆固醇摄入量 < 200mg/d；保证适当睡眠时间
高三酰甘油血症	减肥；低脂肪和低糖；忌饮酒；避免紧张
混合型高脂血症	了解危害和严重后果；低脂肪和低糖类饮食治疗；及时选用适宜的降血脂药物坚持治疗；定期检测血脂；积极预防并发症

五、专科护理

血脂异常与饮食和生活方式有密切关系，饮食治疗和改善生活方式是血脂异常治疗的基础措施。无论是否选择药物调脂治疗,都必须坚持控制饮食和改善生活方式(表 2-10-12)。

表 2-10-12　改善生活方式

要素	建议
限制使 LDL-C 升高的膳食成分饱和脂肪酸	<总能量的 7%
膳食胆固醇	< 300mg/d
增加降低 LDL-C 的膳食成分植物固醇	2 ～ 3g/d
水溶性膳食纤维	10 ～ 25g/d
总热量	调节到能够保持理想体重或者减轻体重
身体活动	保持中等强度锻炼，每天至少消耗 800kJ 热量

（一）饮食

建议每日摄入糖类占总热量的 50% ～ 65%。选择使用富含膳食纤维和低升糖指数的糖类替代饱和脂肪酸，每日饮食应包含 25 ～ 40g 膳食纤维（其中 7% ～ 13% 为水溶性膳食纤维）。糖类摄入以谷类、薯类和全谷物为主，其中添加糖摄入不应超过总热量的 10%（对于肥胖和高三酰甘油血症者要求比例更低）。食物添加剂如植物固醇 / 烷醇（2 ～ 3g/d），水溶性 / 黏性膳食纤维（10 ～ 25g/d）有利于血脂控制，但应长期监测其安全性。

（二）控制体重

肥胖是血脂代谢异常的重要危险因素。血脂代谢紊乱的超重或肥胖者的热量摄入应低于身体热量消耗，以控制体重增长，并争取逐渐减少体重至理想状态。减少每日食物总热量（每日减少 1200 ～ 2000kJ），改善饮食结构，增加身体活动，可使超重和肥胖者体重减少 10% 以上。维持健康体重（BMI：20.0 ～ 23.9），有利于血脂控制。

（三）身体活动

建议每周 5 ～ 7d、每次 30min 中等强度代谢运动。对于 ASCVD 患者应先进行运动负荷试验，充分评估其安全性后，再进行身体活动。

（四）戒烟

完全戒烟和有效避免吸入二手烟，有利于预防 ASCVD，并升高 HDL-C 水平。可以选择戒烟门诊、戒烟热线咨询及药物来协助戒烟。

（五）限制饮酒

中等量饮酒（男性每天 20 ～ 30g 酒精，女性每天 10 ～ 20g 酒精）能升高 HDL-C 水平。但即使少量饮酒也可使高胆固醇血症患者胆固醇水平进一步升高。饮酒对于心血管事件的影响尚无确切证据，提倡限制饮酒。

六、应急与处理

发现以下问题应及时就诊。

1.晨起头晕，不清醒，思维迟钝一般要待吃过早餐后，头脑才逐渐变得清醒。

2.午餐后犯困需要睡一会儿，否则整个下午都无精打采。相反，晚餐后精神状态特别好。

3.蹲着干活气喘下蹲时回到心、脑的血液减少，肺、脑等器官缺血，导致呼吸困难，故有气喘。

4.阵发性视物模糊，血液变黏稠，流速减慢，血液不能充分营养视神经，或者视神经或视网膜暂时性缺血缺氧，看东西模糊。

七、养老护理服务建议

高脂血症老年人服务建议见表 2-10-13。

表 2-10-13　高脂血症老年人服务建议单

服务项目	服务内容	服务频次
合理用药	遵医嘱给口服药物；指导老年人自行服药；防止药物不良反应发生	☐ 自行服药　　☐ 护士给药
临床指标监测	生命体征监测	☐ 每月 1 次　☐ 每周 1 次　☐ 每日 1 次 ☐ 根据病情监测
	体重、BMI、腹围、视力和足背动脉测定	☐ 每月 1 次　☐ 每周 1 次　☐ 每日 1 次 ☐ 根据病情监测
	B 超，视网膜检查	☐ 每月 1 次　　☐ 根据病情监测
	监测各项血指标变化	☐ 每月 1 次　☐ 每周 1 次　☐ 每日 2 次餐前血　☐ 根据病情监测
皮肤管理	观察皮肤有无破损、感染	☐ 每日指导护理员观察与清洁
营养管理	了解老年人进食情况，有无低血糖、营养不良等情况发生	☐ 每日指导护理员辅助饮食或喂食
	食疗方配制	☐ 每月 1 次　☐ 每周 1 次　☐ 每日 1 次 ☐ 根据病情监测
运动锻炼管理	运动安全性评估与运动方式指导	☐ 每日指导老年人运动或指导护理员协助老年人运动
中医操作	耳穴按压	☐ 每日
	经穴推拿	☐ 每日 1 次
健康教育	评估老年人认知状况，提升高脂血症管理能力	每月进行健康教育指导，根据情况进行 Barthel 评分、抑郁自评、焦虑 MMSE 自评测定

第十一节　高尿酸血症

一、流行病学

据我国高尿酸血症流行病学调查显示，高尿酸血症患病率为 10%，我国高尿酸血症患者约为 1.2 亿人，高发人群为中老年男性和绝经后女性，近年来该病发病率呈年轻化趋势。有研究显示，高尿酸血症的发病随年龄递增而增高，说明年龄与高尿酸血症发病相关性较大。而高尿酸血症可能使老年人发生高血压、脑卒中、代谢综合征的危险性增高。因此，控制好血尿酸指标，对老年人而言非常重要。老年人护理服务机构在提供日常照顾养老服务的同时，不能忽视对老年人高尿酸血症的管理与监控。通过持续有效的全身评估，制订详细的高尿酸血症管理方案，将老年人血尿酸指标控制在理想水平，避免或减轻并发症的发生与发展，提升老年人的生存周期与生活质量。

二、疾病相关知识

高尿酸血症是一种常见并具有广泛危害性的代谢性疾病，血液尿酸升高为主要生化特征。按照病因可分为原发性和继发性高尿酸血症，按照有无临床表现可分为无症状性高尿酸血症和有症状性（以痛风表现居多）。大多数老年高尿酸血症患者伴有痛风、高血压和糖尿病（表 2-11-1）。

表 2-11-1　疾病相关知识

类型	◆ 原发性高尿酸血症，主要有尿酸排泄减少 ◆ 继发性高尿酸血症，多继发于其他疾病，如白血病化疗后等
临床表现	◆ 无症状者，仅体检发现血尿酸值偏高 ◆ 痛风：痛风石，尿酸结石、关节疼痛等
合并症与并发症	◆ 尿酸沉积于关节，引发痛风性关节炎，导致关节变形 ◆ 刺激血管壁，引发或加重高血压；90% 原发性高血压患者合并高尿酸血症 ◆ 糖尿病：长期高尿酸血症破坏胰腺功能诱发糖尿病 ◆ 高脂血症 ◆ 代谢综合征：出现高胰岛素血症和胰岛素抵抗，70% 的代谢综合征患者同时合并高尿酸血症 ◆ 冠心病：血尿酸是冠心病死亡独立危险因素 ◆ 肾脏损害：尿酸结晶沉积加重肾脏功能损害
筛查与诊断	◆ 正常嘌呤饮食下，非同日两次空腹血尿酸水平男性 > 420μmol/L，女性 > 360μmol/L
治疗	◆ 改善生活方式，如健康饮食、多饮水、戒烟酒、控制体重和适当运动 ◆ 碱化尿液 ◆ 难免使用尿酸升高药服用促进尿酸排泄的药物和降尿酸药 ◆ 积极控制与尿酸相关的代谢性危险因素，如高血压、高血糖、高血脂、肥胖等

三、入院评估

老年高尿酸血症入院评估是在对其高尿酸血症相关因素进行评估的基础上，提高对老年人全身情况的了解，以制订个性化的高尿酸血症管理方案和养老服务内容。

（一）评估意义

对入住养老院的高尿酸血症老年人进行护理评估有助于护理人员了解老年人的整体情况，预知老年人可能存在的其他并发症风险或有无痛风性关节炎及其程度情况，制订个性化的老年人护理方案，同时为老年人的生活照护、运动辅助和营养摄取提供参考。

（二）评估项目

老年高尿酸血症入院评估内容详见表 2-11-2。

表 2-11-2　老年高尿酸血症入院评估

姓名：_____　　性别：□ 男　□ 女　　年龄：_____岁

身高：_____cm　体重：_____kg　体质指数（BMI）：_____　　腰围_____cm

评估项目		评估内容与分级	
		1分	0分
基本情况	老年糖尿病类型	□ 原发性	□ 继发性
	病程	□ 5～10 年　□ 10～15 年　□ ≥ 15 年	□ ＜ 5 年
症状与并发症	临床表现	□ 关节疼痛或肿胀　□ 痛风石　□ 尿酸结石	□ 无
	并发症	肾脏病变　□ 有 □ 尿微量白蛋白 25μmol/L　□ 尿白蛋白 / 肌酐比值（+） □ 腔梗，心肌梗死，心绞痛　□ DM 型肾病 1～3 期 □ 尿毒症　□ 血透　□ 腹透	□ 无
		□ 高血压　□ 高血脂　□ 高血糖　□ 冠心病　□ 脑梗死	□ 无
血尿酸值（取其中一型计分）	尿酸排泄不良型	血尿酸数值 □ 每小时尿酸排泄＜ 0.48mg/kg，尿酸清除率＜ 6.2ml/min	□ 男性＜ 420μmol/L □ 女性＜ 360μmol/L
	尿酸生成过多型	血尿酸数值 □ 每小时尿酸排泄＞ 0.51mg/kg，尿酸清除率≥ 6.2ml/min	
	混合型	血尿酸数值 □ 每小时尿酸排泄＞ 0.51mg/kg，尿酸清除率＜ 6.2ml/min	
用药情况（此项不计分）	药物种类	口服药物 碱化尿液：□ 碳酸氢钠　□ 枸橼酸氢钠钾 其他药物：□ 别嘌醇　□ 苯溴马隆	
	其他用药	降压药物：1.　　2.　　3.　　4. 降糖药物：1.　　2.　　3.　　4. 其他用药：1.　　2.　　3.　　4.	
	药物不良反应	□ 曾有	□ 无
行为方式	不良习惯	□ 吸烟　□ 饮酒	□ 无
	睡眠情况	□ 较差　□ 入睡难　□ 睡眠时间＜ 6h　□ 睡眠质量较差	□ 一般　□ 良好
	锻炼方式	□ 无	□ 散步　□ 太极拳 □ 八段锦　□ 其他 周锻炼次数　□ 1 次 或 2 次　□ 3～4 次 □ 5～6 次
	饮食情况	□ 不控制　□ 不规律　□ 外食　□ 夜宵 □ 自行加量或减量	□ 严格按照医师要求执行
	服药行为	□ 不规律，时有漏服　□ 不服药　□ 停药 □ 改药　□ 保健品替代	□ 遵医嘱

续表

评估项目		评估内容与分级	
		1 分	0 分
自我管理能力	心理状况	☐ 焦虑　☐ 抑郁　☐ 烦躁　☐ 恐惧　☐ 多疑 ☐ 忧虑	☐ 正常
	意识状态	☐ 嗜睡　☐ 意识模糊　☐ 昏睡　☐ 昏迷	☐ 清醒
	认知状况	简易精神状态检查　☐ 重度障碍 ☐ 中度障碍　☐ 轻度障碍	☐ 正常
	管理效能	☐ 8 ～ 24 效能不足　☐ 25 ～ 48 效能一般	☐ 49 ～ 80 效能良好
总　分			
评估者签名			

（三）评估方法与注意事项

1.**老年高尿酸血症基本情况评估**　通过询问老年人及其家属和查看相关病历资料了解老年人患病经过与治疗经过。测量老年人身高与体重，测算其体质指数。高尿酸血症患者应密切关注其心血管危险因素，如有无合并高血压、高血糖、高血脂、肥胖等。

2.**症状与并发症评估**

（1）血尿酸与心血管危险因素评估：血尿酸与心血管危险因素存在一定的相关性。有研究表明，血尿酸水平每增加 59.5μmol/L，高血压发病相对危险增加 25%。基线血尿酸水平＞ 398μmol/L 者，远期糖耐量异常和 2 型糖尿病的发病危险比＜ 280μmol/L 者增加 78%。尿酸是普通人群全因死亡和冠心病死亡的独立危险因素。血尿酸每升高 59.5μmol/L（1mg/dl），死亡危险性男性增加 48%，女性增加 126%。血尿酸＞ 357μmol/L（6mg/dl）是冠心病的独立危险因素，血尿酸＞ 416.5μmol/L（7mg/dl）是脑卒中的独立危险因素。血尿酸水平是急性心肌梗死、脑卒中和所有心血管事件的独立危险因素，血尿酸升高 86μmol/L 预测心血管事件的能力高于总胆固醇升高 1.078mmol/L 和血压升高 21.3mmHg。血尿酸每升高 1mg/dl，肾脏病风险增加 71%，肾功能恶化风险［每年 GFR 下降 3ml/（min · 1.73m^2）］增加 14%（表 2-11-3）。

表 2-11-3　与高尿酸血症相关的心血管危险因素、靶器官亚临床损害及临床疾病

危险因素	亚临床靶器官损害	糖尿病	CV 或肾脏疾病
● SBP 和 DBP 水平 ● 年龄 ● 血脂紊乱（TC ＞ 5.0mmol/L，LDL-C ＞ 3.0mmol/L，HDL-C 男＜ 1.0mmol/L，女＜ 1.2mmol/L，TG ＞ 1.7mmol/L） ● FPG5.6 ～ 6.9mmol/L ● GT ● 家族史 ● 腹型肥胖（腹围：男性＞ 102cm，女性＞ 88cm） ● 应用利尿剂	● LVH 左心室肥厚 ● 颈动脉壁增厚（IMT ＞ 0.9mm 或粥样硬化斑块） ● 血清肌酐轻微升高（男性 115 ～ 133mmol/L，女性 107 ～ 124mmol/L） ● 微量白蛋白尿（30 ～ 300mg/24h；白蛋白 / 肌酐比值：男 ≥ 22mg/g，女 ≥ 31mg/g） ● 肾小球滤过率＜ 60ml/（min · 1.73m^2）或肌酐清除率 Ccr（＜ 60ml/min）	● 空腹血浆葡萄糖 ≥ 7.0mmol/L ● 餐后血浆葡萄糖＞ 11.1mmol/L	● 脑血管疾病：缺血性脑卒中；脑出血 ● 心血管疾病：心肌梗死；心绞痛；心力衰竭，慢性心功能不全，冠心病 ● 肾脏病变：痛风性肾病；糖尿病性肾病；肾损害（肌酐升高，男性＞ 133mmol/L，女性＞ 124mmol/L）；蛋白尿＞ 300mg/24h；肾结石

（2）血压和血糖评估：详见高血压和糖尿病章节。

（3）伴痛风的高尿酸血症老年患者的关节评估：高尿酸血症患者体内尿酸会沉积在关节、血管、皮下组织、肾脏等部位，形成尿酸结晶，导致皮肤、关节表面会形成大小不等的肿块，即为痛风石。有些痛风石表面会出现破溃，流出一些黄白色、豆渣样物质，即尿酸结晶。痛风石常见于足部踇趾,关节表面出现皮肤发红、发烫，有时还会发热（图 2-11-1），老年人常坐卧不宁，寝食难安，日常生活严重受影响。

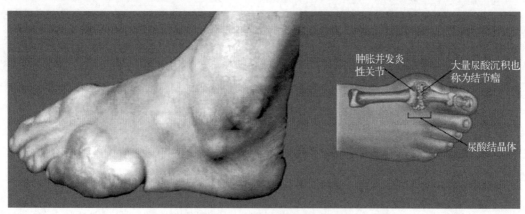

肿胀并发炎性关节

大量尿酸沉积也称为结节瘤

尿酸结晶体

图 2-11-1　尿酸结晶的关节变形

3.用药情况评估　详细评估老年人的用药史，通过对既往和现在所用药物的服用记录、药物不良反应以及老年人对药物的了解程度等内容的评估建立用药记录。

4.行为方式评估　了解老年人是否存在吸烟、喝酒等不良生活习惯，锻炼行为、服药行为、睡眠情况（必要时可运用睡眠状况自评量表进行测评，详见附表9）是否规律，为日常监护与观察、行为管理提供参考。

5.自我管理能力评估　高尿酸血症使老年人产生焦虑、抑郁等心理反应，对养老院的照护管理不能有效应对，依从性较差。应详细评估老年人对疾病了解程度及认知情况，有无焦虑、恐惧等心理变化，为制订针对性的服务计划提供参考。

（1）心理状况评估：可运用焦虑抑郁量表检测心理状况，详见附表6和附表7，必要时请专业人士进行评估。

（2）意识状况评估：可根据老年人意识清晰的程度、意识障碍的范围、意识障碍内容的不同而有不同的表现，具体参照意识状况评估表，详见附表1。

（3）认知状态评估：通过询问老年人一些简单问题，具体参照简易精神状态检查量表（MMSE），详见附表8，来评估老年人的认知能力情况。

（四）评估结果

通过护理评估，护士了解糖尿病老年人的血糖控制、药物应用与并发症情况，并进行照护分级和制订相应的照护方案。

分值≤5

● 每日用药管理，皮肤管理，营养管理与运动管理。

- 服药者每 2 周检测血尿酸值。
- 伴有心血管疾病参照疾病管理要求进行管理。
- 每年 1 次体检，测量尿微量蛋白、心电图、尿常规、神经病变、视网膜检查和足部检查。

5 ＜分值≤ 10
- 每日用药管理，皮肤管理，营养管理与运动管理。
- 伴有心血管疾病参照疾病管理要求进行管理。
- 服药者每 2 周检测血尿酸值，评估高尿酸血症治疗方案。
- 每年 1 次体检，测量尿微量蛋白、心电图、尿常规、神经病变、视网膜检查和足部检查、血管超声、神经传导、肌电图。

分值≥ 10
- 每日用药管理，皮肤管理，营养管理与运动管理。
- 伴有心血管疾病参照疾病管理要求进行管理。
- 出现难以控制的关节疼痛、并发症急性发作等情况，及时转院。

四、日常管理

老年高尿酸血症日常管理旨在通过全面、连续和主动的管理，以达到降低心血管疾病发生的危险度、提升老年人舒适度和生活质量的目的。主要管理内容包括监控和保证老年人合理用药、饮食指导和急性并发症的发现与处理及生活照顾的指导。

（一）合理用药

1. 高尿酸血症治疗路径　见图 2-11-2。

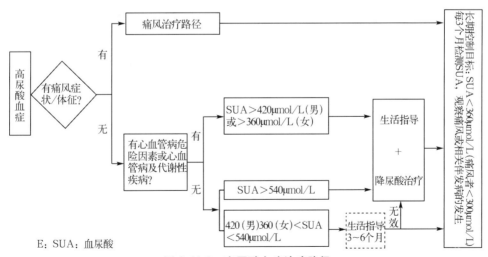

E：SUA：血尿酸

图 2-11-2　高尿酸血症治疗路径

2. 常用药物种类　口服药物种类及服药时间见表 2-11-4。

表 2-11-4　高尿酸血症用药

药物种类	常见药物名称	服药时间	常见不良反应
抑制尿酸再吸收	苯溴马隆	成人起始剂量 50mg（1 片），每日 1 次，1～3 周后根据血尿酸水平调整剂量至 50mg/d 或 100mg/d，早餐后服用	应用时须碱化尿液，尤其已有肾功能不全，注意定期监测清晨第 1 次尿 pH，将尿 pH 维持在 6.2～6.9。同时保证每日饮水量 1500ml 以上 注意监测肝、肾功能 由于促进尿酸排泄，可能引起尿酸盐晶体在尿路沉积，有尿酸结石的患者属于相对禁忌证

3. 用药管理注意事项

（1）熟悉老年人所用药物的类型、剂量、用药方式、不良反应。

（2）用药前，应完成老年人用药史、老化程度的评估，评估胃肠功能、吞咽能力、吸收功能、心脏功能、中枢神经系统功能等可能影响用药的相关项目。通过对身体老化程度的评估决定用药管理方式。

（3）评估老年人的阅读能力、记忆能力、理解能力、获取药物知识的能力等。判断老年人是否可以有能力为自己准备药物，包括药物的剂量、获取、辨认等，以确定是否需要他人辅助给药。

（4）老年人服药者，因老年人记忆力减退，应及时提醒和督促老年人正确服药，防止药物意外事件发生。

（5）护士进行用药管理时，口服用药严格执行"三查七对"制度，保证老年人服药到口，防止出现错服、漏服。若老年人吞咽功能较差（评估见脑卒中章节），可将药物研磨至粉末状，协助老年人服下，防止出现窒息。

（二）监控与观察

无症状型高尿酸血症老年人应督促其改变生活方式，如健康饮食、戒烟酒、坚持运动和控制体重等。尽量避免使用可能导致尿酸增高的药物，如利尿剂（尤其噻嗪类）、皮质激素、胰岛素、环孢素、他克莫司、吡嗪酰胺、烟酸等。若需要服用此类药物，需要碱化尿液、多饮水，保持每日尿量在 2000ml 以上。

对于合并痛风等关节炎或需要服用药物降低尿酸的高尿酸血症患者，应注意定期观察以下几个内容。

1. 每 2 周监测血尿酸值，以评估药物治疗方案。

2. 服药期间，定期检查（每月）肝肾功能、血常规，如果肝肾功能和血细胞出现进行性下降需要停用药物。

3. 痛风性关节炎的护理

（1）伴有痛风石的患者，如耳轮、足部等部位每日检查痛风石处皮肤红肿、有无破溃情况。

（2）伴有关节畸形或活动受限的老年人，应评估老年人的活动范围、功能。保持患处皮肤清洁、避免摩擦、损伤。急性期关节避免负重。改变姿势，以保持受累关节舒适。

（3）足部痛风石的老年人选择合适的鞋袜，避免足部受压。应选择轻巧柔软、前头宽大的鞋子，袜子以弹性好、透气及散热性好的棉毛质地为佳。

（三）生活照护指导

1.清洁照护

（1）洗浴温度不宜过高，多为 35℃，可用手背先试一下水温，手背不觉得太凉或太热就是合适的温度。

（2）清洁皮肤选用温和的洗浴液，避免刺激皮肤。动作轻柔，清洁后可涂润肤品。

（3）指导护理员清洁前观察皮肤有无破损与感染。尤其伴有痛风型关节炎的老年人，其受损关节处皮肤应避免用力擦拭。

2.饮食照护

（1）依据营养师配制的糖尿病饮食指导护理员协助老年人进食。

（2）观察有无噎食、呛咳等情况。

五、中医护理

（一）操作目的与作用

中药离子导入法是通过离子导入的电泳作用和电趋向性，促进药物向体内有效转运，达到疏通经络、补气活血、扶正祛邪的功效。

（二）操作方法

1.核对老年人姓名，做好解释工作，取适当体位，充分暴露治疗部位。必要时屏风遮挡，保暖。

2.治法：取中药药液倒入药杯摇匀，取纱布 2 块，折叠 4 层如电极板大小，放入药杯中充分浸湿。打开电源总开关，要药液纱布压敷在电极板上，将电极板固定在治疗部分。选择治疗时间、治疗部位，然后选择治疗处方，调节治疗强度和温度以老年人能承受为止。

3.在治疗过程中，注意观察老年人局部及全身情况，询问其感受。

4.治疗结束，取下电极，关闭电源。将配件清洗晾晒，备用。

六、饮食与运动

1.高尿酸血症老年人饮食原则。以低嘌呤食物为主，严格控制肉类、海鲜和动物内脏等食物摄入，中等量减少乙类食物摄入，进食以甲类食物为主。

2.嘌呤食物分类与饮食建议。见表 2-11-5 和表 2-11-6。

3.饮食管理中注意依据老年人活动量、休重进行饮食选择。依据老年人的消化能力、肾功能选择食物，食物选择宜多样化。营养师根据糖尿病情况为老年人进行膳食制订，护士结合老年人常规饮食习惯给予建议。

4.评估老年人的吞咽功能，老年人因为口腔问题，如牙齿缺失、口腔黏膜角化增加、唾液减少、吞咽困难等，消化功能减退（胃肠功能老化），故一般选择易消化、清淡的流质食物。

表 2-11-5　100g 食物中嘌呤的含量

甲类	乙类	丙类
0～15mg 除乙类以外的各种谷类、除乙类以外的各种蔬菜、糖类、果汁类、乳类、蛋类、乳酪、茶、咖啡、巧克力、水果、红酒	50～150mg 肉类、熏火腿、肉汁、鱼类、贝壳类、麦片、面包、粗粮、芦笋、菜花、菠菜、蘑菇、四季豆、青豆、豌豆、菜豆、黄豆类、豆腐	150～1000mg 动物内脏、浓肉汁、凤尾鱼、沙丁鱼、啤酒

表 2-11-6　饮食注意事项

避免	限制	鼓励
内脏等高嘌呤食物（肝、肾） 高果糖谷物糖浆的饮料（如汽水、果汁）或食物 酒精滥用（发作期或进展期者严格禁酒）	牛、羊、猪肉，富含嘌呤的海鲜天然水果汁、糖、甜点、盐（包括酱油和调味汁） 酒精（尤其是啤酒，也包括白酒）	低脂肪或无脂肪食品蔬菜

5.每日饮食限量。口味宜淡，尽量采用低钠饮食，防止高血压的发生。一般每日限制食盐在 6g 以内为好。护理员协助老年人进食时，应提醒注意喂食安全。

6.选择适合老年人的锻炼项目，以防止肥胖。如以长时间、低强度的有氧运动及小力量运动为主，如步行、慢跑、爬楼梯、舞蹈、乒乓球、小哑铃操等。可根据个人兴趣、爱好选择 2～3 项交替进行。

7.老年人运动锻炼时要注意评估老年人的体能与智能，正常体能者、老龄体弱者、肢体残障、智能障碍者分别选择能进行、容易坚持的全身或肢体运动方式。

七、应急与处理

高尿酸血症老年人常出现急症情况，常见于有症状型患者，较常见的是合并痛风的患者。尤其在老年人精神紧张、受寒、服用某些药物，如利尿剂等诱因下出现。在发作 24h 内开始治疗，发作前持续服用的降尿酸药物应继续服用（表 2-11-7）。

表 2-11-7　老年人高尿酸血症异常情况及处理

异常情况	处理措施	随访
轻度头痛或发热，关节肿痛，多在夜间，如凌晨 1～2 时出现，每次疼痛可在 24～48h 达到高峰	抬高患肢，避免负重 关节部位配合冰块外敷，遵医嘱给予秋水仙碱和糖皮质激素	紧急处理后转诊，并于 2 周后随访

八、养老护理服务建议

养老服务建议见表 2-11-8。

表 2-11-8　养老服务建议

评估等级	□ 分值＜ 5	□ 5 ＜分值≥ 10	□ 分值＞ 10
服务项目	服务内容	服务类型	服务频次
合理用药	遵医嘱给口服药物；指导老年人自行服药；防止药物不良反应发生	□ 自行服药 □ 护士给药	□ 每日
血尿酸监测	监测血尿酸变化	□ 送医院监测	□ 服药者每 2 周 1 次
皮肤管理	观察伴有痛风症状患者的皮肤有无破损、感染	□ 可自理 □ 护理员协助	□ 每日指导皮肤管理 □ 每日指导护理员观察与清洁
营养管理	了解老年人进食情况，有无食用高嘌呤食物的习惯	□ 自行进食 □ 辅助进食 □ 鼻饲	□ 每日指导 □ 每日指导护理员辅助饮食或喂食
运动锻炼管理	运动安全性评估与运动方式指导	□ 主动锻炼 □ 被动锻炼	□ 每日指导老年人运动或指导护理员协助老年人运动
健康教育	评估老年人认知状况，提升高尿酸血症管理能力	□ 认知能力正常 □ 认知能力下降	□ 每个月进行健康教育指导

第十二节　脑　卒　中

一、流行病学

脑卒中又称中风，是目前人类疾病的三大死因之一，是中老年人常见病、多发病，我国每年新发生脑卒中人数 130 万，死亡近 100 万人。其发病急且凶险，发病率高、致残率高，在幸存者中约 3/4 的人留下偏瘫等后遗症，部分患者丧失基本的劳动能力和生活能力，严重影响患者的生活质量和生命质量。在我国长期致残疾病中居首位。

我国医疗资源有限，多数脑卒中患者急性期在医院进行治疗，病情稳定后直接回归家庭。而脑卒中患者出院后的社区、养老院、家庭康复易被忽视，多数患者在家等待"自然恢复"。然而，患者及其家属普遍缺乏脑卒中基本的康复知识和技能，难以得到系统和正规的康复治疗，致使康复护理实施不到位而错过了最佳康复时机，形成固定的畸形异常动作模式，这是导致本病致残率高的重要原因。因此，制订一套适合护理人员、家属和患者在医院、社区、养老院、家庭易于掌握和实施的康复护理方案势在必行，以期达到促进患者肢体运动功能的恢复，减少患者功能障碍，最大程度地提高其自我照顾的能力，改善脑卒中患者的生活质量，减轻国家、个人经济负担的目的。

二、疾病相关知识

脑卒中相关知识见表 2-12-1。

表 2-12-1　脑卒中相关知识

病因	血管壁病变：高血压动脉硬化和动脉粥样硬化最常见
	血液流变学异常及血液成分改变：高血脂、高血糖
分型	中经络：病轻，无神志改变，仅表现为口眼歪斜、半身不遂、言语不利
	中脏腑：病重，主要表现神志不清、猝然昏扑、半身不遂、口舌歪斜，舌强失语
临床表现	头痛、头晕、半身不遂、吞咽困难、表达不清、运动能力丧失
并发症	肺部感染、尿路感染、急性消化道出血、压疮、脑心综合征等
常见治疗	急性期：以调整血压、控制脑水肿、防止并发症为主
	恢复期：用脑细胞活化剂、血小板凝集抑制剂等药物

三、入院评估

脑卒中入院评估是在对脑卒中相关因素进行评估的基础上，提高对老年人全身情况的了解，以制订个性化的脑卒中管理方案和养老服务内容。

（一）评估意义

入住养老院的脑卒中老年人多为慢性病程，对其进行护理评估有助于护理人员了解老年人的整体情况，预知老年人可能存在的危险因素，制订个性化的脑卒中护理方案，同时为老年人的生活照护、康复运动和营养摄取提供参考。

（二）评估项目

脑卒中老年人评估内容详见表 2-12-2。

表 2-12-2　脑卒中老人评估内容

姓名：_____　　　性别：□ 男　□ 女　　　年龄：_____岁
身高：_____ cm　　体重：_____ kg　　体质指数（BMI）：_____

评估项目		评估内容与分级	
		1 分	0 分
基本情况	脑卒中类型	□ 缺血性	□ 出血性
	发病情况	□ 初次	□ 再次
	分期	□ 恢复期	□ 后遗症期
	既往发病史	□ 高血压　□ 高血脂　□ 冠心病	□ 以上均无
症状与并发症	症状	□ 半身不遂　□ 舌强语謇　□ 吞咽困难　□ 便秘 □ 大小便失禁	□ 以上都无
	曾并发急性并发症	□ 消化道出血　□ 脑心综合征　□ 肺部感染 □ 高渗性昏迷	□ 无
	功能障碍症状	运动功能　　　□ 有	□ 无
		言语功能　　　□ 有	□ 无
		皮肤情况　　　□ 有	□ 无
		吞咽功能　　　□ 有	□ 无
		感觉功能　　　□ 有	□ 无

评估项目		评估内容与分级	
		1 分	0 分
症状与并发症	功能障碍症状	日常生活能力障碍　　□有	□无
		其他：失用综合征、误用综合征、面神经功能障碍　□有	□无
血压值	随机血压（mmHg)	□1 级	□2 级 □3 级
量表评分	FMA 运动积分	□Ⅲ　□Ⅳ	□Ⅰ　□Ⅱ
	ADL. 量表	□＜20 分　□20～40 分　□40～60 分	□＞60 分
	Brunnstrorm6 阶段分期	□Ⅲ　□Ⅳ　□Ⅴ	□Ⅰ　□Ⅱ
	Braden 压疮评分表	□1 分　□2 分	□3 分□4 分
	言语功能严重程度	□3 级　□4 级	□0 级□1 级 □2 级
	Glasgow 昏迷评分	□＜12～8 分　□＜8～3 分	□12～15 分
用药情况	药物种类	口服药物 高血压 □利尿药　□β 受体阻滞剂　□钙通道阻滞剂 □血管紧张素转化酶抑制剂　□血管紧张素Ⅱ受体阻滞剂 糖尿病 □双胍类　□格列酮类　□磺脲类　□格列奈类 □二肽基肽酶 -4（DPP-4）抑制剂　□α 糖苷酶抑制剂注射用药　□胰岛素制剂 心脏病 □抗心绞痛药　□β 受体阻滞剂　□钙拮抗药 □血管紧张素转化酶抑制剂　□周围血管扩张药及脑激活剂　□抗凝抗血栓及纤溶剂	
	药物名称	1.　　　　2.　　　　3.　　　　4.	
行为方式	不良生活习惯	□吸烟　□饮酒	□无
	睡眠情况	□较差	□一般 □良好
	锻炼方式	□散步　□太极拳　□游泳　□八段锦 □其他 一周锻炼次数　□1～2 次　□3～4 次　□5～6 次	□无
	饮食情况	□严格按照医师要求执行　□基本照医师要求执行	□不控制
	服药行为	□遵医嘱　□不规律，时有漏服	□不服药

续表

评估项目		评估内容与分级	
		1分	0分
自我管理能力	心理状况	□ 正常	□ 焦虑 □ 抑郁 □ 烦躁 □ 恐惧
	意识状态	□ 清醒	□ 嗜睡 □ 意识模糊 □ 昏睡 □ 昏迷
	认知状况	简易精神状态检查：□ 正常意识障碍 □ 智力障碍 □ 记忆力障碍	□ 重度障碍 □ 中度障碍 □ 轻度障碍
总　分			
评估者签名			

（三）评估方法与注意事项

1. 脑卒中患者基本情况评估　通过询问老年人及其家属和查看相关病历资料，了解老年人患病经过与治疗经过。测量老年人身高与体重。

2. 症状与并发症评估

（1）运动功能障碍的评估：主要评价运动模式的改变，评定采用 Brunnstrom 6 阶段分期评估法、简式 Fugl-Meyer 法（表 2-12-3，表 2-12-4）。

表 2-12-3　Brunnstrom 6 阶段分期评估法

阶段	特点	肢	手	下肢
Ⅰ	无随意运动	无任何运动	无任何运动	无任何运动
Ⅱ	可引出联合反应共同运动	仅出现协同运动模式	仅有极细微的屈曲	仅有极少的随意运动
Ⅲ	随意出现的共同运动	可随意发起协同运动	可有钩状抓握，但不能伸指	在坐和站立位上出现膝、踝的协同性屈曲
Ⅳ	共同运动模式开始打破，开始出现分离运动	出现脱离协同运动的活动，肘屈 90° 的条件下，前臂可旋前、旋后，肘伸直的情况下，肩可前屈 90°	能侧捏及松开拇指，手臂可触及腰骶部，手指有半随意的小范围伸展	在坐位，可屈膝 90°以上，足可向后滑动，在足跟不离地的情况下踝能背屈
Ⅴ	肌张力逐渐恢复，有分离精细运动	出现相对独立于协同运动的活动：肘伸直时肩可外展 90°；但不能单独伸展肘伸直，肩前屈 30°～90° 时，前臂可旋前、旋后；肘伸直，前臂中立位，上肢可举过头	可做球状和圆柱状抓握，手指同时伸展	健侧腿站，患侧腿可屈膝后伸髋；伸膝踝可背屈

表 2-12-4　简式 Fugl-Meyer 法

上肢——坐位			
项目	0 分	1 分	2 分
1. 有无反射活动			
（1）肱二头肌	不能引起反射活动		能引起反射活动
（2）肱三头肌	不能引起反射活动		能引起反射活动
2. 屈肌协同运动			
（3）肩上提	完全不能进行	部分完成	无停顿地充分完成
（4）肩后缩	完全不能进行	部分完成	无停顿地充分完成
（5）肩外展 ≥ 90°	完全不能进行	部分完成	无停顿地充分完成
（6）肩外旋	完全不能进行	部分完成	无停顿地充分完成
（7）肘屈曲	完全不能进行	部分完成	无停顿地充分完成
（8）前臂旋后	完全不能进行	部分完成	无停顿地充分完成
3. 伸肌协同运动			
（9）肩内收，内旋	完全不能进行	部分完成	无停顿地充分完成
（10）肘伸展	完全不能进行	部分完成	无停顿地充分完成
（11）前臂旋前	完全不能进行	部分完成	无停顿地充分完成
4. 伴协同运动的活动			
（12）手触腰椎	没有明显活动	手仅可向后越过髂前上棘	能完成
（13）肩关节屈曲 90°前臂旋前、旋后	开始时手臂立即外展或肘关节屈曲	在接近规定位置时肩关节外展或肘关节屈曲	能顺利充分完成
（14）肩 0°，屈时 90°，前臂旋前、旋后	不能屈肘或前臂，不能旋前	肩肘位正确，基本能旋前、旋后	顺利完成
5. 脱离协同运动的活动			
（15）肩关节外展 90°肘伸直，前臂旋前	开始时肘就屈曲，前臂俯离方向不能旋前	部分完成动作或肘关节屈曲或前臂不能旋前	
（16）肩关节前屈举臂过头肘伸直前臂中立位	开始时肘关节屈曲或肩关节外展	肩屈曲过程中肘关节屈曲，肩关节外展	
（17）肩屈曲 30°～ 90°肘伸直前臂旋前、旋后	前臂旋前、旋后完全不能或肩肘位不正确	肩肘位置正确基本能完成旋前、旋后	
6. 反射亢进			
（18）查肱二头肌、肱三头肌、指屈肌 3 个反射	至少 2 ～ 3 个反射明显亢进	一个反射明显亢进或至少二个反射活泼	活泼反射 ≤ 1 个且无反射亢进

续表

项目	0分	1分	2分
7. 腕稳定性			
（19）肩0°，肘屈90°，腕背屈	不能背屈腕关节达15°	可完成腕背屈，但不能抗拒阻力	施加轻微阻力仍可保持腕背屈
（20）肩0°，肘屈90°，腕屈伸	不能随意屈伸	不能在全关节范围内主动活动腕关节	不停顿进行
8. 肘伸直，肩前屈30°时			
（21）腕背屈	不能背屈腕关节达15°	可完成腕背屈，但不能抗拒阻力	施加轻微阻力可保持腕背屈
（22）腕屈伸	不能随意屈伸	不能在全关节范围内主动活动腕关节	能平滑不停顿地进行
（23）腕环行运动	不能进行	活动费力或不完全	正常完成
9. 手指			
（24）主动屈曲	不能屈曲	能屈曲但不充分，能放松主动屈曲的手指	能完成主动屈曲和伸展
（25）主动伸展	不能伸展	能放松主动屈曲的手指	能完全主动伸展
（26）钩状抓握	不能保持要求位置	握力微弱	能抵抗相当大阻力
（27）侧捏	完全不能	捏力微弱	能抵抗相当大阻力
（28）圆柱状抓握	不能保持要求位置	握力微弱	能抵抗相当大阻力
（29）球形抓握	不能保持要求位置	握力微弱	能抵抗相当大阻力
10. 协同能力与速度（手指指鼻试验连续做5次）			
（30）震颤	明显震颤	轻度震颤	无震颤
（31）辨距障碍	明显或不规则	轻度或规则	无
（32）速度	较健侧长6s	较健侧长2～5s	两侧差别<2s

下肢

项目	0分	1分	2分
1. 有无反射活动（仰卧位）			
（1）跟腱反射	无反射活动		有反射活动
（2）膝腱反射	无反射活动		有反射活动
2. 屈肌协同运动（仰卧位）			
（3）髋关节屈曲	不能进行	部分进行	充分进行
（4）膝关节屈曲	不能进行	部分进行	充分进行
（5）踝关节屈曲	不能进行	部分进行	充分进行

项目	0 分	1 分	2 分
3. 伸肌协同运动（仰卧位）			
（6）髋关节伸展	没有运动	微弱运动	几乎与对侧相同
（7）膝关节伸展	没有运动	微弱运动	几乎与对侧相同
（8）踝关节伸展	没有运动	微弱运动	几乎与对侧相同
（9）踝关节屈曲坐位	没有运动	微弱运动	几乎与对侧相同
4. 伴协同运动的活动（坐位）			
（10）膝关节屈曲	无主动运动	膝关节能从微伸位屈曲，但＜90°	屈曲＞90°
（11）踝关节背曲	不能主动背屈	主动背屈不全	正常背屈站立
5. 脱离协同运动的活动（站位）			
（12）膝关节背屈	在髋关节伸展位时不能屈膝	髋关节 0° 时膝关节能屈曲＜90°，或进行时髋屈曲	能自如运动
（13）踝关节背屈坐位	不能自主活动	能部分背屈	能充分背屈
6. 反射亢进（坐位）			
（14）查跟腱、膝和膝屈肌 3 个张反射	2～3 个明显亢进	1 个反射亢进或 2 个反射活跃	活跃的反射≤1
7. 协调能力和速度（跟 – 膝 – 胫试验，快速连续做 5 次）（仰卧位）			
（15）震颤	明显震颤	轻度震颤	无震颤
（16）辨距障碍	明显不规则	轻度规则	无
（17）速度	比健侧长 6s	比健侧长 2～55s	比健侧长 2s

FMA 运动积分的临床意义

运动评分	分级	临床意义
＜50 分	I	严重运动障碍
50～84 分	II	明显运动障碍
85～95 分	III	中度运动障碍
96～99 分	IV	轻度运动障碍

注：上肢运动功能评定总分：66 分；下肢运动功能评定总分：34 分

（2）言语功能严重程度分级

0 级：缺乏有意义的言语或听理解能力。

1 级：言语交流中有不连续的言语表达，但大部分需要听者去推测、询问和猜测；可交流的信息范围有限，听者在言语交流中感到困难。

2 级：在听者的帮助下，可进行熟悉话题的交流，但对陌生话题常不能表达出自己的思想，使患者与评定者都感到进行言语交流有困难。

3级：在仅需少量帮助下或无帮助下，患者可以讨论几乎所有的日常问题，但由于言语或理解力的减弱，使某些谈话出现困难或不大可能进行。

4级：言语流利，但可观察到有理解障碍，思想和言语表达尚无明显限制。

5级：有极少的可分辨得出的言语障碍，患者主观上可能感到有些困难，但听者不一定能明显察觉到。

（3）皮肤情况评估老年人皮肤是否存在发生压疮的可能，参照Braden压疮评分表，详见附表2。

（4）吞咽功能评估参照标准吞咽功能评价量表（SSA），详见附表4。

（5）感觉功能

1）触觉和痛觉功能评估嘱老年人闭目，检查者用棉签头部依次接触其面部、颈部、上肢、躯干、下肢，询问有无感觉，并进行对称比较。检查四肢时刺激的方向应与长轴平行，检查胸腹部的方向应与肋骨平行。若患者痛觉减退，应从有障碍的部位向正常的部位进行检查；若患者对痛觉过敏，应从正常的部位向有障碍的部位进行检查。

2）温度觉功能评估：用冷水（5～19℃）、热水（40～45℃）交替接触皮肤2～3s，询问老年人有无冷、热感觉。

3）运动觉功能评估：嘱老年人闭目，检查者用手指夹住患者手指或足趾两侧，上下移动5°左右，让患者辨别是否有移动和移动方向，双侧对比，如不明确可加大幅度或测试较大关节。

4）位置觉功能评估：嘱老年人闭目，将老年人手指、足趾或一侧肢体被动摆在一个位置上，让老年人睁眼后模仿出相同的动作。

（6）日常生活能力评估参照老年人的日常生活活动能力评估表（Barthel）进行评估，详见附表5。

（7）其他

1）误用综合征：是指不正确的治疗所造成的人为的综合征。在脑卒中患者中常见的误用综合征有对关节不合理用力所致炎症和韧带损伤。

2）失用综合征：指患者因长期卧床不活动，或活动量不足及各种刺激减少，全身或局部的生理功能衰退，出现了关节挛缩、肺部感染、压疮、深静脉血栓、便秘。

3）面神经障碍：如口角流涎、口眼歪斜、面部表情怪异。

3.用药情况评估　详细评估老年人的用药史，通过对既往和现在所用药物的服用记录、药物不良反应以及老年人对药物的了解程度等内容的评估建立用药记录。

4.行为方式评估　了解老年人是否存在吸烟、喝酒等不良生活习惯，锻炼行为、服药行为、睡眠情况（必要时可运用睡眠状况自评量表进行测评，详见附表9）是否规律，为日常监护与观察、行为管理提供参考。

5.自我管理能力评估　脑卒中致残率高、死亡率高，所以患者在治疗过程会产生焦虑、自卑、抑郁等心理反应。对养老院的照护管理不能有效应对，依从性较差。应详细评估老年人对脑卒中知识的了解程度及认知情况，有无焦虑、恐惧等心理变化，为制订针对性的服务计划提供参考。

（1）认知功能评估：通过询问老年人一些简单问题，具体参照简易精神状态检查量表（MMSE），详见附表 8，来评估老年人的认知能力情况。或通过简易精神状态检查表 Glasgow 昏迷评分表进行评估（表 2-12-5）。

表 2-12-5　Glasgow 昏迷评分

睁眼活动	计分	运动功能	计分	语言功能	计分
自动睁眼	4	能听从指令活动	6	语言切题	5
闻声后睁眼	3	局部痛刺激有反应	5	语不达意	4
痛刺激后睁眼	2	正常回缩反应	4	语言错乱	3
从不睁眼	1	屈曲性姿势	3	糊涂发音	2
		伸直性姿势	2	无语言	1
		无运动反应	1		

注：最高 15 分，表示意识清醒，8 分以下为昏迷，最低 3 分，分数越低表明意识障碍越严重

在进行评估前务必排除干扰因素，保证生命体征、生化检查、水电解质代谢、颅内压正常；排除镇静剂、抗癫痫、抗惊厥药物等对意识的影响。

（2）意识状况评估：可根据老年人意识清晰的程度、意识障碍的范围、意识障碍内容的不同而有不同的表现，具体参照意识状况评估表，详见附表 1。

（四）评估结果

通过护理评估，护士了解患者的血压、血脂、血糖控制、药物应用与并发症情况，以判断日常监控等级与制订相应的照护方案，具体如下：

分值≤ 5

● 每日用药管理、皮肤管理、营养管理与运动管理。

● 每周 1 次测量血压；每年 4 次血脂全套、糖化血红蛋白测定及血压评估；每年 1 次体检，脑电图、尿微量蛋白测量、神经病变、CT 检查。

5 <分值≤ 10

● 每日用药管理，皮肤管理、营养管理与运动管理。每周 2 次测量血压；每年 4 次脑卒中症状、体征、糖化血红蛋白测定、脑卒中治疗情况评估；每年 2 次体检，测量血脂全套、尿微量蛋白、脑电图、尿常规、神经病变、CT 检查。

分值> 10

● 每日用药管理，皮肤管理、营养管理与运动管理；每天 2 次血压监测。出现再次脑卒中的先兆及时转院。

四、日常管理

日常管理旨在通过全面、连续和主动的管理，以达到延缓病程、提升患者舒适度和生

活质量的目的。主要管理内容包括饮食管理、安全用药、血压管理、适量运动等。

（一）环境

居室温度 25℃ 左右，湿度 50% ～ 60%，室内空气新鲜，光线柔和，避免噪声、强光等一切不良刺激，指导护工每天进行自然通风 2 次，每次 15 ～ 20min，冬季注意做好患者的保暖准备，热水袋水温不宜太高，一般以 50 ～ 60℃ 为宜，需及时增加衣被。

（二）饮食管理

选择清淡易消化、低脂肪、低盐、低糖饮食，每餐不要吃得过饱。多吃富含维生素和优质蛋白质的食物，如新鲜蔬菜、水果、鱼、鸡蛋、瘦肉等。一般米面类 300g，食盐量不超过 5g，烹调用油少于 25g，1 份高蛋白质食物如蛋、豆、鱼、虾、瘦肉，500g 蔬菜和水果，6 ～ 8 杯水，脂肪不超过 20g。

（三）日常生活自理能力训练

1.**进食**　患者取坐位进食，应对餐具进行改造。如有挡住食物的盘子，防止食物撒到外面；盘底加防滑垫，患者坐在桌旁，将患手放在桌面上，用健手使用饭勺或筷子进食。

2.**修饰**　洗脸：用健手持毛巾洗脸，将毛巾套在水龙头上，或搭在患侧手臂上，用健手拧干毛巾；用健手拿拧干的毛巾擦脸；洗手时，健手可以带动患手洗。梳头用长柄梳子。

3.**更衣**　穿上衣：患者取坐位，用健手将一侧衣袖穿进患侧上肢，拉至肩部，用健手将另一侧衣袖拉到健侧并穿进健侧上肢，整理衣服，扣上扣子。脱上衣：患者取坐位，先脱健侧衣袖，再用健手脱下患侧衣袖。衣服以宽松为宜。穿裤子：有良好立位平衡能力的患者可取椅坐位，患侧下肢搭在健侧，用健手将裤管穿过患侧下肢，拉至膝部，将另一侧裤腿穿过健侧下肢，起立，将裤子提至腰部。立位平衡能力较差的患者可取坐位，将裤子提至腰部。

4.**转移**　从床转移至椅子：患者坐于床边，椅子放在床旁。辅助者面对患者，以双膝抵住患者双膝，双手把住患者肩胛。患者前臂搭在辅助者肩上，在辅助者帮助下身体向前倾，重心移至足上，臀部离开床面，然后以健足为轴，旋转身体，将臀部对准椅面坐下。患者也可交叉握双手上身向前下伸，重心移到双足上时，抬起臀部，顺势站起，再将重心放到健腿上，转身，坐下。从床转移到轮椅上时轮椅置于患者健侧，与床成 30° ～ 45° 角，拉好手刹。利用健侧上肢支撑站起后，以健侧下肢为轴旋转身体，臀部对准轮椅，最后躯干充分前屈后再缓缓坐下。

5.**如厕**　厕所墙面最宜安装扶手。患者轮椅靠近坐便器，拉好手刹；用健手抓住扶手；双腿靠近坐便器；以健腿支撑，调整位置，解开裤子并脱到臀部以下（但不要过膝盖）然后坐下。

6.**坐起训练**　被动坐起：发病后早期初次坐起或长期卧床要坐起时，为避免产生直立性低血压，应采取逐渐增加角度的被动坐起的方法。可先将床头摇起 15° ～ 30°，休息 3 ～ 5min，逐渐加大角度，每次增加 10° ～ 15°，增加坐位时间 5 ～ 10min，经过 2 ～ 3d 的练习，在床上坐直到 90°。当患者可坐直 90° 并能保持 30min 后，即可开始练习独立坐位及转移动作等（图 2-12-1）。

注意：患者在坐起的过程中如果出现面色苍白、出冷汗、头晕等症状时，应立即恢复平卧位，然后再酌情调低坐起的角度，逐渐增加患者身体耐受力。要注意检查练习前后的血压和脉搏变化，逐渐增加角度的被动坐起。若没有可摇起的床时，可用木板支起床头或用被子顶住后背，膝下垫枕头的方法进行坐起练习，并按以上要求逐渐增加角度直到 90°坐位。在上半身坐起 30°以上后，用枕头等垫于膝下，保持屈膝 20°～30°。

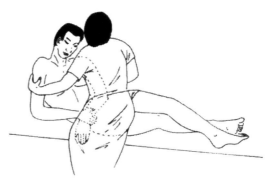

图 2-12-1　帮助患者由床上坐起

（1）辅助患侧坐起训练：首先将患者移至床边，患侧靠近床边，将患膝屈曲，小腿垂在床边外。令患者用健手支撑起上身至床边坐位，辅助者辅助躯干抬起。

（2）独立健侧坐起训练：令患者将健足插到患足下，翻身至半侧卧位，用健腿将患腿移至床边，垂下小腿，再用健侧肘撑起上身，伸直上肢至床边。

7.转移训练　从床转移至轮椅上的训练方法：将轮椅放在患者的健侧床边，刹住；患者坐于床边，双足放于地面上，辅助者面对患者，用下肢固定患侧下肢，患者的健侧手绕在辅助者脖子上或搭在肩上，辅助者把住患者腰背部，使患者身体向前，将重心移至足上，臀部离开床面；然后以健足为轴，旋转身体，将臀部对准椅面坐下，整理好坐姿。可逐渐减少辅助量，尽早使患者自己完成。

从轮椅转移至床上的训练方法：患者从健侧接近床边，轮椅与床成 45°左右的角度，拉好手刹。患者身体向前移动，移开踏板，辅助者将一只足放入患者双足之间，用手扶住患者腰背部，让患者站起，以健足为轴，半转动身体，坐到床沿上，辅助者再用单手插入患者膝下，用另一只手托住患者脖子，让患者躺下。

还可以让患者从健侧接近床边，轮椅与床成 45°左右的角度，拉好手刹。患者身体向前移动，移开踏板，用健手扶住轮椅扶手站起；若患者能力不足，可让患者向前移动臀部，辅助者在腰部抓住裤子或皮带，用另一只手按住患者的膝关节，辅助患者站起来，用健手够向床面，半转身坐在床边。再用健侧足勾起患侧足，抬到床上，顺势改变支撑手而躺下。

8.更衣指导　条件：①患者应具备有坐位和控制平衡的能力；②患者具备基本的活动能力，有一定协调性和准确性。

（1）训练指导

1）宣传训练穿衣服在 ADL 中的重要性。

2）准备适合偏瘫患者穿着的衣裤，上衣应首选开衫散口方扣或圆扣的衣服，如果功能较好的患者也可选用鸡心领口套头衣服；裤子选用带松紧带的。

3）教会患者正确的穿衣顺序：穿衣时，先穿患侧，后穿健侧；脱衣时，先脱健侧，后脱患侧；穿上衣时，患者坐好，用健手将衣袖穿进患侧上肢，拉至肩部，用健手将另一衣袖拉到健侧斜上方,穿进健侧上肢,整理衣服系扣。脱上衣时患者坐好,先脱下健侧衣袖,再用健手脱下患侧衣袖。

4)训练穿裤子时,先穿患侧至大腿处,再穿健侧至大腿处,再缓慢站起把裤子提至腰部,整理好。脱裤子时,先脱健侧,后脱患侧。

5)每天可利用各种机会让患者练习穿衣服,不要失去每次可练习的机会,偏瘫患者的各种训练需要反复多次,循序渐进。

6)护士可以先示范穿着,再让患者自己尝试训练,每日训练 3 ~ 4 次,并注意督促患者练习。

(2)注意事项

1)选择衣裤,质地要软、平滑有弹性和防潮性,穿着舒适,更换方便。

2)应首选开衫散口方扣或圆扣的衣服,如果功能较好的患者也可选用鸡心领口套头衣服;裤子选用带松紧带的。

3)训练时患者和护士都要有信心。

9.穿脱袜子、鞋条件 患者应具备坐位和控制平衡的能力。

(1)训练指导

1)穿袜子时,患者坐好,将患足放在矮凳上,用健手将袜子套在患侧足上,用健手上提,穿好袜子,再穿健侧袜子。用健手穿鞋,鞋子尽量选择高帮搭扣旅游鞋,鞋子不要太小或太紧,偏瘫患者感觉不好,损伤后患者却不知晓,防止足内翻。

2)患者坐在床上或椅子上,将双下肢屈曲,用健手脱鞋袜。

3)偏瘫患者的 ADL 能力的提高没有捷径,只有坚持练习,循序渐进。

(2)注意事项

1)训练时,旁边要有人保护。

2)训练时患者和护士都要有信心。

(四)肢体功能锻炼

1.良肢位的摆放和保持、体位变换

(1)仰卧位上肢伸展位:将患侧上肢放在枕头上,肩外展 50°,内旋 15°,屈 40°,肘腕、手指诸关节轻度伸展,手握健身球或纱布卷。患侧下肢及膝关节略屈曲,膝下放一小枕,腿外侧放沙袋,防外展、外旋。髋取中间位,足下放垫袋,防止足下垂。

(2)健侧卧位:健侧在下,患侧在上的侧卧位。患侧上肢自然屈或伸,放于软枕上,下肢取轻度屈曲位,放于长枕上,保持舒适性。

(3)患侧卧位:后方放一软枕,重心向后,健侧在上,患侧在下,患侧上肢外展,伸展位,患侧下肢轻度屈曲位,放在床上,健侧下肢向前跨过患侧放于长枕上,健侧上肢放松,不要压迫患肢。

2.锻炼方法 以按摩、推拿、患肢的被动运动为主。

(1)按摩:对瘫痪肌按摩揉捏,用手指揉捏手指、手掌、小腿、前臂部位,在上臂、大腿和背部用手的大小鱼际旋转地环行掌摩式按摩;对拮抗肌安抚性按摩,由轻到重,由小到大,每次 5 ~ 10min,全身按摩 20 ~ 30min。

（2）推拿：推法是用手指或手掌循环经络走行向前推进，由慢到快；拿法是用手指提拿肌肉，结合穴位提拿，每个穴位提拿 2～3 次，以发酸胀感为宜。

（3）患肢被动运动：肩外展、外旋—肘关节的伸直—膝关节屈曲—踝背屈—手抓住患侧腕关节，另一手抓住指尖呈波浪形运动（从拇指到小指逐个进行），先大关节，后小关节。

3.语言功能锻炼　包括发音训练、短语训练、会话训练、朗读训练、文字识别、指出物品名称、执行命令以及图片、实物配对等练习。对完全性失语患者要从简单的发音开始，从简单到复杂。从视、听、说三方面反复练习。这些练习越早进行越好。

4.情绪管理　充足睡眠，少生气，心态平和，精神放松愉快。

5.预防感染

（1）加强口腔、皮肤及会阴的处理：能自理的患者鼓励其自己刷牙、漱口，保持口腔清洁、湿润，预防口腔感染等并发症；对长期卧床、久病体弱的患者应注意定期用温水擦洗全身，以促进血液循环，利于疾病的恢复。

（2）压疮护理：勤翻身、勤按摩、勤整理、勤擦洗，保持皮肤清洁舒适，保持床单清洁干燥无皱褶。对长期卧床，久病体弱的患者，应给予 2～3h 翻身 1 次，翻身时禁止拖、拉、推、擦等动作，避免摩擦。

（3）防肺部感染：对长期卧床患者，要每 2～3 小时叩拍背部 1 次，喂食时要特别小心，尽可能防止肺炎发生。叩背方法：将五指并拢，指关节微曲，掌呈凹状，自然成 120°～150°，指腹与大小鱼际部位，利用腕关节用力，频率为每分钟 40～50 次。由下而上，自边缘到中间，有节奏地拍背。每次 5min，以防肺部感染。

（4）预防尿路感染：鼓励患者多喝水，尽量自己排尿，预防尿路感染。

五、中医护理

中医药在治疗脑卒中后偏瘫具有独有的优势。但脑卒中疾病的复杂性，单用一种中医治疗方法很难获取满意的治疗效果，故从临床护理角度及患者的实际情况出发，采用耳穴埋豆、拔罐、疏经通络操这三种中医适宜技术。通过以上方法达到内外结合、主动与被动相结合，使阴阳协调、畅达气血、促进患者肢体功能康复。

（一）耳穴贴压

1.操作目的与作用　耳穴贴压法是采用王不留行子、莱菔子等丸状物贴压于耳郭上的穴位或反应点，通过其疏通经络，调整脏腑气血功能，促进机体的阴阳平衡，达到防治疾病、改善症状的一种操作方法，属于耳针技术范畴。适用于减轻脑卒中所致的眩晕、头晕、头痛、便秘等症状。

2.操作方法

（1）核对医嘱，评估患者，做好解释。

（2）备齐用物，携至床旁。

（3）协助患者取合理、舒适体位。

（4）遵照医嘱，探查耳穴敏感点，确定贴压部位。

（5）75% 乙醇（酒精）自上而下、由内到外、从前到后消毒耳部皮肤。

（6）选用质硬而光滑的王不留行子或莱菔子等丸状物黏附在 0.7cm×0.7cm 大小的胶布中央，用止血钳或镊子夹住贴敷于选好耳穴的部位上，并给予适半按压（揉），使患者有热、麻、胀、痛感觉，即"得气"。

（7）观察患者局部皮肤，询问有无不适感。

（8）常用按压手法

1）对压法：用示指和拇指的指腹置于患者耳郭的正面和背面，相对按压，至出现热、麻、胀、痛等感觉。示指和拇指可边压边左右移动，或做圆形移动，一旦找到敏感点，则持续对压 20～30s。对内脏痉挛性疼痛、躯体疼痛有较好的镇痛作用。

2）直压法：用指尖垂直按压耳穴，至患者产生胀痛感，持续按压 20～30s，间隔少许，重复按压，每次按压 3～5min。

3）点压法：用指尖一压一松地按压耳穴，每次间隔 0.5s。本法以患者感到胀而略沉重刺痛为宜，用力不宜过重。一般每次每穴可按压 27 下，具体可视病情而定。

（9）操作完毕，安排舒适体位，整理床单位。

（10）注意事项

1）耳郭局部有炎症、冻疮或表面皮肤有溃破者、有习惯性流产史的孕妇不宜施行。

2）耳穴贴压每次选择一侧耳穴，双侧耳穴轮流使用。夏季易出汗，留置时间 1～3d，冬季留置 3～7d。

3）观察患者耳部皮肤情况，留置期间应防止胶布脱落或污染；对普通胶布过敏者改用脱敏胶布。

4）患者侧卧位耳部感觉不适时，可适当调整。

（二）拔罐

1.操作目的与作用　拔罐技术是以罐为工具，利用燃烧、抽吸、蒸汽等方法形成罐内负压，使罐吸附于腧穴或相应体表部位，使局部皮肤充血或瘀血，达到温通经络、祛风散寒、消肿止痛、吸毒排脓等防治疾病的中医外治技术，包括留罐法、闪罐法及走罐法等。适用于脑卒中所致头痛、腰背痛、颈肩痛、失眠及风寒型感冒所致咳嗽等症状。

2.操作方法　以玻璃罐为例。

（1）核对医嘱，根据拔罐部位选择火罐的大小及数量，检查罐口周围是否光滑，有无缺损裂痕。嘱患者排空大小便，做好解释。

（2）备齐用物，携至床旁。

（3）协助患者取合理、舒适体位。

（4）充分暴露拔罐部位，注意保暖及保护隐私。

（5）使用闪火法、将罐体吸附在选定部位上。

（6）观察罐体吸附情况和皮肤颜色，询问有无不适感。

（7）起罐时，左手轻按罐具，向左倾斜，右手示指或拇指按住罐口右侧皮肤，使罐口与皮肤之间形成空隙，空气进入罐内，顺势将罐取下。不可硬行上提或旋转提拔。

（8）操作完毕，协助患者整理衣着，安置舒适体位，整理床单位。

（9）常用拔罐手法

1）闪罐：以闪火法或抽气法使罐吸拔于皮肤后，立即拔起，连续吸拔多次，直至皮肤潮红发热的拔罐方法。适用于感冒局部皮肤麻木或功能减退的虚证患者、皮肤麻木、面部病症、卒中后遗症或虚弱病症。

2）走罐：又称推罐，先在罐口或吸拔部位上涂一层润滑剂，将罐吸拔于皮肤上，再以手握住罐底，稍倾斜罐体，前后推拉，或做环形旋转运动，如此反复数次，至皮肤潮红、深红或起密点为止。适用于急性热病或深部组织气血瘀滞之疼痛、外感风寒、神经痛、风湿痹痛及较大范围疼痛等。

3）留罐：又称坐罐，即火罐吸拔在应拔部位后留置 10 ～ 15min。适用于临床大部分病症。

（10）注意事项

1）凝血机制障碍、呼吸衰竭、重度心脏病、严重消瘦、孕妇的腹部、腰骶部及严重水肿等不宜拔罐。

2）拔罐时要选择适当体位和肌肉丰满的部位，骨骼凹凸不平及毛发较多的部位均不适宜。

3）对年老体弱者拔罐时吸附力不宜过大。

4）拔罐时要根据不同部位选择大小适宜的罐，检查罐口周围是否光滑，罐体有无裂痕。

5）拔罐和留罐中要注意观察患者的反应，患者如有不适感，应立即起罐，严重者可让患者平卧，保暖并饮热水或糖水，还可按揉内关、合谷、太阳、足三里等穴。

6）起罐后，皮肤会出现与罐口相当大小的紫红色瘀斑，为正常表现，数日即可消除，如出现小水疱不必处理，可自行吸收，如水疱较大，消毒局部皮肤后，可用注射器吸出液体，覆盖消毒敷料。

7）嘱患者保持体位相对固定；保证罐口光滑无破损；操作中防止点燃后酒精下滴烫伤皮肤；点燃酒精棉球后，切勿较长时间停留于罐口，以免罐口过热烫伤皮肤。拔罐过程中注意防火。

8）闪罐：操作手法纯熟，动作轻、快、准；至少选择 3 个口径相同的火罐轮换使用，以免罐口烧热烫伤皮肤。

9）走罐：选用口径较大、罐壁较厚且光滑的玻璃罐；施术部位应面积宽大、肌肉丰厚，如胸背、腰部、腹部、大腿等。

10）留罐：凡在肌肉薄弱处或吸拔力较强时，留罐时间不宜过长。

（三）疏经通络操

疏经通络操是一套汲取了五禽戏、八段锦等我国传统养生健身法精髓的康复操，本套操重在疏通经络，通过对应的经络与穴位来调理脏腑的功能，改善患者血液、淋巴循环，协调各组织器官的功能，使机体新陈代谢水平有所提高。这种方法可以使患者关注的焦点不再拘泥于疾病和药物上，而是在积极寻求健康行为上，有利于患者肢体恢复，提高生活自理能力。每次练习时既可单式练习，又可整套练习，更适合群体练习，可根据自己的身体状况选择。Ⅰ级、Ⅱ级、Ⅲ级肌力由责任护士或家属协助完成，Ⅳ级在护士指导下由患者主动完成。早晚各 1 次，每次锻炼时间为 20 ～ 30min。

附：疏经通络操

上肢操

第一节　肘部运动

❖ 功效：增加肘关节灵活度及坐位平衡度。

❖ 操作方法：双手交叉互握，肘伸直，双臂尽量往前伸直。双手肘关节同时向右旋转，右手手心保持向上，回到中间，然后上半身向右转动，再做左侧，重复操作 5 ～ 10 次。

第二节　按揉曲池

❖ 功效：治疗肩臂挛痛，上肢不遂，高血压，腹痛等。

❖ 操作方法：右手拇指微曲，按压左侧曲池穴，用同样的方法按压对侧。力度由轻至重，每次持续用力 3 ～ 5s。

● 位置：屈肘成直角，在肘横纹外侧端与肱骨外上髁连线中点。

第三节　按揉手三里

❖ 功效：治疗手臂无力，上肢不遂。

❖ 操作方法：右手拇指微曲，按压手三里左侧穴，用同样的方法按压对侧。力度由轻至重，每次持续用力 3 ～ 5s。

● 位置：在前臂背面桡侧，当阳溪与曲池连线上，肘横纹下 2 寸处。

第四节　按揉合谷

❖ 功效：合谷穴是预防脑卒中及老年痴呆的第一要穴。

❖ 操作方法：用拇指按揉合谷，用同样的方法按压对侧。力度由轻至重，每次持续用力 3 ～ 5s。

● 位置：在手背，第 1、第 2 掌骨间，当第 2 掌骨桡侧的中点处。

第五节　手指操

❖ 功效：对改善双手无力、双手的功能部分丧失等状况很有帮助，能提高双手的灵活性。

❖ 操作方法：双手握固（拇指在内，四指在外）在手掌和手指充分放松以后，将手掌变拳逐渐握紧，并逐渐越握越紧，这样每一次握紧为一个节拍，持续握紧 1 ～ 2 个 8 拍后开始逐渐放松。

第六节　手指关节拉伸法

❖ 功效：增强和改善双手的功能，提高双手的灵活性。

❖ 操作方法：用右手拉伸左手每根手指关节，用同样的方法拉伸右手手指关节。

第七节　上肢部拍打法

❖ 功效：上肢为"手三阴手三阳之脉"的要道，是内连脏腑外络肢节的重要部位。

❖ 操作方法：从上内侧腋下肢部位至腕部内侧；从外侧腕部至肩部，此法有疏通上肢经脉、调和气血之功效。每日早晚拍打各 60 次。

下肢操

第一节 下肢准备

❖ 功效：放松腿部肌肉。

❖ 操作方法：两手臂抱住右膝，右大腿努力贴近胸部，双腿交替进行，各做5次。

第二节 按揉梁丘穴

❖ 功效：膝肿痛，下肢不遂，胃痉挛等。该穴为足阳明胃经上的重要穴位之一。

❖ 操作方法：操作者用拇指点揉梁丘穴，也可用空拳有节律地叩击梁丘穴。

● 位置：伸展膝盖用力时，筋肉凸出处的凹洼。

第三节 按揉血海穴

❖ 功效：改善膝关节疼痛。该穴为人体足太阴脾经上的重要穴位之一。

❖ 操作方法：用拇指点揉血海穴，使患者有酸胀麻感。力度由轻至重，每次持续用力3~5s。

● 位置：在髌骨内上缘上2寸。

第四节 按揉足三里

❖ 功效：足三里是自古以来的养生要穴，长期拍打足三里，可以调理与脾胃有关的疾病与症状，还能预防脑卒中。

❖ 操作方法：拇指垂直下按，增加揉的动作，力度要大，做4个8拍。

● 位置：小腿前外侧，当犊鼻下3寸，距胫骨前缘外开1横指。

第五节 敲击太冲穴

❖ 功效：对脑卒中和脑瘫造成的下肢肌肉萎缩与肌无力等都很有帮助。

❖ 操作方法：取坐位，右足足跟敲击左足太冲穴40~80次，同样方法敲击对侧。

● 位置：位于足背第1、2跖骨间，跖骨结合部前方凹陷中。

六、应急与处理

（一）脑卒中预兆

（1）头晕，特别是突然感到眩晕。

（2）肢体麻木，突然感到一侧面部或手足麻木，有的为舌麻、唇麻。

（3）暂时性吐字不清或讲话不灵。

（4）肢体无力或活动不灵。

（5）与平时不同的头痛。

（6）不明原因突然跌倒或晕倒。

（7）短暂意识丧失或个性和智力的突然变化。

（8）全身明显乏力，肢体软弱无力。

（9）恶心呕吐或血压波动。

（10）整天昏昏欲睡，处于嗜睡状态。

（11）一侧或某一侧肢体不自主地抽动。

（12）双眼突感一时看不清眼前出现的事物。

（二）发生脑卒中注意事项

（1）一旦发生卒中征兆，要迅速恢复冷静，拨打"120"急救电话。牢记"时间就是大脑"，千万不要有"休息一下可能就好了"的想法。后者只会耽误诊治，失去最好的治疗时机。

（2）切忌仰卧位，头应偏向一侧，及时清除口腔内异物，如呕吐物、义齿等，保持呼吸道通畅。

（3）切忌自行服药，没有确诊前随意用药可能会加重病情。由神经科医师进行评估和治疗，在医师指导下吃药、随访。

七、养老院服务建议

养老院服务建议见表 2-12-6。

表 2-12-6　养老院服务建议

姓名：_____　　　　性别：□ 男　□ 女　　　年龄：_____岁

身高：_____ cm　　体重：_____ kg　体质指数（BMI）：_____

评估分级

服务项目	服务内容	服务类型
安全用药	遵医嘱给口服药物；指导老年人自行服药；防止药物不良反应发生	□ 自行服药 □ 护士给药
临床指标监测	监测血压	□ 每周 2 次　□ 每日 2 次
皮肤管理	观察皮肤有无破损、感染	□ 每日指导护理员观察与清洁
营养管理	了解老年人进食情况，有无吞咽困难及噎呛等情况发生	□ 每日指导护理员辅助饮食或喂食
运动锻炼管理	运动安全性评估与运动方式指导	□ 每日指导老年人运动或指导护理员协助老年人运动
健康教育	评估老年人认知状况，提升自我管理能力	每月进行健康教育指导

第十三节　帕金森病

一、流行病学

帕金森病是一种常见的中老年人神经系统变性疾病，人口老龄化是导致帕金森病发病率增加的重要因素。在欧美地区，帕金森病患病率在 50 岁以上人群中为 1%，在 65 岁以上的人群中增加到 2%。我国的患病率低于西方国家，所报道的帕金森病患病率各地区不尽相同，据估计，到 2050 年我国帕金森病老年人的人数将由现在的 200 多万增加至将近 800 万，且有年轻化的趋势。伴随着社会经济的发展和医疗技术的提高以及人群期望寿命的延长，全球性老龄化的趋势愈加明显。帕金森病患病率的升高，严重影响了中老年人的健康和生活质量，并给社会和家庭造成巨大的经济负担。有研究指出，在临床治疗的同时，给予老年人持续的护理干预和康复指导能够在很大程度上提高老年人的生活质量。有资料显示社区是疾病早期预防和控制的主战场，合理的疾病预防措施可以有效减缓病情的发展，提高老年人的生活质量，降低医疗费用。由于帕金森病具体的发病原因尚不清楚，要做到完全预防帕金森病很难实现，但是老年人在发生震颤、肢体僵直、动作迟缓等明显帕金森病运动症状前会有一些临床前期症状，如嗅觉障碍、睡眠障碍、便秘、焦虑、抑郁等。对帕金森病实施社区预防策略，理论上将延缓帕金森病的进展；对帕金森病老年人进行疾病控制，可以预防各种并发症的发生，提高老年人的生活质量。

二、疾病相关知识

帕金森病（Parkinson disease，PD）由英国医师 James Parkinson 于 1817 年首次报道，是一种多发于中老年人、以运动障碍为主要表现的神经系统退变性疾病。帕金森病的主要病理改变是黑质致密部多巴胺（dopamine，DA）能神经元变性、死亡，残存神经元胞质内嗜酸性包涵体即路易小体形成。帕金森病典型临床症状为静止性震颤、肌僵直、运动迟缓和姿势平衡障碍（表 2-13-1）。

表 2-13-1　疾病相关知识

帕金森病类型	老年前（60 岁以前）帕金森病：偶有 20 多岁发病的少年型帕金森综合征 老年后（60 岁以后）帕金森病：起病隐袭，缓慢进展，逐渐加剧
临床表现	静止性震颤 运动迟缓 肌强直 姿势步态异常
筛查与诊断	脑脊液中的高香草酸（HVA）含量可以降低 影像学 PET 或 SPECT 检查 根据老年人的症状进行筛查
治疗	药物治疗为主：需终身服药 手术治疗 其他治疗：基因治疗、康复治疗、中医药治疗等

三、入院评估

老年帕金森病的入院评估是在对活动能力等相关因素进行评估的基础上，提高对老年人全身情况的了解，以制订个性化的帕金森病管理方案和养老服务内容。

（一）评估意义

入住养老院的帕金森病老年人多存在知识缺乏的情况，对其进行护理评估有助于护理人员了解老年人的整体情况，预知老年人可能存在的风险，制订个性化的老年人护理方案，提高老年人的生活质量。

（二）评估项目

老年帕金森病入院评估内容详见表 2-13-2。

表 2-13-2　老年帕金森病入院评估

<table>
<tr><td rowspan="2" colspan="2" align="center">评估项目</td><td colspan="2" align="center">评估内容与分级</td></tr>
<tr><td align="center">1 分</td><td align="center">0 分</td></tr>
<tr><td rowspan="2">基本
情况</td><td>帕金森病类型</td><td>□ 老年后（≥ 65 岁）</td><td>□ 老年前（＜ 65 岁）</td></tr>
<tr><td>病程</td><td>□ 5 ～ 10 年　□ 10 ～ 15 年　□ ＞ 15 年</td><td>□ ＜ 5 年</td></tr>
<tr><td rowspan="6">临床
表现
与
症状</td><td>运动障碍</td><td>□ 静止性震颤　□ 运动迟缓
□ 肌强直　□ 姿势步态异常</td><td>□ 无</td></tr>
<tr><td>感觉障碍</td><td>□ 温度觉异常　□ 触痛觉异常</td><td>□ 无</td></tr>
<tr><td rowspan="4">并发症</td><td>症状波动：□ 疗效减退　　□ "开 - 关" 现象</td><td>□ 无</td></tr>
<tr><td>□ 异动症</td><td>□ 无</td></tr>
<tr><td>进食障碍：□ 咀嚼困难　□ 吞咽障碍　□ 恶心
□ 呕吐　□ 食欲缺乏　□ 胃食管反流</td><td>□ 无</td></tr>
<tr><td>□ 排泄障碍　□ 便秘</td><td>□ 无</td></tr>
<tr><td rowspan="2">用药情
况（此
项不
计分）</td><td>药物种类</td><td colspan="2">□ 抗胆碱能药　□ 金刚烷胺　□ 复方左旋多巴　□ DR 激动剂
□ MAO-B 抑制剂　□ 儿茶酚 - 氧位 - 甲基转移酶抑制剂　□ 其他</td></tr>
<tr><td>药物名称</td><td colspan="2">1.　　　　　2.　　　　　3.　　　　　4.</td></tr>
<tr><td rowspan="5">行为
方式</td><td>不良习惯</td><td>□ 吸烟　□ 饮酒</td><td>□ 无</td></tr>
<tr><td>睡眠情况</td><td>□ 较差</td><td>□ 一般　□ 良好</td></tr>
<tr><td>锻炼方式</td><td>□ 无</td><td>□ 散步　□ 太极拳
□ 其他
周锻炼次数
□ 1 ～ 2 次　□ 3 ～ 4 次
□ 5 ～ 6 次</td></tr>
<tr><td>服药行为</td><td>□ 不规律，时有漏服　□ 不服药</td><td>□ 遵医嘱</td></tr>
<tr><td rowspan="3">自我
管理
能力</td><td>心理状况</td><td>□ 焦虑　□ 抑郁　□ 烦躁　□ 恐惧</td><td>□ 正常</td></tr>
<tr><td>意识状态</td><td>□ 嗜睡　□ 意识模糊　□ 昏睡　□ 昏迷</td><td>□ 清醒</td></tr>
<tr><td>认知状况</td><td>简易精神状态检查：□ 重度障碍　□ 中度障碍
□ 轻度障碍</td><td>□ 正常</td></tr>
<tr><td colspan="2" align="center">总　分</td><td></td><td></td></tr>
<tr><td colspan="2" align="center">评估者签名</td><td></td><td></td></tr>
</table>

评分说明：①该评分表总分为 15 分；②用药情况不计分；③同一个单元格内的选项可多选，评分为 1 分或 0 分；④所有的分数即为总分

（三）评估方法与注意事项

1. 老年帕金森病基本情况评估　测量老年人身高与体重，测算其体质指数，了解老年人的营养情况，可参照老年人微型营养评估（MNA），详见附表 11。通过询问老年人及其家属和查看相关病历资料了解老年人患病经过与治疗结果。老年帕金森病随着年龄和病程的增长，其疾病程度越重、并发症发生率增高，护理员要重点关注。

2. 临床表现与症状的评估

（1）运动障碍的评估：旨在了解老年人行动能力等情况，见图 2-13-1，图 2-13-2。

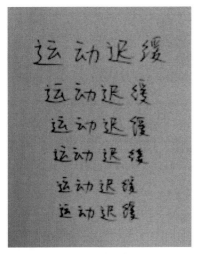

图 2-13-1　运动迟缓（小写症）

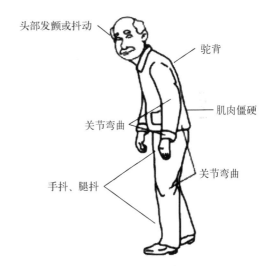

头部发颤或抖动　　驼背　　肌肉僵硬　　关节弯曲　　关节弯曲　　手抖、腿抖

图 2-13-2　运动障碍

1）静止性震颤的评估：观察老年人是否出现拇指与示指"搓丸样"动作。

2）运动迟缓的评估：观察老年人是否出现起床、翻身、步行、变换方向等运动迟缓；观察老年人的面部表情，是否出现表情肌活动少，双眼凝视，瞬目减少，呈面具脸，常伴有流涎；观察老年人手指精细动作（扣纽扣、系鞋带等）是否困难，僵住；观察老年人有无起步困难；嘱老年人对同一词句进行反复书写，观察字体的大小。

3）肌强直的评估：检查老年人的关节，在进行被动弯曲等动作时是否存在阻力增高等现象。

4）姿势步态异常评估：嘱老年人转弯时观察是否出现躯干僵硬，用连续小步使躯干与头部一起转动；观察老年人自坐位、卧位起立时是否出现困难，小步前冲（慌张步态）。

（2）感觉障碍的评估：旨在了解老年人的皮肤感觉状况，评估老年人的自我防护能力。

1）触觉和痛觉功能评估：嘱老年人闭目，用棉签头部从上到下依次接触老年人的皮肤，询问有无感觉，并进行痛觉的对称比较。

2）温度觉功能评估：用冷水（5～19℃）、热水（40～45℃）交替接触皮肤 2～3s，询问老年人有无冷、热感觉。

（3）并发症的评估

1）症状波动的评估

①疗效减退：观察老年人每次服药后药物作用时间有无逐渐缩短，症状是否发生规律性波动。

②升 - 关现象：观察老年人的症状在突然缓解（升期，常伴异动症）与加重（关期）两种状态之间有无波动。

2）异动症的评估：通过询问和观察，老年人是否出现不自主的舞蹈样或手足徐动样等。

3）进食障碍的评估：观察老年人有无咀嚼困难、吞咽障碍、恶心、呕吐及食欲缺乏等。胃食管反流的评估：观察老年人有无反酸、胸痛、咽部异物感、咳嗽、哮喘等进食障碍的症状。

4）排泄障碍的评估：观察老年人是否出现便秘的情况。

3.用药情况评估 详细评估老年人的用药史，通过对既往和现在所用药物的服用记录、药物不良反应以及老年人对药物的了解程度等内容的评估建立用药记录。

4.行为方式评估 了解老年人是否存在吸烟、喝酒等不良生活习惯，锻炼行为、服药行为、睡眠情况（必要时可运用睡眠状况自评量表进行测评，详见附表 9）是否规律，为日常监护与观察、行为管理提供参考。

5.自我管理能评估 帕金森病患者需规律服药，并且终身用药，如果老年人产生焦虑、抑郁等心理反应，将出现用药不规律、依从性较差等情况，应详细评估老年人对帕金森病知识的了解程度及认知情况，有无焦虑、恐惧等心理变化，为制订针对性的服务计划提供参考。

（1）心理状况评估：可运用焦虑抑郁量表检测心理状况，详见附表 6 和附表 7，必要时请专业人士进行评估。

（2）意识状况评估：可根据老年人意识清晰的程度、意识障碍的范围、意识障碍内容的不同表现也不同，具体参照意识状况评估表，详见附表 1。

（3）认知状态评估：通过询问老年人一些简单问题，具体参照简易精神状态检查量表（MMSE），详见附表 8，来评估老年人的认知能力情况。

（四）评估结果

通过护理评估，护理员了解帕金森病老年人的基本情况、行动能力、并发症、药物使用、生活习惯及精神状态等情况，可进行照护分级和制订相应的照护方案。

分值≤ 5

• 每日用药管理、营养管理与运动管理。

• 每 3 个月 1 次评估帕金森病患者的运动症状、感觉症状、开 - 关现象、疗效减退、异动症。

• 每年 1 次体检，检查血常规、脑脊液、生化、电生理、神经影像。

5 <分值< 10

• 每日用药管理、营养管理与运动管理。

• 每个月 1 次评估帕金森病患者的运动症状、感觉症状、开 - 关现象、疗效减退、异动症。

• 每半年 1 次体检，检查血常规、脑脊液、生化、电生理、神经影像。

分值≥ 10

• 每日用药管理、营养管理与运动管理。

- 每 2 周 1 次帕金森病患者的运动症状、感觉症状、升 - 关现象、疗效减退、异动症。
- 出现开 - 关现象、疗效减退、异动症等药物不良反应时，及时转院。

四、日常管理

老年帕金森病的日常管理旨在通过全面评估，了解老年人的状况，从而采取个体化的护理方案以达到延缓病程、提高老年人生活质量的目的。主要管理内容包括监控和保证老年人安全用药、药物并发症的发现与处理以及生活照护等方面的指导。

（一）合理用药

1.帕金森病治疗方案　见图 2-13-3。

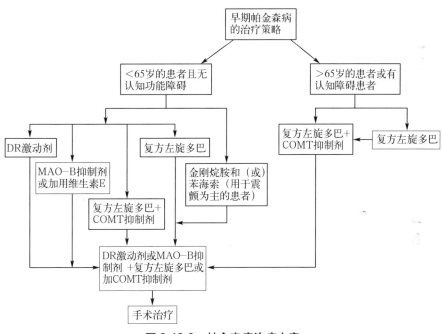

图 2-13-3　帕金森病治疗方案

2.常用药物种类　见表 2-13-3。

表 2-13-3　常用药物种类

药物种类	常见药物名称	服药注意事项	常见不良反应
左旋多巴（LD）	美多芭、息宁	饭前或后 1h 服用	恶心，呕吐，食欲缺乏、开 - 关现象
抗胆碱能药物（Text）	安坦	老年患者限制剂量	口干、视物模糊、嗜睡、记忆力下降
单胺氧化酶 -B 抑制剂（MAO-B）	司来吉兰	饭后 0.5h	精神病老年人慎用，不宜与氟西汀联用
多巴胺受体激动剂（Text）	溴隐亭	小剂量开始，遵医嘱增加剂量	恶心、呕吐、头痛、眩晕、异动症
儿茶酚 - 氧位 - 甲基转移酶抑制剂（COMT）	托卡朋（答是美）	常为联合用药	恶心，呕吐、神志混乱

3. 用药的注意事项

（1）熟悉老年人所用药物的类型、剂量、用药方式、不良反应。

（2）用药前，应完成老年人用药史、老化程度的评估，评估胃肠功能、吞咽能力、吸收功能、心脏功能、中枢神经系统功能等可能影响用药的相关项目。通过对身体老化程度的评估决定用药管理方式。

（3）评估老年人阅读能力、记忆能力、理解能力、获取药物知识的能力等。判断老年人是否可以有能力为自己准备药物，包括药物的剂量、获取、辨认等，以确定是否需要他人辅助给药。

（4）老年人自行服药者，因老年人记忆力减退，应及时提醒和督促老年人正确服药，防止药物意外事件发生。

（5）进行用药管理时，口服用药严格"三查七对"制度，保证老年人服药到口，防止出现错服、漏服；若老年人吞咽功能较差（评估见脑卒中章节），可将药物研磨至粉末状，协助老年人服下，防止出现窒息。

（6）帕金森药物使用的注意点：从小剂量开始，逐步缓慢加量直达有效维持；服药期间尽量避免使用维生素 B_6、氯氮䓬、利血平、氯丙嗪、奋乃静等药物，以免降低药物疗效或导致直立性低血压。

（二）监控与观察

疗效观察是帕金森病管理中非常重要的环节，老年人因各器官功能减退，在进行自我监控中可能存在困难，护理员应做好其监控。在老年人服药过程中观察震颤、肌强直、其他运动功能和语言功能的改善程度，观察患者起坐的速度、步行的姿态、讲话的音调与流利程度、写字、梳头、扣纽扣、系鞋带以及进食动作等，以确定药物疗效。

（三）生活照护指导

1. 咀嚼、吞咽困难的照护

（1）给老年人充足的进餐时间和安静的进食环境，不催促、打扰老年人进食。

（2）进餐时尽量保持坐位或半坐位。

（3）流涎过多的老年人可使用吸管吸食流食。

（4）食物制作应以细软为主，便于咀嚼吞咽、易消化，少食多餐。

（5）可少量多次吞咽，避免食坚硬、滑溜及圆形食物如汤圆等。

（6）每口食物尽量为同一质感，不可混杂。

（7）选用薄而小的勺子，食团以一汤匙大小为宜，尽量把食物放在舌根部，进食后再进行几次空吞咽，以保证食物无残留。

（8）指导老年人于三餐前进行咀嚼、吞咽功能训练：①发声训练法，即老年人发"a""i""u""f"音，或做吹灯、吹哨子动作。②舌肌、咀嚼肌训练法。即尽量向前伸舌头，之后左右运动至口角，再用舌尖舔下唇、上唇，然后牙齿叩击、咀嚼。③深呼吸训练法。即深吸气后憋气再咳出。④咽部冷刺激训练法。即用浸过冰水的长柄圆汤匙轻拍以前腭为中心的部位，每个左右相同部位交替轻拍10下后，做空吞咽动作，从而诱发吞咽反射。

（9）坚持训练，有利于咀嚼、吞咽功能的恢复。

2.便秘的照护

（1）指导老年人腹部按摩、腹式呼吸和日常活动，加强腹壁肌和提肛肌收缩力的练习，以增强老年人骨骼肌的运动，抑制胃肠道痉挛而防止便秘的发生。

（2）少食多餐，尽量多摄入高纤维素食物，多饮水，以增加肠蠕动次数，有助于防止便秘的发生；脂肪食物可使大便柔滑，其所含的脂肪酸可刺激肠道平滑肌而使肠蠕动加快，可适量增加花生油、豆油等油脂的摄入。

（3）尽量在饭后或与进餐同时服药，以减少对胃肠道的刺激；多巴胺建议安排在饭前 30 ～ 60min 服用，注意减少脂肪的摄入。

（4）饮食上给予软、烂、温、易消化的食物，注意营养搭配、少食多餐。

（5）适当食用含粗纤维多的蔬菜、水果，如韭菜、芹菜、冬瓜、藕、葡萄、苹果、香蕉、猕猴桃、番茄等；烹饪时应注意不要太细，防止纤维被破坏。

（6）指导老年人经常食用玉米、红薯等食物，无糖尿病老年人可定时喝蜂蜜水以助软化食物残渣、晨起喝温开水 200ml。

（7）指导老年人建立健康的生活方式，每天晨起、早饭后或睡前按时排大便。

3.安全照护

（1）避免让老年人进食带骨刺的食物和使用易碎的器皿，可备金属餐具。

（2）老年人如厕下蹲及起步困难时，予以高位坐厕。

（3）直立性低血压老年人睡眠时应抬高床头，避免快速坐起或下床活动，防止跌倒。

（4）卧室及卫生间的地面须防滑，浴缸处设安全扶手，浴缸底部放上防滑垫。

（5）居室内物品摆放固定、有序，光线充足，避免灯光直射。

（6）老年人鞋子尽量采用防滑鞋底。

（7）建议将坐浴与淋浴结合，浴室内安放固定的高脚凳，方便坐着洗澡和穿脱衣服。

（8）运动锻炼时注意适宜的运动量与幅度，避免过劳。

（9）老年人外出活动或沐浴时，应有人陪护在旁给予帮助。

五、中医护理

中医或针灸等作为辅助手段对改善运动及非运动症状也可起到一定的作用。康复与运动疗法对帕金森病症状的改善乃至于延缓病程的进展可能都有一定的帮助。帕金森病患者多存在步态障碍、姿态平衡障碍、语言和（或）吞咽障碍等，可以根据不同的行动障碍进行相应的康复或运动训练。如健身操、打太极拳、慢跑等运动；进行语言障碍训练、步态训练、姿势平衡训练等。

六、营养管理与康复锻炼

（一）营养管理

1.老年人帕金森病营养要求　老年帕金森患者因为吞咽困难、饮食减少和肌强直、震颤所致机体消耗量增加通常较容易出现营养失调，因此要依据老年人活动量、体重进行热量配比。依据老年人的消化能力、肾功能选择食物，食物选择宜多样化。

（1）主食以五谷类为主，多选粗食，多食新鲜蔬菜、水果，多喝水（每日2000ml），减轻腹胀，防止便秘。

（2）适当的奶制品（2杯脱脂奶）和肉类（全瘦）、家禽（去皮）、蛋、豆类。

（3）少吃油、盐、糖。

（4）钙质有利于防止骨质疏松，每天应补充1000～1500mg钙质。

2. 营养管理的注意事项

（1）营养师根据帕金森病情况为老年人进行膳食制订，护理员结合老年人常规饮食习惯给予建议。

（2）评估老年人的吞咽功能，可参照标准吞咽功能评价量表（SSA），详见附表4。对于咀嚼能力和消化功能减退的老年人应给予易消化、易咀嚼的细软、无刺激性的软食或半流食，少食多餐；对于咀嚼和吞咽功能障碍的老年人应选用稀粥、面片、蒸蛋等精细制作的小块食物或黏稠不易反流的食物，并指导老年人少量分次吞咽，避免吃坚硬、滑溜及圆形的食物如汤圆等；对于进食困难、饮水反呛的患者要及时插胃管给予鼻饲，防止经口进食引起误吸、窒息或吸入性肺炎。

（3）进食方法：进食时摇高床头，保持坐位或半坐位；注意力集中，并给予老年人充足的时间和安静的进食环境，不催促、打扰老年人进食；对于流涎过多的老年人可使用吸管吸食流食。

（4）营养状况监测：评估老年人饮食和营养状况可参照老年人微型营养评估（MNA），详见附表11。注意每天进食量和食品的组成；了解老年人的精神状态和体重变化，评估老年人的皮肤、尿量及实验室指标变化情况。

（二）康复锻炼

帕金森病患者的康复锻炼项目如下。

1. **放松和呼吸锻炼** 全身放松，深呼吸（吸气时腹部鼓起），如此反复5～15min。

2. **面部动作锻炼** 对着镜子，让面部表现出微笑、大笑、露齿而笑、噘嘴、吹口哨、鼓腮等。

3. **头颈部锻炼** ①上下运动：头向后仰，注视天花板5s，再向下，下颌尽量触及胸部；②左示指动：头面部向右转并向右看5s，然后再向左转并看5s；③左右摆动：头尽量向左右肩侧靠，尽量用耳朵去触到肩膀；④下颌前后运动：前伸保持5s，然后内收5s。

4. **躯干锻炼** 通过身体侧弯、转体等运动，增强躯干腹背肌力量与协调性。

5. **腹肌锻炼** 平躺在地板或床上，两膝关节分别弯曲向胸部，持续数秒，然后双侧同时做这个动作。

6. **手部锻炼** 反复练习手指分开、合并的动作及握拳和伸指的动作，防止手关节畸形。

7. **上肢及肩部训练** 两肩分别向耳位置耸起，而后使两肩下垂，蜷缩手臂，扬起过头并向后维持10s；双手向下，在面前扣住，往后拉5s，重复数次。手臂置头顶上，肘关节弯曲，用双手分别抓住对侧的肘部，身体交替向两侧弯曲。

8. **步态训练** 步行时双眼直视，双上肢和下肢保持协同合拍动作，同时使足尖尽量抬高，以足跟先着地，尽量迈开步伐行走，并做左右转向和前后进退的训练。当老年人走马路遇到步僵时，先让老年人停下来，站直身体，鼓励其抬高一条腿，向前迈一大步；再换另一条腿，再抬高，向前迈大步，反复练习 3 ～ 5 次。

9. 舌运动的训练　舌头反复伸出、缩回、左右移动，并练习张嘴闭嘴、抿嘴、噘嘴等动作，随后可进行朗读锻炼和唱歌练习等。

10. 其他锻炼　起病初期老年人主要表现为震颤，应指导老年人维持和增加业余爱好，鼓励老年人积极参与家居活动和参加社交活动，坚持适当运动锻炼，如养花、下棋、散步、打太极拳、练体操等，注意保持身体和各关节的活动强度与最大活动范围。

对于已出现某些功能障碍或坐起已感到困难的动作要有计划有目的地锻炼。告诉老年人知难而退或简单的家人包办只会加速其功能衰退。

（1）如老年人感到从椅子上起立或坐下有困难，应每天做完一般运动后，反复多次练习起坐动作。

（2）起步困难者可以在老年人脚前放置一个小的障碍物作为视觉提示，帮助起步。

老年人出现显著的运动障碍而卧床不起，应帮助老年人采取舒适体位，被动活动关节，按摩四肢肌肉，注意动作轻柔，勿造成老年人疼痛和骨折。

七、应急与处理

（一）噎呛的紧急处理

老年人如在进食过程中突然发生呛咳、呼吸困难，表现为双手乱抓、表情恐怖、面色发绀等症状，应立即想到噎呛，立刻进行急救处理。

第一步：疏通呼吸道。立即清除口咽部的分泌物，就地抢救。迅速用筷子、牙刷、压舌板等物分开口腔，清除口内积食。清醒的患者用上述物品刺激咽部催吐，同时轻拍患者背部，协助吐出食物；不清醒或者催吐无效的，要立即用示、中两指伸向口腔深部，将食物一点一点掏出，越快越好。

第二步：让老年人平躺在地板上可采用卧位的腹部冲击方法，使阻塞气管的食物上移并被驱出。

第三步：护理员在解除食管梗阻后，有呼吸心跳停止的老年人要迅速做心肺复苏，立即转院诊治。如老年人呼吸心跳没有恢复，在转院诊治的过程中持续进行心肺复苏。

（二）跌倒的紧急处理

老年人如果意外跌倒，不要立即扶起，防止病情加重，应立即转院诊治，搬运时保持平卧。如有出血，应立即止血，同时头侧偏，清理口鼻分泌物，保持老年人呼吸道通畅，意识清醒的老年人可检查有无口角歪斜、言语不清、手足无力等脑卒中表现、有无腰背部疼痛或大小便失禁等腰椎损害情形。

八、养老护理服务建议

养老护理服务建议见表 2-13-4。

表 2-13-4　养老护理服务建议

评估等级	□ 分值≤ 5	□ 5 ＜分值＜ 10	□ 分值≥ 10
服务项目	服务内容	服务类型	服务频次
生活起居管理	观察皮肤有无破损、感染观察有无便秘发生	□ 自理 □ 护理员协助	□ 每日指导皮肤管理 □ 每日指导排便管理 □ 每日指导护理员观察及清洁 □ 每日指导护理员协助排便
用药管理	遵医嘱给口服药物；指导老年人自行服药；防止药物不良反应的发生	□ 自行服药 □ 护理员给药	□ 每日指导正确用药 □ 每日指导护理员观察不良反应
营养管理	了解老年人进食情况，有无噎呛、营养不良等情况发生	□ 自行进食 □ 辅助进食鼻饲	□ 每日指导护理员辅助进食或喂食
运动锻炼管理	运动安全性评估与运动方式指导	□ 主动锻炼 □ 被动锻炼	□ 每日指导老年人运动或指导护理员协助老年人运动
健康教育	评估老年人认知状况，提升帕金森病管理能力	□ 认知能力正常 □ 认知能力下降	□ 每个月进行健康教育指导

第十四节　肺　　癌

一、流行病学

近年的流行病学调查数据显示，肺癌为我国癌症发病率和死亡率上升最快的肿瘤，已经接近发达国家的水平。肺癌的发病率增长迅速一个很重要的因素就是人口老龄化，有文献报道 58% 的肿瘤患者年龄超过 65 岁，30% 以上的肿瘤患者死亡年龄大于或等于 80 岁。肺癌在确诊之前通常已有症状开始出现，并且有症状重、持续时间长的特点，例如，长期的咳嗽咳痰、疼痛、恶化等。不仅日益拖垮老年人的身体，增加家属及老年人的经济负担，而且给其带来巨大的精神压力，严重降低老年人的生活质量。养老院作为一个老年人集中的机构，需要加强对老年人肺癌的护理与管理。通过制订详细的老年肺癌患者护理方案，有效缓解肺癌带来的不适症状以及控制并发症的发生、发展，提高肺癌老年人的生活质量。

二、疾病相关知识

老年人肺癌绝大多数源于支气管黏膜上皮或腺体，常有区域性淋巴转移和血行播散。尤其在 40 岁以上，发病年龄一般自 50 岁后迅速上升，在 70 岁达高峰，70 岁以后略下降。男性患者多于女性患者（表 2-14-1）。

表 2-14-1　疾病相关知识

肺癌的病因	吸烟	80% ～ 90% 男性老年肺癌，19% ～ 40% 女性老年肺癌与其有关
	空气污染	被动吸烟、燃料燃烧
	职业因素	曾在工业生产中接触与肺癌发病有关的特殊物质有石棉、烟草的加热产物、镭等放射性物质等
	不良饮食习惯	缺乏蔬菜水果，维生素摄入不足，喜食油炸、腌制食品
	慢性肺部疾病	肺结核、硅肺、尘肺
	心理因素	精神压抑、易激怒，适应力差等
肺癌的分类	解剖学分类	中央型肺癌：多为鳞状上皮癌和小细胞未分化癌
		周围型肺癌：多发生在段气管以下的小支气管，以腺癌多见
	组织病理学分类	非小细胞肺癌：主要为鳞状细胞癌、腺癌、大细胞癌等。其中鳞癌最常见
		小细胞肺癌：恶性程度高，多见于男性。好发于肺门附近的主支气管
肺癌的分期	T 原发肿瘤	T_0：无原发肿瘤证据
		T_1：肿痛直径 $\leq 3cm$，周围被肺组织或脏层胸膜包裹，支气管镜检查未累及叶支气管以上
		T_2：肿关直径 $> 3cm$ 但 $\leq 7cm$，或者符合以下任意一点：累及主支气管，累及脏层胸膜
		T_3：肿瘤最大直径 $> 7cm$，或任何大小肿瘤直接侵犯下列结构之一：胸壁、膈肌、心包等
		T_4：任何大小的肿瘤直接侵犯下列结构之一：纵隔、心脏，大血管、气管、食管、椎体等；全肺的肺不张或阻塞性炎症
	N 区域性淋巴结侵犯	N_0：未发现局部淋巴结侵犯
		N_1：同侧支气管周围的和（或）同侧肺门淋巴结转移
		N_2：同侧纵隔淋巴结和（或）隆突下淋巴结转移
		N_3：对侧纵隔淋巴结，对侧肺门淋巴结，同侧对侧斜角肌淋巴结或锁骨上淋巴结转移
	M 远处转移	M_0：没有远处转移
		M_1：有远处转移
		M_2：对侧肺叶出现的肿瘤结节、胸膜结节、恶性胸腔积液或恶性心包积液
		M_3：远处器官转移
肺癌的临床表现	局部症状	咳嗽，咳痰，咯血，胸闷气急，胸痛
	全身症状	发热，消瘦、乏力、恶心、呕吐
	肺外症状	杵状指（趾），肥大性骨关节病，低钠血症（水肿、嗜睡）、高血钙，低血磷（多尿、烦渴）
	转移症状	淋巴结转移，胸膜受侵和转移，肾脏、消化道转移，颅脑转移，骨转移
	并发症	胸腔积液，声音嘶哑、上腔静脉综合征、疼痛

肺癌的治疗	手术治疗	肺叶切除，单侧全肺切除等
	放射治疗	用于手术后残留病灶的处理和联合化疗的综合疗法
	化学治疗	对于局部肺内病灶及经血道和淋巴道的微转移病灶均有用
	靶向治疗	主要用于接受过化疗的晚期或转移性非小细胞癌的治疗
	中医疗法	中药治疗及中医外治法，如穴位敷贴、耳穴埋豆、五行音乐等

三、入院评估

（一）评估的意义

对老年人身心状况的评估，是制订每个患有肺癌的老年人个体化护理的前提，评估可以帮助护理人员了解老年人的整体状况，预知老年人可能存在肺癌并发症的风险，评估应贯穿护理的全过程，以便于评估疗效，调整护理方案，制订出合理的、科学的、有实践意义的肺癌护理方案。

（二）评估项目

老年肺癌入院评估内容详见表 2-14-2。

表 2-14-2　老年肺癌入院评估内容

姓名：_____　　　　性别：□ 男　　□ 女　　　年龄：_____岁

身高：_____ cm　　　体重：_____ kg

评估项目		评估内容与分级	
		1 分	0 分
基本情况	不良习惯	□ 吸烟　□ 喝酒　□ 晚睡	□ 无
	年龄	□ < 70 岁	□ ≥ 70 岁
	病程	□ ≥ 5 年	□ < 5 年
肺癌的分期	T 原发肿瘤	□ T_2　□ T_3　□ T_4	□ T_0　□ T_1
	N 区域性淋巴结侵犯	□ N_1　□ N_2　□ N_3	□ N_0
	M 远处转移	□ M_1	□ M_0
肺癌的症状	局部症状	□ 咳嗽　□ 咳痰　□ 咯血　□ 胸闷气急　□ 胸痛	□ 无
	全身症状	□ 发热　□ 消瘦　□ 乏力　□ 恶心、呕吐	□ 无
	肺外症状	□ 杵状指（趾）　□ 肥大性骨关节病　□ 低钠血症 □ 高血钙、低血磷	□ 无
	并发症	□ Honer 综合征　□ 胸腔积液 □ 上腔静脉综合征　□ 呼吸衰竭	□ 无

评估项目		评估内容与分级	
		1 分	0 分
用药情况	用药情况	□ 口服化疗药　□ 口服靶向药　□ 镇咳药 □ 镇痛药　□ 其他	□ 无
	药物不良反应	□ 曾有	□ 无
自我管理	认知状况	□ 重度障碍　□ 中度障碍　□ 轻度障碍	□ 正常
	意识状态	□ 嗜睡　□ 意识模糊　□ 昏睡　□ 昏迷	□ 清醒
行为方式	服药行为	□ 不规律，时有漏服　□ 不服药	□ 遵医嘱
	不良习惯	□ 吸烟　□ 饮酒	□ 无
	睡眠情况	□ 较差	□ 一般　□ 良好
	饮食情况	□ 不控制　□ 不规律	□ 严格按照医师要求
	锻炼方式	□ 无	□ 散步　□ 益气养肺功 □ 太极拳
	每周锻炼次数	□ 0	□ 1～2　□ 3～4 □ 5～6
总　　分			
评估者签名			

填表说明:本表总计共 20 分。如单个评估项目出现多条问题,仍以 1 分计算。如该老年人有"咳嗽"同时也有"胸痛"此项计分为 1 分,而非 2 分。以此类推,最后累计相加得出评估总分

（三）评估方法及注意点

1. 老年肺癌基本情况评估　老年人入院时通过询问其家属或查看以往病历了解老年人肺癌所属的分期、病程长短、治疗情况。掌握老年人基本的身体状况,入院时需要测身高、体重,测算其体质指数,测量生命体征,肺癌老年人尤其注重体温的检测。体温过高不仅是肺癌的临床表现,而且持续的高温提示肺部感染的可能,需要引起注意。

2. 症状与并发症的评估

（1）局部症状评估:主要评估老年人是否有咳嗽、咳痰、咯血、胸闷气急、胸痛的一些肺癌典型症状的出现。

1）咳嗽、咳痰:注意评估老年人咳嗽的性质,肺癌老年人出现咳嗽症状一般是癌肿刺激支气管黏膜而出现的阵发性干咳、刺激性呛咳。肿瘤增大导致支气管狭窄,咳嗽可带高音调金属音。注意评估老年人咳痰的色、质、量。

2）咯血:老年人出现咯血时,首先注意咯血量的区分,痰中带血;少量咯血＜ 100ml/d;中等量咯血 100～400ml/d;大量咯血＞ 500ml/d 或 300～500ml/d。及时记录患者咯血的色、质、量。大咯血的主要症状是胸痛、胸闷,出现并发症后还会有低血压、休克、呼吸衰竭等相应症状。

3）胸闷气急:注意观察老年人是否出现吸气性呼吸困难,如出现提示肿瘤压迫大气管;

观察气促症状是否进行性加重，发绀加重。

4）胸痛：主要评估疼痛的部位、性质、程度、持续时间和使用镇痛药物后疼痛症状有无缓解。

（2）全身症状评估

1）发热：每日测量体温 1 次。体温 > 37.5℃，每日测 3 次，体温高于 39℃，每 4 小时测量 1 次，直至正常。

2）消瘦：关注老年人近 3 个月内有无明显的体重变化，评估老年人的食欲情况、体质指数等。体重减轻计算公式：体重减轻（%）=（平时体重 − 现在实际体重）/ 平时体重 ×100%，结果 > 5% 提示体重减轻。若进行性体重减轻，判断为消瘦。

3）恶心、呕吐：主要通过询问老年人的食欲情况以及查看老年人服用的药物是否有胃肠道的不适反应。

（3）肺癌肺外表现的评估

1）杵状指（趾）：观察老年人的手指或足趾是否外形像棒槌，指端膨大（图 2-14-1）。

2）低钠、高钙、低磷血症：主要通过观察血液指标的报告判断老年人是否存在电解质的紊乱。

（4）并发症评估：通过询问老年人本人或其家属了解老年人的既往史，以及检查报告的结果，判断老年人有哪些并发症的存在。下面列举常见并发症的表现。

1）胸腔积液：可观察老年人是否胸痛、呼吸困难、患侧饱满且胸壁运动受限、有气短及胸闷感，甚至呈端坐呼吸、高热等表现。

2）上腔静脉阻塞征：观察老年人头面部或上半身有无淤血水肿，颈部肿胀、颈静脉怒张，询问老年人有无领口进行性变紧的感受（图 2-14-2）。

3）呼吸困难：评估老年人的呼吸频率，有无呼吸困难、口唇发绀等情况。呼吸衰竭发作严重时可出现"三凹征"，即胸骨上窝、锁骨上窝和肋间隙明显凹陷。

4）Horner 综合征：主要评估老年人是否有同侧瞳孔缩小、上眼睑下垂、眼球内陷、发汗减少等症状。

（5）用药情况评估：详细评估老年人的用药史，通过对既往和现在所用药物的服用记录、药物不良反应以及老年人对药物的了解程度等。

（6）行为方式评估：了解老年人是否存在吸烟、喝酒等不良生活习惯，锻炼行为、服

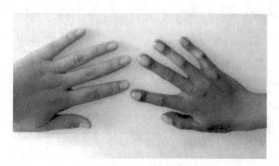

图 2-14-1　杵状指

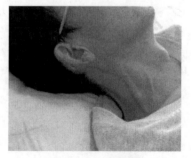

图 2-14-2　颈静脉

药行为、睡眠情况（必要时可运用睡眠状况自评量表进行测评，详见附表 9）是否规律，为日常监护与观察、行为管理提供参考。

（7）自我管理情况评估

1）认知状态评估：通过询问老年人一些简单问题，具体参照简易精神状态检查量表（MMSE），详见附表 8，来评估老年人的认知能力情况。

2）意识状况评估：可根据老年人意识清晰的程度、意识障碍的范围、意识障碍内容的不同而有不同的表现，具体参照意识状况评估表，详见附表 1。

3）行为方式评估：了解老年人是否存在吸烟、喝酒等不良生活习惯，锻炼行为、服药行为、睡眠情况（必要时可运用睡眠状况自评量表进行测评，详见附表 9）是否规律，为日常监护与观察、行为管理提供参考。

（四）评估结果

通过护理评估，护士了解肺癌老年人的症状表现、病情轻重、心理状况等，并进行照护分级和制订相应的照护方案。

分值≤ 5

● 每日用药管理、营养管理与卫生管理。

● 隔日对老年人进行穴位敷贴，并观察疗效。

● 协助老年人完成每周 2 ～ 3 次的运动锻炼。

● 指导老年人每周聆听五行音乐。

5 ＜分值≤ 10

● 每日用药管理、营养管理与运动管理。

● 对不同症状（咳嗽、发热、胸痛等），给予对症的护理措施。

● 对于有手术或者放、化疗病史的老年人尤其注意并发症的护理，例如恶心、呕吐、感染、骨髓抑制等。

分值＞ 10

● 每日用药管理、营养管理与运动管理。

● 对于有产生严重并发症危险的肺癌老年人要加强观察、巡视，注意老年人的安全，防止压疮、坠床等意外的发生。

● 严重并发症，如大咯血、休克、重度呼吸衰竭，立即转院治疗。

四、日常管理

老年肺癌患者日常管理主要通过全面、连续和主动的管理，以延缓病程、减轻痛苦，以达到提升生活质量的目的。主要管理的内容包括生活照护、饮食护理、用药护理等。

（一）生活照护

1. 咳嗽、咳痰　观察呼吸、咳嗽状况，痰液的色、质、量；保持老年人居住环境的空气新鲜、温湿度适宜，温度在 18 ～ 22℃，湿度 50% ～ 60%；痰液黏稠的老年人可用雾化吸入稀化痰液帮助祛痰，同时保持口腔清洁，每天软毛刷刷牙 2 次；每日穴位敷贴 4h。

2.咯血　密切观察咯血的色、质、量及伴随症状，少量咯血静卧休息；大量咯血绝对卧床，头低足高位，头偏向健侧。及时清除老年人口腔内的积血，用淡盐水漱口。

3.发热　注意观察老年人体温的变化，协助卧床休息，多饮水；及时帮助老年人擦干汗液、更换内衣。

4.胸闷　气促将老年人扶起，呈半卧位或坐位，减少疲劳和耗氧，给予持续中低流量吸氧，改善缺氧状况。

5.胸痛　协助老年人患侧卧位；剧烈咳嗽时用手按住胸痛部位，以减轻疼痛；在舒缓音乐的背景下，指导老年人缓慢呼吸，帮助其转移注意力。

6.恶心、呕吐　保持口腔及床单位的整洁，协助用淡盐水漱口；体质虚弱的老年人呕吐时应将头偏向一侧，以免呕吐物误入气管，引起窒息。

（二）饮食护理

1.指导老年人进食止咳的食物，如山药、白果等。当老年人持续咳嗽时，可用薄荷叶泡水喝来缓解咽部的刺激。

2.发热的老年人进食清热生津之品，如苦瓜、冬瓜等，忌食辛辣刺激食物。

3.恶心呕吐时应选择易消化的食物，如蔬菜、水果、小米、百合等，避免进食易产气的食物。少食多餐（每天 4～6 餐）；呕吐后不要立即进食，可先进食清淡的半流食，休息片刻后再进食；如老年人频繁呕吐，宜进食富含电解质水果，补充水分和电解质。

4.咯血的老年人如果出血量少可进食凉血养血、甘凉滋养之品，如黑木耳、茄子等。如果大量出血应禁食。

5.接受过化疗或靶向治疗不久的老年人饮食上要注意增加营养，高蛋白质、高维生素饮食，以增强抵抗力。多饮水，每日饮水 1000～2000ml，有助于排出药物毒素。

（三）用药护理

肺癌老年人常使用的药物包括针对症状的镇咳化痰药物（详见本章第八节），还包括针对肿瘤的化疗药、靶向药等。

1.老年人服用激素类药物化痰止咳时，要做到发药到口，注意尽量饭后服药，因激素类药物对胃黏膜的刺激性较大。使用过程中注意观察病情的变化，以免诱发感染。

2.老年人在外院接受化疗后再次回到养老院，护理员要注意观察老年人是否有化疗后的不良反应，如恶心、呕吐、便秘等胃肠道反应、骨髓抑制、脱发等（表 2-14-3）。

表 2-14-3　化疗药常见不良反应

消化道	食欲缺乏，恶心，呕吐，腹泻，便秘，腹痛等胃肠道反应。重度呕吐可导致脱水、电解质紊乱
骨髓抑制	外周白细胞迅速减少，其次是血小板、红细胞。严重骨髓抑制可发生出血或感染
脱发	是化疗一种很常见的毒副反应，是化疗药物损伤毛囊的结果，通常与化疗药物的浓度和剂量有关

3.使用化疗药物后，身体免疫力差，因此要注意预防口腔感染和泌尿道感染，生活要

有规律、劳逸结合，并保证充足的睡眠。除了病重卧床外，老年人要进行适当的锻炼，以增强机体的抗病能力，尽量避免出现感染性疾病。

4. 发给老年人的口服药按次数分别包好，写清楚服药的时间，以免造成误服。对于阿片类药物要做到单剂量发药，护理人员在规定的服药时间将该顿口服剂量经过认真的核对，注意药物间的相互作用，将药物发至患者口中，并确定服用。

（四）情志护理

1. 指导老年人倾听五音中的高调音乐，抒发情感，缓解紧张焦虑的心情，达到调理气血阴阳的作用。

2. 在体力允许的情况下尽早开始锻炼，例如散步、益气养肺功、简化太极拳等。

3. 多与老年人沟通，了解其心理状态，及时予以心理疏导。

（五）监控与观察

肺癌患者定期疾病监测见表 2-14-4。

表 2-14-4　肺癌患者定期监测

早期手术后	第 1 年	每 3 个月复查 1 次，胸部增强 CT 或平扫，检测血中肿瘤标志物，血常规
	第 2 年	每半年复查 1 次，项目同上。每次都要询问是否戒烟，吸烟量变化，并指导戒烟
	第 3 年始	每年复查 1 次，项目同上
肺癌晚期	稳定期	每 1～3 个月复查 1 次，查血清肿瘤标志物，血常规。每 2～4 个月复查 1 次胸部 CT 和转移部位影像
	急性期	如有症状及时复查

五、中医护理

穴位敷贴是肺癌的中医特色治疗。穴位敷贴技术是将白芥子、甘遂、细辛、生姜汁等制成一定制剂，敷贴到人体穴位，通过刺激穴位，激发经气，达到通经活络、清热解毒、活血化瘀、消肿止痛、行气消病、扶正强身的一种治疗方法。

（一）取穴

1. 天突位于胸骨上窝正中。

2. 大椎穴位于第 7 颈椎棘突下（图 2-14-3）。

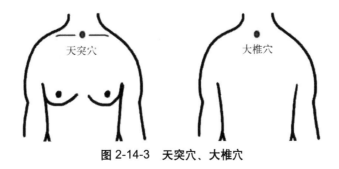

图 2-14-3　天突穴、大椎穴

（二）操作方法

1. 核对医嘱，评估患者，做好解释，注意保暖。

2. 备齐用物，携至床旁。根据敷药部位，协助患者取适宜的体位，充分暴露患处，必要时屏风遮挡患者。

3. 更换敷料，以生理盐水或温水擦洗皮肤上的药液，观察创面情况及敷药效果。

4. 根据敷药面积，取大小合适的薄胶纸，用一次性镊子将药球放于薄纸中央凹陷处，并均匀地平摊于薄胶纸上，厚薄适中。

5. 将已摊好药物的薄胶纸敷于患处，药饼对准穴位，以免药液受热溢出污染衣物。

6. 观察患者局部皮肤，询问有无不适感。

7. 操作完毕后擦净局部皮肤，协助患者着衣，安排舒适体位。

8. 隔日敷贴 1 次，4 ～ 6h 取下，6 次为 1 个疗程。

（三）注意事项

1. 孕妇脐部、腹部、腰骶部及某些敏感穴位，如合谷、三阴交等处都不宜敷贴，以免局部刺激引起流产。

2. 药物应均匀涂抹于棉纸中央，厚薄一般以 0.2 ～ 0.5cm 为宜，覆盖敷料大小适宜。

3. 敷贴部位应交替使用，不宜单个部位连续敷贴。

4. 对于残留在皮肤上的药物不宜采用刺激性物品擦洗。

5. 操作前告知患者若出现皮肤微红是正常现象。

6. 使用敷药后，如出现红疹、瘙痒、水疱等过敏现象，应暂停使用，报告医师，配合处理。

7. 如遇感冒、发热、哮喘急性发作时暂停使用。

8. 穴位敷贴期间禁忌食生冷食品。当天忌游泳和洗冷水澡。

六、专科护理

（一）五行音乐

中医的五行音乐是辅助治疗癌症的最佳选择，可改善临床最痛苦的乏力、疼痛、失眠、抑郁等症状。

肺在身体里是管理呼吸的器官，全身的血液里携带的氧气都要通过肺对外进行气体交换，然后输送到全身各处。肺部常见不适有咳嗽、气喘、疼痛、出汗等。属于肺的音阶:高音，相当于简谱中的"Re"。商调式乐曲风格高亢悲壮，铿锵雄伟，具有"金"之特性，可入肺。

最佳曲目:《阳春白雪》《山丹丹开花红艳艳》等，这些曲子曲调高昂，包括属于土的宫音和属于火的徵音，可以通过音乐将肺从里到外梳理一遍。

最佳欣赏时间:15:00 ～ 19:00，体内的肺气在这个时间段比较旺盛，随着曲子的旋律，一呼一吸之间，事半功倍。伴茶:准备 1 杯白水，里面放少许红茶，以起到生肺补气，同时清除肺中杂质的效果。

注意:音乐治疗可以每日 1 次，每次治疗时间最好控制在 30min 左右，最多不能超过

40min。时间过长容易产生疲劳，达不到预期的目的。此外，音量的大小也应掌握在适当的程度，以 70 分贝以下疗效最佳。

（二）雾化吸入

1. 目的　雾化吸入法是将药液以气雾状喷出，由呼吸道吸入的方法。具有治疗呼吸道感染、消除炎症和水肿、解痉、稀化痰液，帮助祛痰的作用。

2. 操作方法　压力型简易雾化器的使用。

（1）嘱患者清洁漱口。将患者置于舒适的体位。

（2）用蒸馏水 5ml 稀释药物，注入雾化器内。

（3）将雾化器一端接在输送氧气管上。氧气流量调节至 6 ～ 8L/min。

（4）患者手持雾化器，把喷气管放入口中，紧闭口唇，吸气时用手指堵住"出气口"，呼气时松开手指，直到药液喷完为止，一般需 10 ～ 15min（图 2-14-4）。雾化期间若需暂停休息，可松开堵住"出气口"的手指，停歇休息。

（5）喷药完毕后关闭氧气筒，取出雾化器，清理用物。

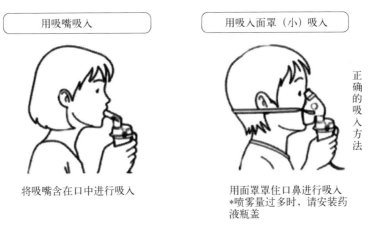

图 2-14-4　雾化吸入法

3. 注意事项

（1）雾化吸入半小时前尽量不要进食，避免雾化吸入过程中气雾刺激气道，引起呕吐。

（2）避免让雾化液进入眼睛，否则会引起眼部不适。

（3）雾化前不要抹油性面霜。

（4）雾化过程中，应密切观察患者的面色、呼吸情况、神志等。如有面色苍白、异常烦躁及缺氧症状应立即停止治疗。

（5）每次雾化吸入后，可以用生理盐水或温开水漱口，并清洗面部。

（6）建议雾化器单人使用，雾化结束后，雾化罐可用温水及时清洁，应注意附件的消毒，晾干后再使用。

七、应急与处理

发生急性呼吸衰竭时，保持呼吸道的通畅，清除口、咽、喉呼吸道分泌物；解除气道痉挛，可选用气道吸入剂（详见本章第八节）；给予高流量吸氧，情况稳定后，持续低流量吸氧；症状仍不能缓解，及时转院治疗。

发生少量咯血时保持绝对安静，不需要特殊治疗，卧床休息，注意观察病情。中等量咯血时让患者向患侧卧位，床脚抬高。心血管病引起者取半坐位，保持呼吸道通畅，使积血易于咯出。大咯血时告诉患者不要用力吸气、屏气、剧咳，喉间有痰轻轻咳出，并及时送医院抢救。

八、养老护理服务建议

肺癌护理服务建议见表 2-14-5。

表 2-14-5　肺癌护理服务建议

评估等级	□ 分值＜5	□ 分值 5～10	□ 分值＞10
服务项目	服务内容	服务类型	服务频次
合理用药	评估老年人服药能力，坚持发药到口的原则	□ 自行给药 □ 护士给药	□ 每日
运动锻炼	指导老年人进行有益肺功能的锻炼，并确保安全性	□ 主动锻炼 □ 被动锻炼	□ 每周 1 次 □ 每日 3～4 次
五行音乐	选取合适的环境，指导老年人聆听曲目	□ 自行欣赏 □ 护理员指导	□ 每周 1 次
雾化吸入	指导有需要的老年人雾化吸入的方法，确保安全	□ 护士协助 □ 护理员协助	□ 从不协助 □ 按需协助
皮肤管理	观察皮肤有无破损、感染	□ 可自理 □ 护理员协助	□ 每日指导皮肤管理 □ 每日指导护理员观察与清洁
中医护理	给予老年人穴位敷贴，并观察使用效果	□ 护士指导 □ 护理员指导	□ 隔日 1 次
健康教育	评估老年人的认知能力，提升肺癌老年人自我管理能力	□ 健康讲座 □ 茶话会	□ 每月 1 次

注：请您在符合的情况中打"√"

第十五节　肠　　癌

一、流行病学

肠癌为常见的消化道恶性肿瘤之一，据我国 2001 年统计，其发病率在我国位于恶性肿瘤第 3 位，发病年龄趋老年化，男女之比为 1.65：1，尤其以 60 岁以后大肠癌的发病率及病死率均显著增加。因此，结合中西医护理理论，构建面向社区和老年护理院的肠癌护理标准方案，并用于实践指导，有利于提高社区护理技术水平，增强社区护士的专业素质，从而进一步改善社区护理院老年人的生活质量。

二、疾病相关知识

肠癌是以排便习惯和粪便性状改变为首先出现的症状，多表现为大便次数增多、粪便不成形或稀便。属于中医学"积聚"病证范畴（表 2-15-1）。

表 2-15-1　疾病相关知识

发病因素或诱发因素	◆ 饮食高脂肪、低纤维饮食 ◆ 遗传因素 ◆ 癌前病变：大肠慢性炎症、大肠腺瘤 ◆ 其他因素：血吸虫病、盆腔放射、环境因素、吸烟等
典型临床表现	◆ 早期：消化不良、大便隐血 ◆ 右半结肠癌：主要表现为食欲缺乏、恶心、呕吐、贫血、疲劳、腹痛、缺铁性贫血 ◆ 左半结肠癌：主要表现为完全或部分性肠梗阻。大便习惯改变，出现便秘、便血、腹泻、腹痛、腹部痉挛、腹胀等 ◆ 直肠癌：主要表现为便血、排便习惯改变及梗阻。主要为解黏液脓血便，粪柱变形、变细，晚期表现为不全性梗阻 ◆ 肿瘤浸润及转移症状：肛门失禁、下腹及腰骶部持续疼痛，指检可扪及肿块，腹水
并发症	◆ 肠梗阻 ◆ 贫血
常见治疗（处理）措施	◆ 手术治疗 ◆ 同时配合化疗、放疗等综合治疗 ◆ 清淡饮食 ◆ 放松情绪

三、入院评估

（一）评估意义

养老院入住的肠癌老年人可为手术治疗后患者或非手术治疗患者，对其进行护理评估可以帮助护理人员了解老年人的整体情况，预知老年人可能存在的疾病风险等，为老年人在院期间的护理工作做好前期准备，从而实现"因需施护、因人施护、因病施护"的目的。

评估的主要目的是明确肠癌患者的诊断和治疗方式，观察患者的排便情况，筛查肠癌术后并发症，记录药物使用情况，制订护理与管理计划。

（二）评估项目

肠癌患者基本信息与评估见表 2-15-2。

（三）评估方法与注意事项

在对肠癌老年人采取干预性措施前、后，对老年人进行量表测评，量表评测人员应经正规培训，熟悉量表内容，对调查对象的提问无任何导向性。量表的评估和录入工作由两名护士共同完成，保证量表测评时应准确、客观、无遗漏。

表 2-15-2　肠癌患者基本信息与评估

姓名：_____ 　　　性别：□男　□女　　　年龄：_____岁

身高：_____ cm 　　体重：_____ kg　　体质指数（BMI）：_____

诊断：_____ 　　　　家庭住址：_____街道_____号

随访方式：_____ 　　1）门诊　2）家庭　3）电话　4）短信　5）其他

本次随访状态：_____ 　1）继续随访　2）暂时性失访　3）失访　（□1.死亡　□2.迁出
　　　　　　　　　　　　　　□3.拒访　　□4.其他）

评估项目		评估内容与分级	
		1 分	0 分
基本情况	年龄	□ 60～69 岁　□ 70～79 岁　□≥80 岁	□＜60 岁
	病程	□ 5～10 年　□ 10～15 年　□≥15 年	□＜5 年
	自理能力	□不能自理　□部分自理	□完全自理
	进食	□喂食	□自行进食
大便情况（此项不计分）	次数	□_____天/次　或　□_____次/天	□便秘、腹泻交替
	性状	□软便　□糊状　□水样便　□混有血液　□混有黏液　□混有脓液　□粪柱变形或变细	
症状与并发症	腹痛	□有	□无
	腹胀	□有	□无
	排便不尽	□有	□无
	排便费力	□有	□无
	肛门阻塞感	□有	□无
	造瘘口情况	□造口渗血　□造口狭窄　□造口回缩内隐　□造口旁疝　□造口皮肤黏膜膨出　□肠管脱垂　□造口周围皮肤溃烂　□肠管造瘘分离	□无
	并发症	□消化系统异常　□高危险	□无
		□神经病变　□高危险	□无
		□肝脏病变　□高危险	□无
血清铁值		□血浆　　□数值　□正常　　□良好	□一般不良　□极其不良
用药情况（此项不计分）	药物种类	□缓泻剂　□口服化学治疗药　□静脉化学治疗药　□肠腔化学治疗药　□中药调理　□其他	
	药物名称	1.　　　　2.　　　　3.　　　　4.	

续表

评估项目		评估内容与分级	
		1 分	0 分
行为方式	不良习惯	☐ 吸烟　☐ 饮酒	☐ 无
	睡眠情况	☐ 较差	☐ 一般
	锻炼方式	☐ 无	☐ 散步　☐ 太极拳 ☐ 八段锦　☐ 其他 ☐ 一周锻炼次数_____次
	饮食依从性	☐ 不依从　☐ 部分依从（喂食者无须填此项）	☐ 完全依从
	服药依从性	☐ 不依从　☐ 部分依从（喂食者无须填此项）	☐ 完全依从
自我管理能力	心理状况	☐ 焦虑　☐ 抑郁　☐ 烦躁　☐ 恐惧	☐ 正常
	意识状态	☐ 嗜睡　☐ 意识模糊　☐ 昏睡　☐ 昏迷	☐ 清醒
	认知状况	☐ 重度障碍　☐ 中度障碍　☐ 轻度障碍	☐ 正常
	管理效能	☐ 8 ～ 24 效能不足 ☐ 25 ～ 48 效能一般	☐ 49 ～ 80 效能良好
总　分			
评估者签名			

1. 一般资料及病史　评估病史的时候，护士应使用询问或查看病历资料的方式了解。注意：①取得老年人信任；②正确应用沟通技巧，语言通俗易懂，避免诱问病史；③合理安排病史采集时间、环境，对重要的问题可重复提问一遍。

2. 症状与并发症评估

（1）症状评估：观察和询问老年人有无腹痛、腹胀、排便时是否费力、排便后是否仍有未排干净的感觉，有造瘘口的患者还应观察造瘘口有无水肿、出血、感染、回缩及狭窄等情况，观察老年人粪便的色、质、量和每日大便次数，并记录（图 2-15-1）。

（2）并发症评估

1）消化系统异常：①嗳气。老年人饭后是否有打嗝、消化不良的症状。②食欲缺乏。老年人是否有进食欲望降低的表现。③肠梗阻。观察老年人是否出现腹痛、呕吐、腹胀，无大便和无肛门排气。特别注意老年人是否出现钠离子及钾离子电解质紊乱、脱水、腹部绞痛，如出现，立即通知医师进行紧急处理。④肠道肿瘤。粪便检查是否有大便隐血试验阳性，观察是否大便带血、脓血便、黏液血便。是否有里急后重（腹痛很急切想排出大便却又排不出来）、大便变细、变形、大便习惯改变（大便次数增加或腹泻、便秘）、体重下降。

2）神经病变：①记忆力下降。迫切渴望知识更新，却常感到力不从心，或感觉对事物的记忆减退，进而感到工作紧张、焦虑、易怒。②注意力分散。老年人出现容易分心，静不下来，易受干扰。③阿尔茨海默病。记忆障碍、失语、失用、失认、视空间技能损害、

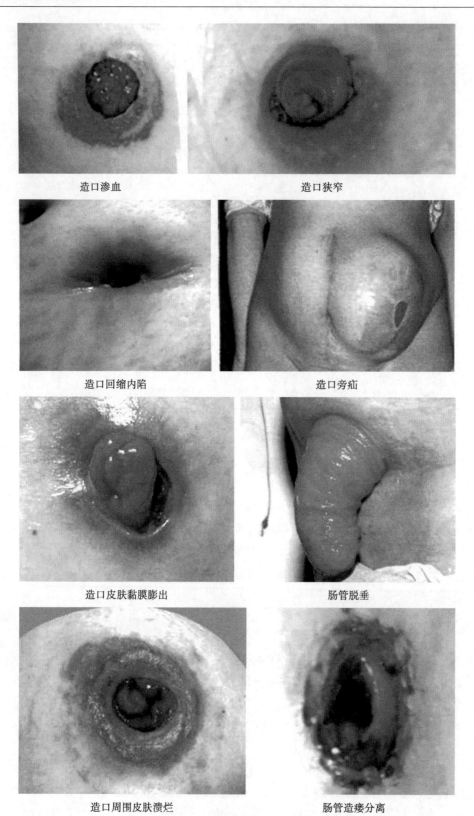

造口渗血　　　　　　　　　　　　　　　造口狭窄

造口回缩内陷　　　　　　　　　　　　　　造口旁疝

造口皮肤黏膜膨出　　　　　　　　　　　　肠管脱垂

造口周围皮肤溃烂　　　　　　　　　　　　肠管造瘘分离

图 2-15-1　肛门造口异常类型

执行功能障碍以及人格和行为改变等全面性痴呆表现为特征。

3）肝脏病变：①肝细胞损害。实验室血液检查示红细胞、血红蛋白、血细胞比容变化，如有必要，进行腹腔穿刺检查。②肝性脑病。观察老年人是否出现性格改变（外向变内向、内向变外向）、行为改变（"不拘小节"、无意义随意动作）、睡眠昼夜颠倒，如出现上述前驱症状，立即查血氨、脑电图。并发症情况评估旨在通过既往病史、体征和相关检查了解老年人是否存在心血管疾病、高血脂等，以评估心脑血管病变风险。

4）血液系统异常贫血：必要时进行血象监测，参照贫血分度，详见附表10。

3. 用药情况评估　详细评估老年人的用药史，通过对既往和现在所用药物的服用记录、药物不良反应以及老年人对药物的了解程度等内容的评估建立用药记录。

4. 行为方式评估　了解老年人是否存在吸烟、喝酒等不良生活习惯，锻炼行为、服药行为、睡眠情况（必要时可运用睡眠状况自评量表进行测评，详见附表9）是否规律，为日常监护与观察、行为管理提供参考。

5. 自我管理能力评估　老年功能性便秘，病程漫长及容易反复等容易使老年人产生焦虑、抑郁等心理反应，对社区护理的照护管理不能有效地应对，依从性较差。应详细评估老年人对便秘知识的了解程度及认知情况，有无焦虑、恐惧等心理变化，为制订针对性的服务计划提供参考。

（1）心理状况评估：可运用焦虑抑郁量表检测心理状况，详见附表6和附表7，必要时请专业人士进行评估。

（2）意识状况评估：可根据老年人意识清晰的程度、意识障碍的范围、意识障碍内容的不同而有不同的表现，具体参照意识状况评估表，详见附表1。

（3）认知状态评估：通过询问老年人一些简单问题，具体参照简易精神状态检查量表（MMSE），详见附表8，来评估老年人的认知能力情况。

（4）健康行为自我效能评估：详见附表3。

四、日常管理

（一）饮食护理

1. 保肛手术者　多吃新鲜蔬菜、水果，多饮水，避免高脂肪及辛辣、刺激性食物。

2. 行肠造口者　注意控制过多粗纤维食物以及过稀、可致胀气的食物。

3. 综合治疗患者　多吃新鲜蔬菜、水果，若伴有食欲缺乏、恶心、呕吐症状时，应摄取清淡、易消化吸收的食物。

4. 晚期患者　以粥、面等半流质饮食为主。

5. 腹泻患者　建议患者食用苹果酱、香蕉及米饭。只有在医师指导下才能服用泻药或止泻药。

（二）运动指导

参加适量体育锻炼，生活规律，保持心情舒畅。避免自我封闭，应尽可能地融入正常的生活、工作和社交活动中。有条件者，可参加造口患者联谊会，学习交流彼此的经验和体会，重拾自信。

（三）用药护理

1. 遵医嘱按时、按量、准确给药　对于晚期肠癌难以控制的疼痛时，应尽可能在痛前给药。

2. 中药宜温服　服中药期间禁忌大温大热之品，以免再伤脾胃，助湿生热。

（四）健康指导

1. 结肠造口的护理　观察造瘘口肠黏膜的血液循环，有无回缩、坏死溃烂等。要定期扩张造口，防止造瘘口狭窄。经常保持造瘘口局部清洁、干燥。可涂氧化锌软膏保护，选择合适的肠造口用具，如有粪便外溢、污染衣服应及时更换。训练患者养成定时排便习惯，每日清晨喝 1 杯凉开水，刺激排便。

2. 指导患者正确进行造口灌洗　灌洗期间注意观察，若感腹部膨胀或腹痛时，放慢灌洗速度或暂停灌洗。灌洗间隔时间可每日 1 次或每 2 日 1 次，时间应相对固定。

3. 焦虑、紧张　与老年人多交谈，给予关心、体贴、疏导，向老年人及其家属讲解有关的疾病知识，使老年人能正确对待、合理饮食、保持乐观的心情、安心休养，养成每天定时排便的习惯，积极配合治疗与护理，中医情志疗法可用五志相胜法、发泄悲郁法、清心静养法、移情易性。

4. 复查　每 3～6 个月定期门诊复查。行永久性结肠造口患者，若发现腹痛、腹胀、排便困难等造口狭窄征象时应及时到医院就诊，行化疗。放疗患者，定期检查血常规，出现白细胞和血小板计数明显减少时，遵医嘱及时暂停化疗和放疗。

（五）造瘘口护理

1. 观察造口肠黏膜的血液循环，肠造口有无回缩、出血及坏死。

2. 术后早期勤换药，肠管周围用凡士林纱布保护，直至切口完全愈合。

3. 使用造口袋后，应观察造口袋内液体的颜色、性质和量，如造口袋内有气及排泄物，说明肠蠕动恢复，可开始进流食。

（1）造口处拆线后，每日进行扩肛 1 次，防止造口狭窄。

（2）保护造口周围皮肤，减少肠液的刺激及湿疹的出现，常用氧化锌软膏或防漏膏保护皮肤。

（六）中医养生保健指导

1. 生活起居

（1）保证充足的睡眠和休息，防止感冒。

（2）指导患者有序进行八段锦、简化太极拳锻炼。

2. 饮食指导　饮食宜清淡，忌烟酒、肥甘厚味、甜腻和易胀气的食品。

（1）脾肾阳虚证：宜食温阳健脾的食品，如山药、桂圆、大枣、南瓜等。忌生冷瓜果、寒凉食品。食疗方：桂圆大枣粥。

（2）肝肾阴虚证：宜食滋阴补肝肾的食品，如芝麻、银耳、胡萝卜、桑根等。忌温热之品。食疗方：银耳羹。

（3）气血两亏证：宜食益气养血的食品，如大枣、桂圆、莲子、鸡蛋等。食疗方：桂圆莲子汤。

（4）痰湿内停证：宜食化痰利湿的食品，如白萝卜、莲子、薏苡仁、赤小豆等。忌大温大热之品。食疗方：赤小豆薏苡仁粥。

（5）瘀毒内结证：宜食化瘀软坚的食品，如桃仁、紫菜、苋菜、油菜等。禁食酸敛类果品，如柿子、杨梅、石榴等。食疗方：桃仁紫菜汤。

（6）急性腹痛患者诊断未明确时应暂禁食；腹泻患者宜食健脾养胃及健脾利湿的食品，如胡萝卜、薏苡仁等。严重腹泻者适量饮淡盐水。

3. 情志调理

（1）多与患者沟通，及时予以心理疏导。

（2）鼓励家属多陪伴患者，亲朋好友给予情感支持。

（3）指导采用暗示疗法、认知疗法、移情调志法，建立积极的情志状态。

（4）人工造瘘患者自我形象紊乱突出，要帮助患者重新认识自我并鼓励其参加社会活动。

4. 症状护理

（1）脾虚气滞证：如有腹胀，可按揉脘腹，有理气宽中、健脾润肠的作用。

（2）瘀毒内阻证：如有腹胀、腹痛者，遵医嘱可采取局部敷贴疗法，以达到消肿解毒、行气化滞、通络止痛的作用。

（3）肝肾阴虚证：有头晕且眩、腰酸耳鸣者应卧床休息，防止跌倒、坠床等意外发生。

5. 起居调护

（1）湿热蕴结证：保持室内空气流通。如大便次数增多、肛门灼热者，保持便后清洁，干燥，防止肛门周围红肿、湿疹。

（2）阴虚体质与湿热体质者：居住环境宜安静，选择坐南朝北的房子。保证充足的睡眠时间，以藏养阴气。

（七）监控与观察

向患者传授关于美国癌症协会指南中对于肠癌的筛选，包括像每年 1 次的直肠指检纳入常规体检中。监控指标见表 2-15-3。

表 2-15-3　肠癌监控指标

筛选方法	频次
大便隐血试验	每年 1 次
乙状结肠镜	每 5 年 1 次
肠镜	每 10 年 1 次
双重对比剂灌肠检查	每 5 年 1 次

（八）切口感染

有肠造口者密切观察切口有无充血、水肿、剧烈疼痛及生命体征的变化，及时更换敷料、及早就医。

（九）异常情况的处理

异常情况的处理见表 2-15-4。

表 2-15-4　异常情况的处理

异常情况	识别	处理措施
贫血	头晕、耳鸣、头痛、失眠、多梦、记忆力减退、注意力不集中、皮肤黏膜苍白	重度贫血应限制活动、多卧床休息，结合贫血原因补充缺乏物质和调整饮食。遵医嘱给予贫血药物
肠梗阻	腹痛、恶心、呕吐、腹胀及停止排气排便	给予半卧位，使腹肌放松，改善呼吸、暂时禁食、及时转诊就医
造瘘口坏死	肠造口出现暗红色或淡紫色提示造瘘口黏膜缺血；若局部或全部肠管变黑，提示肠管缺血坏死	疑似造瘘口坏死，及时转诊就医

五、中医护理

（一）穴位按摩

1. 操作目的与作用　穴位按摩能疏通人体经络，调节阴阳，从而调整脏腑功能，选用一定的按摩手法，将"气"和"力"沿经络渗到体内，达到刺激神经反射、调整消化道功能的目的，进而促进排便，缓解老年人便秘相关症状。

2. 操作方法

（1）选取天枢、大横、腹哀、足三里等穴，气虚者加取关元、气海等穴进行手法按摩（图2-15-2，图 2-15-3）。

（2）用手掌缓缓按摩，由中脘穴顺时针按摩至侧天枢穴到气海穴到左侧天枢穴，再回到中脘穴，环形按摩约 5min；拇指穴位按摩中脘穴 3 分钟，每天最少一次。

（3）两侧天枢穴、气海穴、足三里穴各按摩 30 次；拇指穴位按摩上巨虚穴约 3s，1 次 / 天。

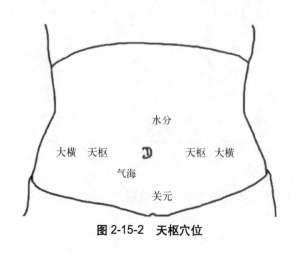

图 2-15-2　天枢穴位

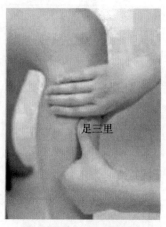

图 2-15-3　足三里穴位

（4）手法由轻到重，用力均匀，可出现酸、麻、胀、痛感，以老年人能耐受为度。

3. 注意事项

（1）如老年人出现疼痛难忍或出冷汗等现象，立即停止操作。

（2）操作中勿损伤老年人皮肤。如老年人出现皮肤破损，立即通知医师处理。

（二）耳穴埋豆

1. 操作目的与作用　耳穴埋豆法通过刺激耳部穴位，清热润肠、顺气导滞、健脾益气，进而促进排便，缓解老年人便秘相关症状。

2. 操作方法

（1）选取便秘点、大肠、内分泌等穴位进行耳穴埋豆操作。

（2）操作方法：用探棒在所选穴区找到敏感点，耳穴皮肤先用安尔碘消毒后，贴上耳穴贴，固定于上述耳穴上，并给予适当按压，嘱每日按压 4 ～ 5 次，每次约 5min。

（3）按至耳郭有发热、胀痛感为宜，并以老年人能耐受为度。每次先做一边耳朵，先从左耳开始，3d 更换 1 次耳豆。再选择右耳上述穴位贴压，两耳交替贴压，10d 为 1 个疗程（图 2-15-4）。

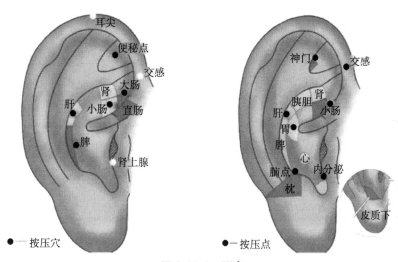

图 2-15-4　耳穴

3. 注意事项

（1）如老年人出现疼痛难忍或出冷汗等现象，立即停止操作。

（2）操作中注意手的力度和方向，勿损伤老年人皮肤及耳膜、勿使耳豆落入耳腔，如出现上述不良事件，请立即停止操作，通知医师一同处理。

六、专科护理

（一）饮食护理

1. 早期肠癌患者应重视调理大便，摄入含粗纤维较多的食品，如马铃薯、红薯、香蕉、新鲜青菜等，但加工要细致，避免食物过分粗糙对肿瘤部位的刺激。含纤维素丰富的食品既可以预防便秘，又可在一定程度上防止腹泻，并能保持每日的规律排便。晚期肠癌患者由于肿瘤恶性生长侵入肠道内造成肠道狭窄，不同程度地阻塞排便，并减少对食物的容纳。这时应注意给予患者营养丰富、少粗纤维的食物，如蛋类、瘦肉、豆制品和嫩叶蔬菜等；并嘱患者多喝蜂蜜水和多吃香蕉、梨等，其中以蜂蜜通便效果最佳。

2. 术后患者待肠蠕动恢复后方可进食，以易消化食物为主，避免太稀或粗纤维太多的食物，多食豆制品、蛋、鱼类等，使大便干燥，便于清洁处理。

3. 老年人因为口腔问题，如牙齿缺失、口腔黏膜角化增加、唾液减少、吞咽困难等，消化功能减退（胃肠功能老化），故一般选择易消化、清淡的流质食物。护士应提醒进行合理搭配，并提醒护理员注意喂食安全。

（二）生活起居护理

1. 指导患者保持良好的生活作息习惯，营造安静、舒适的生活环境，有助于恢复身心健康。

2. 指导患者胃肠减压至肠蠕动恢复后可进食，饮食应循序渐进。从流质开始慢慢适应，渐渐过渡到少渣饮食，再吃普食。少食多餐，加强营养，促进伤口恢复。

3. 告知患者保持造瘘口周围皮肤清洁干燥，可涂氧化锌软膏或紫草油。

4. 指导患者做好人工肛门的护理。教会患者适当掌握活动强度，避免过多活动增加腹压而引起人工肛门黏膜脱出，保持造口处清洁干燥，可用氧化锌软膏涂于造口周围，保护皮肤及黏膜。

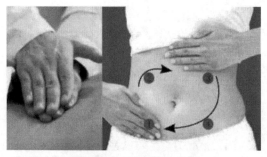

图 2-15-5　腹部按摩示范

（三）腹部按摩

腹部按摩法指用双手示指、中指、环指重叠在腹部，依肠走行方向，顺时针做环行（右下腹—右上腹—左上腹—左下腹）按摩（图 2-15-5），每次按摩时间 10 ～ 15min，手法由轻渐重，起到刺激肠蠕动、促使肠内容物流通、帮助排便的作用。可在吃完早餐 30min 后进行，也可根据排便习惯，在排便前 20min 进行。

七、应急与处理

预防造口及其周围常见并发症。

（一）造口出血

多见于肠造口黏膜与皮肤连接处的毛细血管及小静脉出血，出血量少时可用棉球和纱布稍加压迫；出血量多可用 1% 肾上腺素溶液浸润的纱布压迫或用云南白药粉外敷；大量出血时需缝扎止血。

（二）造口缺血坏死

正常造口应为粉色，若色泽变暗、发黑，需及时转诊就医。

（三）造口狭窄

观察患者是否出现腹痛、腹胀、恶心、停止排气、排便等。

（四）肠梗阻症状

可在造口处拆线愈合后，将示指、中指缓慢插入造口肠管，以扩张造口，每日 1 次。

（五）造口回缩

正常造口应突出体表，如肠管内陷，需手术重建造口。

（六）粪水性皮炎

多由于造口位置差难贴造口袋、自我护理时底板开口裁剪过大等导致大便长时间刺激皮肤所致。针对患者情况，指导患者使用合适的造口用品及正确护理造口。

（七）造口旁疝

指导患者避免增加腹压，如避免提举重物、治疗慢性咳嗽、停止结肠灌洗并佩戴特制的疝气带，旁疝严重者需行手术修补。

八、养老护理服务建议

养老机构肠癌老年人服务建议见表 2-15-5。

表 2-15-5 养老机构肠癌老年人服务建议

评估等级	□ 分值 ≤ 5	□ 5 ＜分值 ≤ 10	□ 分值 ＞ 10
服务项目	服务内容	服务类型	服务频次
排便表现	观察、记录排便色、质、量、频率	□ 自行记录 □ 护士记录	□ 每日 1 次 □ 每日 3 次
造瘘口检查	造瘘口是否有炎症、皮肤有无破损、瘘管出现	□ 护士检查 □ 护理员协助	□ 每日 1 次 □ 每周 1 次
营养管理	了解老年人进食情况，指导进行富含膳食纤维食物，有无营养不良情况	□ 自行进食 □ 辅助进食 □ 鼻饲	□ 每日指导老年人进食 □ 每日指导护理员辅助进食或喂食
血压监测	测量上肢肱动脉血压	□ 护士测量 □ 护理员协助	□ 每日 1 次（无高血压者） □ 每日 3 次（有高血压者）
穴位按摩	选天枢、大横、腹哀、足三里进行手法按摩	□ 护士操作 □ 护理员协助	□ 每日 1 次 □ 每周 3 次
耳穴埋豆	选便秘点、大肠、内分泌穴位进行耳穴埋豆	□ 护士操作 □ 护理员协助	□ 每周 1 次 □ 每周 3 次
腹部按摩	用双手示指、中指、环指重叠在腹部，或用大小鱼际肌在脐周，沿顺时针方向依肠走行方向环行按摩	□ 护士操作 □ 护理员协助	□ 每日 2 次 □ 每日 1 次 □ 每周 3 次
运动锻炼管理	运动安全性评估与运动方式指导	□ 主动锻炼 □ 被动锻炼	□ 每日指导老年人运动 □ 指导护理员协助老年人运动
健康教育	评估老年人认知状况，养成定时排便的习惯	□ 认知能力正常 □ 认知能力下降	□ 每周进行健康教育指导 □ 每月进行健康教育指导

第十六节　慢性病老年人的心理健康评估与维护

人口老龄化是世界人口发展的普遍趋势，也是所有国家需要积极面对的社会问题。了解老年人心理变化特点，正确有效地评估老年人的心理健康水平，及时发现老年人的异常心身反应，是保证安全护理有序到位的关键所在。

一、老年人的心理特征

当人进入老年期后，在应对各种生活事件的过程中，常有一些特殊的心理活动，表现出老年期特有的个性心理特点。一般可以从老年人的认知、情绪和行为变化观察到老年人心理变化特点。

（一）老年人认知变化特点

1. 感知觉变化　老年人由于视觉、听觉和味觉的下降，对外部事物和信息的接收困难逐渐增加，影响他们的社会活动空间和质量，有时还会导致一些异常心理反应。由于听力下降，容易误听、误解他人的意思，进而出现敏感、猜疑，甚至有心因性偏执趋向。由于定向力障碍，影响他们对时间、地点、人物的辨别，会出现诸如单独出去看朋友而找不到过去经常去的朋友家的情况。

2. 记忆力下降　老年人近期记忆保持效果差，近事易遗忘。而远期记忆保持效果好，对往事的回忆准确而生动。机械记忆能力下降,速记、强记困难,但有意记忆是主导,理解性、逻辑性记忆常不逊色。

3. 智力变化　老年人的智力下降明显。思维灵活性较差，趋向保守，但综合分析能力和判断能力变化较小，不少人凭借丰富的阅历和经验，仍具有深刻的见解。

4. 性格改变　老年人生活习惯刻板拘谨，难以接受新鲜事物，保守、固执，对外界不信任、疑心重重、思想偏激。有些老年人由于以自我为中心,通常影响人际关系。进入老年，两性逐渐出现同化趋势。

（二）老年人情绪变化特点

1. 情绪原生　老年人与中年人相比更愿意自然表达个人的情绪和情感，尤其表现在喜悦、悲伤、愤怒和厌恶方面。老年人的情感表露更直接和简单，在描述喜悦时用词少于中青年人。对外界的人和事漠不关心，不易被环境激发热情，还会出现消极言行。

2. 情绪多变　老年人情绪趋向不稳定,常表现为易兴奋、易激惹、爱唠叨、爱与人争论、情绪激动后的恢复需要较长的时间，容易产生抑郁、焦虑、孤独感、自闭和对死亡的恐惧等情绪表现。

3. 情绪多疑　老年人的忧郁感更多地起源于对健康的关注，老年女性的疑病倾向比老年男性更明显。老年人的生活条件常是影响其情绪的主要因素，如经济或独立住宅的稳定性等。

（三）老年人的行为变化特点

1. 退休或停止家务劳动　目前一般 55～60 岁开始从岗位退休，放弃在社团或其他组织中的领导角色；一般 80 岁以后逐渐停止家务劳动。

2. 因丧偶而造成单身　部分老年人或者跟子女同住，或者住进养老院，所以属于自己的独立住宅被取消。

3. 对未来计划和目标的兴致降低　对有计划的目标采取走一步算一步的态度，自愿参加老年人群体。

4. 对他人的各种支持的依赖度增加　从属于自己的子女。

二、老年人心理状态评估

老年是一个逐步变化的过程，其间个体会慢慢接受与适应此改变。然而，个体调整心理状态和行为并不是无限度的，随着年龄的不断老化，各种老年人的不良心理反应会出现。因此，科学有效地对老年人的心理状态进行评估，目的是观察他们的基本心理状态，评定他们心理退行速度，及时发现心理问题，给予必要的心理抚慰和援助。

（一）老年人心理评估基本原则

1. 多维观察　尽量不要扰动老年人，以便获得真实情况。

2. 沟通交流　认真准备，打消老年人的顾虑，了解老年人的近期疾病或其家属情况变化，这样才能提高交流效果。

3. 科学评估　明确评估目的，准确记录每次评估结果，可用简易心智状态评估表进行。

4. 筛查性评估　对评估结果认真分析判断，慎用各类专业量表测量（如自我评定焦虑量表、睡眠状况自评量表等）。

5. 合理处置　如果发现异常情感及时向上级主管汇报。注意点：①自评量表不能随意使用；②持续的焦虑或抑郁必须寻求专业帮助。

（二）老年人简易心智状态评估

对老年人的精神心理状态评估过程，首先需要用 GCS 评分表对其意识进行评分，在意识正常的情况下，再用认知、情绪与行为简易评估问题对其心智基本状态进行初评，对于异常结果的老年人，可以进一步用各种老年人的情绪障碍量表分析原因，并应采取积极干预措施给予保护。

1. 评估框架

（1）意识：清醒，意识障碍，浅昏迷，深昏迷。

（2）认知：正常，轻度受损，中度受损，重度受损。

（3）情绪：正常，轻度不良，中度不良，重度不良。

（4）行为：正常，轻度异常，中度异常，重度异常。

2. 评估细则　见表 2-16-1。

3. 意识评分标准　GCS 总分为 3 ～ 15 分，14 ～ 15 分为正常，8 ～ 13 分为意识障碍，≥ 7 分为浅昏迷，3 分为深昏迷。评估中应注意运动反应的刺激部位应以上肢为主，并以其最佳的反应记分。

4. 认知评估　认知评估主要是了解被评估者感知外部事物和基本判断能力，一般通过让被评估者回答下列问题，可以基本推断其认知状态。

表 2-16-1　意识 GCS 评估

评分项目	反应	得分
睁眼反应	正常睁眼	4
	呼叫后睁眼	3
	疼痛刺激后睁眼	2
	任何刺激无睁眼反应	1
运动反应	可按指令动作	6
	对疼痛刺激能定位	5
	对疼痛刺激有肢体退缩反应（去皮质强直）	4
	疼痛刺激时肢体过屈（去大脑强直）	2
	疼痛刺激时肢体过伸	1
	对疼痛刺激无反应	5
	能准确回答时间、地点、人物等定向问题	4
	能说话，但不能准确回答时间、地点，人物等定向问题	4
语言反应	用词不当，但其意可辨	3
	言语模糊不清，其意难辨	2
	任何刺激无语言反应	1

（1）你今年多大了？

（2）这是什么地方？

（3）你家里的门牌号？

（4）你妈妈叫什么名字？

（5）今天是星期几？

（6）你的出生日期？

（7）现任国家主席是谁？

（8）现在是什么季节？

（9）新中国成立时间（年、月、日）？

（10）从 20 开始减 3，得到 17，再减 3，依次类推，到不能减为止？

5.认知评估结果判定

（1）认知正常：0 ～ 2 个错误。

（2）轻度受损：3 ～ 4 错误。

（3）中度受损：5 ～ 7 个错误。

（4）重度受损：≥ 8 个错误。

备注：如果受试者为小学及以下文化程度，允许错误数再多 1 个；如果受试者为高中以上文化程度，允许的错误数要少 1 个。

（三）情绪评估

情绪是个体对客观事物是否符合其需要所产生的态度与体验。通过对下列问题的自评与他评，可以评估被评者的情绪状态。

（1）到这里来是你自己的选择吗？　　　　　　是□　否□

（2）养老院的条件很适合你的需要吗？　　　　是□　否□

（3）你每天都可以安然入睡吗？　　　　　　　是□　否□

（4）你觉得自己对家人还能够有所帮助吗？　　是□　否□

（5）你目前的困难大家都能够理解吗？　　　　是□　否□

（6）每天看到他时情绪都是愉快的？　　　　　是□　否□

（7）没有满足他的要求时可以被原谅？　　　　是□　否□

（8）当他的家人要离开时表现出不舍？　　　　是□　否□

（9）他能按照规定时间吃饭和睡觉？　　　　　是□　否□

（10）他还愿意接受一些新鲜事物与改变？　　是□　否□

情绪评估标准：

（1）情绪正常 0 ～ 2 个否

（2）轻度不良 3 ～ 4 个否

（3）中度不良 5 ～ 7 个否

（4）重度不良 8 及以上个否

备注：1 ～ 5 题询问受试者，请他回答是与否（自评题）；6 ～ 10 题由护理人员观察（他评题）。正常的情绪表现应该是愉快和平静的，如果出现情绪轻度不良时，必须加强观察，及时分析导致情绪变化的主客观因素，并适时用老年焦虑、抑郁量表测量，并予以干预。

（四）行为评估

行为是指人们一切有目的的活动，通过行为观察可以间接推测其心理状态，因此，通过对下列题目的自评和他评，也可以帮助了解老年人的心理状态：

（1）你每天愿意按时起床？　　　　　　　　　是□　否□

（2）你能够自理个人的日常生活？　　　　　　是□　否□

（3）你的经济收支还是由自己做主？　　　　　是□　否□

（4）只要是熟悉的线路你可以自己回家？　　　是□　否□

（5）看到他人遇到困难你还是愿意伸手相助？　是□　否□

（6）他注意自己的衣着整齐和干净？　　　　　是□　否□

（7）他会主动与周围的人交流？　　　　　　　是□　否□

（8）他走路时的样子不会使人担心？　　　　　是□　否□

（9）他对交代要做的事情总是很认真从不马虎？　是□　否□

（10）他在公共场所行为举止得体？　　　　　是□　否□

行为评估标准：

（1）行为正常 0 ～ 2 个否。

（2）轻度异常 3 ～ 4 个否。

（3）中度异常 5 ～ 7 个否。

（4）重度异常 8 及以上个否。

备注：1 ～ 5 题询问受试者，请他回答是与否（自评题）；6 ～ 10 题由护理人员观察

（他评题）。正常老年人的行为表现应该是平和中有主观态度的，如果出现轻度行为异常时，必须严密观察，寻找导致行为改变的原因，并及时进行心理疏导和处理。

三、老年人心理健康维护

老年人的心理健康状况直接影响其躯体健康和社会功能状态，衰老是不可抗拒的自然发展规律，了解老年人的心理变化特点，帮助他们积极调整和适应老年生活，抵御心身退行性变化而导致的心理失衡状态，是实现健康老龄化不可缺少的关键步骤之一。

（一）心理健康的标准

心理健康的标准是心理健康概念的具体化。随着社会的进步、人类健康意识和水平的不断增强，心理健康概念不断发展，心理健康的标准也随之不断发生变化。因此，如何评价心理健康的水平迄今为止仍未有一个确定的、绝对的界限。国内外学者从不同角度出发有不同的表述，一般包含以下几个方面的内容。

1. 正常的智力水平　指人的注意力、观察力、想象力、思维力及实践活动能力的综合水平，智力正常是心理健康的基础。

2. 健康的情绪特征　指个体能经常保持乐观、自信的心境，热爱生活、积极向上，同时善于调控自己的情绪并保持相对的稳定。

3. 健全的意志　指个体的行动具有自觉性、果断性、坚韧性和自制力。心理健康的个体能够有目标、有计划地进行各项活动，在遇到问题时能经过思考而果断地作出决定，并善于克制自己的激情。

4. 完善的人格　指人格结构的各要素要完整统一。有正确的自我意识和积极进取的信念以及人生观作为人格的核心内容，并以此为中心统一自己的需要、愿望、目标和行为。

5. 和谐的人际关系　心理健康的人，能对社会有较现实的认识，言行符合社会规范和要求，能对自己的行为负责。当自己的愿望与社会要求相矛盾时，能及时地进行自我调整。另外，能以宽容、友爱、尊重、信任的积极态度与他人相处，继而形成广泛而稳定的人际关系及和睦的家庭氛围。

（二）老年人的心理保健措施

1. 帮助老年人正确面对老年期　帮助老年人认识老年机体器官功能老化和由此引起的各种躯体不适是正常现象，不必为此而过多地忧虑、担心。帮助老年人树立自信、自强、自立观念，在心理上摆脱"老年意识"，保持"永远年轻"的心态，调动其生理和心理功能的最大潜力，消除其不良心理、社会因素，顺利度过老年期。

2. 用积极的生活态度延缓衰老　现代科学证明，积极的生活方式可以延缓大脑退化，保持生命活力。老年人应学会量力而行地工作、学习与活动，帮助老年人老有所为、老有所用，体现自己对社会、对家庭的价值。要活到老、学到老。学习新知识，可刺激大脑活动，既可丰富自己的知识，又能促进个体的心理适应社会发展，在精神上有所寄托，扫除失落感和空虚感。可根据身体情况，参与自己喜爱并适宜的活动。养成良好的生活习惯，合理安排生活，起居有序，活动有节，对老年心理健康十分有益。

3. 指导老年人调控不良情绪　让老年人明白保持愉快、积极、乐观情绪的重要性，而避免消极的不良情绪。如出现不良情绪时，可以诉说、深呼吸、听音乐等，缓解、消除不良情绪。

4. 培养兴趣爱好　老年人适应退休生活的最好办法是发展和培养对生活的新兴趣、新爱好。把精力用在自己所喜爱的活动上，有事可做，生活才有意义，精神才有寄托。此外，还要走出家门，参与社会交往，加入集体活动，多与人接触，获得信息来源，有利于维护心理健康。

5. 提供家庭与社会支持　家庭和睦对老年人心理健康至关重要。对待家庭问题，老年人应保持豁达的态度。子女要在生活和思想上多给老年人亲情关怀，鼓励和支持丧偶老年人再婚。社区、单位应经常主动关心离退休老年人，定期举办有益身心的活动，促进老年人的人际交往，帮助老年人保持与社会沟通。社会要做好老年保健福利事业，使老年人老有所养、老有所依。

参 考 文 献

仓梅，2014. 老年骨质疏松并发症护理措施 [J]. 中国现代药物，8(17): 183-184.

陈亚红，2017. 2017 年 GOLD 慢性阻塞性肺疾病诊断、治疗及预防的全球策略解读 [J]. 中国医学前沿杂志（电子版），(01): 37-47.

国家卫生和计划生育委员会疾病预防控制局，2015. 中国居民营养与慢性病状况报告 (2015 年)[M]. 北京：人民卫生出版社 .

赖玮婧，刘芳，付平，2013. 慢性肾脏病评估及管理临床实践指南解读——从 K/DOQI 到 KDIGOE[J]，中华实用内科杂志，33(6): 448-451.

李乐之，路潜，2012. 外科护理学 [M].5 版 . 北京：人民卫生出版社 .

李丽珠，郝伟平，袁国萍，2014. "医养融合"老年护理改革的实践与发展 [J]. 中国护理管理，14(6): 656-628.

李敏，郁泉珍，李德禄，等，2005. 上海社区女性骨质疏松防治能力研究 [J]. 中国初级卫生保健，19(8): 17-19.

李敏琴，李兰芳，2010. 老坏人跌倒的危险因素分析及护理对策 . 医学信息（中旬刊），(04): 888-889.

李筱芹，肖新华，廖瑛，等，2011. 社区健康教育和临床路径护理干预对社区骨质疏松老年人康复的影响 [J]. 山东医药，51(52): 60-61.

利平科特，2016. 老年专业照护 [M]. 上海：上海世界图书出版公司 .

刘桂荣，袁汝明，2001. 对高脂血症的几个问题的探讨 [J]. 山东中医药大学学报，25(5): 330.

刘国华，张明岛，2003. 上海市中医病症诊疗常规 . 第 2 版 . 上海：上海中医药大学出版社 .

龙春霞，2016. 中医护理干预高脂血症的临床研究及生活质量评价 [J]. 四川中医，34(3): 196-198.

鲁剑萍，张洁，周海燕，等，2016. "疏经通络操"对恢复期脑卒中患者运动康复的影响研究 [J]. 护士进修杂志 . 31(21): 1937-1939.

马燕兰，侯惠如，2013. 老年疾病护理指南 [M]. 北京：人民军医出版社 .

脑卒中高危人群筛查和干预项目简介 .http: //www.cnstroke.com/ 中国心脑血管网，2013.

钱晓璐，余剑珍，2011. 临床护理教程 [M]. 2 版 . 上海：复旦大学出版社 .

沈卫峰，张奇，张瑞岩 .2015，2015 年急性 ST 段抬高型心肌梗死诊断和治疗指南解析 [J]. 国际心血管病杂志，(04): 217-219.

孙晓，田梅梅，施雁，2012. 社区护士社区护理相关技能实践现状及培训需求调查 [J]. 中华现代护理杂志，18(33): 3974-3979.

王建华，张智海，钟平，2008. 北京女性骨质疏松患病率调查分析 [J]. 航空航天医药，19(2): 85-86.

王少玲，黄金月，周家仪，2009. 建立慢性阻塞性肺疾病延续护理的循证实践 [J]. 中华护理杂志，44(5): 431-434.

王艳兰，2014. Orem 自理模式在社区居家养老护理中的应用 [J]. 中国老年学杂志，34(24): 7106-7107.

吴华，2009. 早期发现慢性肾脏病，提高早期防治率 [J]. 北京医学，319(3): 169-170.

洗霖，杨艳萍，安锐，等，2001. 武汉地区 1359 例骨密度测定及骨质疏松患病率分析 [J]. 中国骨质疏松杂志，7(3): 232-234.

许锋，2014. 慢性稳定性冠心病患者的管理 [J]. 中国心血管杂志，(06): 410-412.

颜晓东，王凤，朱敏嘉，等，2002. 广西南宁市健康人群骨密度及骨质疏松患病率研究 [J]. 广西医学，24(12): 1923-1925.

燕铁斌，2012, 康复护理学 [M]. 北京：人民卫生出版社：174-180.

尤黎明，吴瑛，2014. 内科护理学 [M]. 5 版. 北京：人民卫生出版社：854-872.

张辉，2015. 慢性支气管炎急性发作期中医证候分布规律及慢支方防治慢性支气管炎机制的实验研究 [D]. 合肥：安徽中医药大学.

张万红，杨立民，倪娇，等，2011. 中医情志护理对缓解直肠癌患者术前焦虑的影响 [J]. 河北医学，17(7): 962-964.

中国老年学学会老年医学会老年内分泌代谢专业委员会老年糖尿病诊疗措施专家共识编写组，2014. 老年糖尿病诊疗措施专家共识 (2013 年版)[J]. 中华内科杂志，53(3): 243-251.

《中国糖尿病防控专家共识》专家组，2017. 中国糖尿病防控专家共识 [J]. 中华预防医学杂志，51: 12.

中国营养学会，2016. 中国居民膳食指南 (2016)[M]. 北京：人民卫生出版社.

中华医学会呼吸病学分会慢性阻塞性肺疾病学组，2013. 慢性阻塞性肺疾病诊治指南 (2013 年修订版)[J]. 中华结核和呼吸杂志，4(36): 255-264.

中华医学会呼吸病学分会慢性阻塞性肺疾病学组，2002. 慢性阻塞性肺疾病诊治指南 [J]. 中华结核和呼吸杂志，25(8): 453-460.

中华医学会内分泌学分会组，2013. 高尿酸血症和痛风治疗的中国专家共识 (2013 年版)[J]. 中华内分泌代谢杂志，29(11): 913-920.

中华医学会消化病学分会胃肠动力学组，外科学分会结直肠肛门外科学组，2013. 中国慢性便秘诊治指南 (2013, 武汉)[J]. 中华消化杂志，33(5): 291-297.

朱志鑫，张金海，顾宜歆，等，2004, 浙北地区 6330 例跟骨骨密度测定及骨质疏松患病率分析 [J]. 中国骨质疏松杂志，10(2): 191-192.

邹秀梅，王建乡，2010. 上海市奉贤区农村空巢老年人护理服务需求的调查 [J]. 中华护理杂志，45(6): 542-543.

Ensrud KE, Ewing SK, Taylor BC, et al, 2007. For the Study of Osteoporotic Fractures Research Group Frailty and risk of falls, fracture, and mortality in older women: the study of osteoporoticfractures[J]. JGerontol, ABiolSciMedSci, 62(7): 744-751.

Guder G, Brenner S, Angermann CE, et al, 2012. GOLD or lower limit of normal definition？ Acomparison with expert-based diagnosis of chronic obstructive pulmonary disease in aprospectivecohort-study[J]. RespirRes, 13(1): 13.

Moran A, Gu D, Zhao D, et al, 2010. Future cardiovascular disease in China: markovmodel and risk fact or scenario projections from the coronary heart disease policymodel-China. Circ Cardiovasc QualOutcomes, 3: 243-252.

vanDi jkW, Tan W, Li P, et al, 2015.Clinical relevance off ixedratiovs lower limit of FEV_1/FVCinCOPD: patient-reportedout-comesfromtheCanCOLDcohort[J].Annalsoffamilymedicine, 13(1): 41-48.

Xu Y, Wang L, He J, et al, 2013.Prevalence and control of diabetesin Chinese adults[J].JAMA, 310: 948-959.

第3章

老年人常见症状护理

第一节　功能性便秘

便秘是指由于大肠传导功能失常导致的以大便排出困难、排便时间或排便间隔时间延长为临床特征的一种大肠病症。

便秘既是一种独立的病证，又是一个在多种急、慢性疾病过程中经常出现的症状，本节仅讨论前者。中医药对本病证有着丰富的治疗经验和良好的疗效。

西医学中的功能性便秘，即属本病范畴，肠易激综合征，肠炎恢复期、直肠及肛门疾病所致便秘，药物性便秘，内分泌及代谢性疾病所致的便秘，以及肌力减退所致的便秘等，可参照本节辨证论治。

一、病因病机

便秘的病因是多方面的，其中主要的有外感寒热之邪、内伤饮食情志、病后体虚、阴阳气血不足等。本病病位在大肠，并与脾、胃、肺、肝肾密切相关。脾虚传送无力，糟粕内停，致大肠传导功能失常，而成便秘；胃与肠相连，胃热炽盛，下传大肠，燔灼津液，大肠热盛，燥屎内结，可成便秘；肺与大肠相表里，肺之燥热下移大肠，则大肠传导功能失常，而成便秘；肝主疏泄气机，若肝气郁滞，则气滞不行，腑气不能畅通；肾主五液而司二便，若肾阴不足，则肠道失润，若肾阳不足则大肠失于温煦而传送无力，大便不通，均可导致便秘。其病因病机归纳起来，大致可分如下几个方面。

1.**肠胃积热**　素体阳盛，或热病之后，余热留恋，或肺热肺燥，下移大肠，或过食醇酒厚味，或过食辛辣，或过服热药，均可致肠胃积热，耗伤津液，肠道干涩失润，粪质干燥，难于排出，形成所谓"热秘"。如《景岳全书·秘结》曰："阳结证，必因邪火有余，以致津液干燥。"

2.**气机郁滞**　忧愁思虑，脾伤气结；或抑郁恼怒，肝郁气滞；或久坐少动，气机不利，均可导致腑气郁滞，通降失常，传导失职，糟粕内停，不得下行，或欲便不出，或出而不畅，或大便干结而成气秘。如《金匮翼·便秘》曰："气秘者，气内滞而物不行也。"

3.**阴寒积滞**　恣食生冷，凝滞胃肠；或外感寒邪，直中肠胃；或过服寒凉，阴寒内结，均可导致阴寒内盛，凝滞胃肠，传导失常，糟粕不行，而成冷秘。如《金匮翼·便秘》曰：

"冷秘者，寒冷之气，横于肠胃，凝阴固结，阳气不行，津液不通。"

4. 气虚阳衰　饮食劳倦，脾胃受损；或素体虚弱，阳气不足；或年老体弱，气虚阳衰；或久病产后，正气未复；或过食生冷，损伤阳气；或苦寒攻伐，伤阳耗气，均可导致气虚阳衰，气虚则大肠传导无力，阳虚则肠道失于温煦，阴寒内结，便下无力，使排便时间延长，形成便秘。如《景岳全书·秘结》曰："凡下焦阳虚，则阳气不行，阳气不行则不能传送，而阴凝于下，此阳虚而阴结也。"

5. 阴亏血少　素体阴虚；津亏血少；或病后产后，阴血虚少；或失血夺汗，伤津亡血；或年高体弱，阴血亏虚；或过食辛香燥热，损耗阴血，均可导致阴亏血少，血虚则大肠不荣，阴亏则大肠干涩，肠道失润，大便干结，便下困难，而成便秘。如《医宗必读·大便不通》曰："更有老年津液干枯，妇人产后亡血，及发汗利小便，病后血气未复，皆能秘结。"

上述各种病因病机之间常相兼为病，或互相转化，如肠胃积热与气机郁滞可以并见，阴寒积滞与阳气虚衰可以相兼；气机郁滞日久化热，可导致热结；热结日久，耗伤阴津，又可转化成阴虚等。然而，便秘总以虚实为纲，冷秘、热秘、气秘属实，阴阳气血不足所致的虚秘则属虚。虚实之间可以转化，可由虚转实，可因虚致实，而虚实并见。归纳起来，形成便秘的基本病机是邪滞大肠，腑气闭塞不通或肠失温润，推动无力，导致大肠传导功能失常。

二、临床表现

本病主要临床特征为大便排出困难，排便时间和（或）排便间隔时间延长，粪质多干硬。其表现或粪质干硬，排出困难，排便时间、排便间隔时间延长，大便次数减少，常三五日、七八日，甚至更长时间解一次大便，每次解大便常需半小时或更长时间，常伴腹胀腹痛、头晕头胀、嗳气食少、心烦失眠等症；或粪质干燥坚硬，排出困难，排便时间延长，常由于排便努争导致肛裂、出血，日久还可引起痔，而排便间隔时间可能正常；或粪质并不干硬，也有便意，但排便无力，排出不畅，常需努争，排便时间延长，多伴有汗出、气短乏力、心悸头晕等症状。由于燥屎内结，可在左下腹扪及质地较硬的条索状包块，排便后消失。本病起病缓慢，多属慢性病变过程，多发于中老年人和女性。

三、诊断

1. 大便排出困难，排便时间和（或）排便间隔时间延长，粪质多干硬。起病缓慢，多属慢性病变过程。

2. 常伴有腹胀腹痛，头晕头胀，嗳气食少，心烦失眠，肛裂、出血、痔，以及汗出、气短乏力、心悸头晕等症状。

3. 发病常与外感寒热、内伤饮食情志、脏腑失调、坐卧少动、年老体弱等因素有关。

4. 纤维结肠镜等有关检查，常有助于便秘的诊断和鉴别诊断。

四、辨证论治

辨寒热虚实。粪质干结，排出艰难，舌淡苔白滑，多属寒；粪质干燥坚硬，便下困难，肛门灼热,舌苔黄燥或垢腻,则属热;年高体弱,久病新产,粪质不干,欲便不出,便下无力,心悸气短,腰膝酸软,四肢不温,舌淡苔白,或大便干结,潮热盗汗,舌红无苔,脉细数,多属虚;年轻气盛,腹胀腹痛,嗳气频作,面赤口臭,舌苔厚,多属实。

五、治疗原则

根据便秘实证邪滞大肠,腑气闭塞不通;虚证肠失温润,推动无力,导致大肠传导功能失常的基本病机,其治疗当分虚实而治,原则是实证以祛邪为主,据热、冷、气秘之不同,分别施以泻热、温散、理气之法,辅以导滞之品,标本兼治,邪去便通;虚证以养正为先,依阴阳气血亏虚的不同,主用滋阴养血、益气温阳之法,酌用甘温润肠之药,标本兼治,正盛便通。六腑以通为用,大便干结,解便困难,可用下法,但应在辨证论治基础上以润下为基础,个别证型虽可暂用攻下之药,也以缓下为宜,以大便软为度,不得一见便秘,便用大黄、芒硝、巴豆、牵牛之属。

1. 热秘　肠胃积热,津伤便结。

(1) 症状:大便干结,腹胀腹痛,口干口臭,面红心烦或有身热,小便短赤,舌脉:舌红苔黄燥,脉滑数。

(2) 治法:泻热导滞,润肠通便。

(3) 代表方:麻子仁丸加减。本方有润肠泻热,行气通便的作用,适用于肠胃燥热,津液不足之便秘。

(4) 常用药:大黄、枳实、厚朴——通腑泻热;麻子仁、杏仁、白蜜——润肠通便;芍药——养阴和营。

(5) 加减:若津液已伤,可加生地黄、玄参、麦冬以滋阴生津;若肺热气逆,咳喘便秘者,可加瓜蒌仁、苏子、黄芩清肺降气以通便;若兼郁怒伤肝,易怒目赤者,加服更衣丸以清肝通便;若燥热不甚,或药后大便不爽者,可用青麟丸以通腑缓下,以免再秘;若热势较盛,痞满燥实坚者,可用大承气汤急下存阴。

2. 气秘　肝脾气滞,腑气不通。

(1) 症状:大便干结,或不甚干结,欲便不得出,或便而不爽,肠鸣矢气,腹中胀痛。嗳气频作,纳食减少,胸胁痞满。舌苔薄腻,脉弦。

(2) 治法:顺气导滞。

(3) 代表方:六磨汤加减。本方有调肝理脾、通便导滞的作用,适用于气机郁滞、大肠传导失职之便秘。

(4) 常用药:木香调气;乌药顺气;沉香降气;大黄、槟榔、枳实——破气行滞。

(5) 加减:若腹部胀痛甚,可加厚朴、柴胡、莱菔子以助理气之功;若便秘腹痛,舌红苔黄,气郁化火,可加黄芩、栀子、龙胆草清肝泻火;若跌仆损伤,腹部术后,便秘不通,属气滞血瘀者,可加红花、赤芍、桃仁等药活血化瘀。

3. 冷秘　阴寒内盛,凝滞胃肠。

(1) 症状:大便艰涩,腹痛拘急,胀满拒按。胁下偏痛,手足不温,呃逆呕吐。舌苔白腻,脉弦紧。

（2）治法：温里散寒，通便止痛。

（3）代表方：大黄附子汤加减。本方有温散寒凝，泻下冷积的作用，适用于寒积里实所致便秘。

（4）常用药：附子——温里散寒；大黄——荡涤积滞；细辛——散寒止痛。

（5）加减：若便秘腹痛，可加枳实、厚朴、木香助泻下之力；若腹部冷痛、手足不温，加干姜、小茴香增散寒之功；若心腹绞痛，口噤暴厥属大寒积聚者，可用三物备急丸攻逐寒积。

4. 气虚秘　脾肺气虚，传送无力。

（1）症状：大便并不干硬，虽有便意，但排便困难。用力努挣则汗出短气，便后乏力，面白神疲，肢倦懒言。舌淡苔白，脉弱。

（2）治法：益气润肠。

（3）代表方：黄芪汤加减。本方有补益脾肺、润肠通便的作用，适用于脾肺气虚、大肠传导无力、糟粕内停所致便秘。

（4）常用药：黄芪——补脾肺之气；麻仁、白蜜——润肠通便；陈皮——理气。

（5）加减：若乏力汗出者，可加白术、党参助补中益气之功；若排便困难、腹部坠胀者，可合用补中益气汤升提阳气；若气息低微、懒言少动者，可加用生脉散补肺益气；若肢倦腰酸者，可用大补元煎滋补肾气。

5. 血虚秘　血液亏虚，肠道失荣。

（1）症状：大便干结，面色无华，头晕目眩，心悸气短，健忘，口唇色淡。舌脉：舌淡苔白，脉细。

（2）治法：养血润燥。

（3）代表方：润肠丸加减。本方有养血滋阴、润肠通便的作用，适用于阴血不足、大肠失于濡润之便秘。

（4）常用药：当归、生地黄——滋阴养血；麻仁、桃仁——润肠通便；枳壳——引气下行。

（5）加减：若面白、眩晕甚，加玄参、何首乌、枸杞子养血润肠；若手足心热、午后潮热者，可加知母、胡黄连等以清虚热；若阴血已复，便仍干燥，可用五仁丸润滑肠道。

6. 阴虚秘　阴津不足，肠失濡润。

（1）症状：大便干结，如羊屎状。形体消瘦，头晕耳鸣，两颧红赤，心烦少眠，潮热盗汗，腰膝酸软。舌红少苔，脉细数。

（2）治法：滋阴通便。

（3）代表方：增液汤加减。本方有滋阴增液、润肠通便的作用，适用于阴津亏虚，肠道失濡之便秘。

（4）常用药：玄参、麦冬、生地黄滋阴生津，当归、石斛、沙参滋阴养血，润肠通便。

（5）加减：若口干面红、心烦盗汗者，可加芍药、玉竹助养阴之力；若胃阴不足，口干口渴者，可用益胃汤；若肾阴不足，腰膝酸软者，可用六味地黄丸；若阴亏燥结，热盛伤津者，可用增液承气汤增水行舟。

7. 阳虚秘　阳气虚衰，阴寒凝结。

（1）症状：大便干或不干，排出困难。小便清长，面色㿠白，四肢不温，腹中冷痛，或腰膝酸冷。舌淡苔白，脉沉迟。

（2）治法：温阳通便。

（3）代表方：济川煎加减。本方有温补肾阳，润肠通便的作用，适用于阳气虚衰，阴寒内盛，积滞不行之便秘。

（4）常用药：肉苁蓉、牛膝——润肠通便温补脾阳；当归——养血润肠；升麻、泽泻——升清降浊；枳壳——宽肠下气。

（5）加减：若老人腹冷便秘，可用半硫丸通阳开秘；若脾阳不足，阴寒冷积，可用温脾汤温通脾阳。

六、预防与调护

注意饮食的调理，合理膳食，以清淡为主，多吃粗纤维的食物及香蕉、西瓜等水果，勿过食辛辣厚味或饮酒过度。嘱患者每早按时如厕，养成定时大便的习惯。保持心情舒畅，加强身体锻炼，特别是腹肌的锻炼，有利于胃肠功能的改善。可采用食饵疗法，如黑芝麻、胡桃肉、松子仁各等份，研细，稍加白蜜冲服，对阴血不足之便秘，颇有疗效。外治法可采用灌肠法，如中药保留灌肠或清洁灌肠。

第二节　胸　痹

胸痹心痛是由于正气亏虚，饮食、情志、寒邪等所引起的以痰浊、瘀血、气滞、寒凝痹阻心脉，以膻中或左胸部发作性憋闷、疼痛为主要临床表现的一种病证。轻者偶发短暂轻微的胸部沉闷或隐痛，或为发作性膻中或左胸含糊不清的不适感；重者疼痛剧烈，或呈压榨样绞痛。常伴有心悸、气短、呼吸不畅，甚至喘促、惊恐不安、面色苍白、冷汗自出等。多由劳累、饱餐、寒冷及情绪激动而诱发，亦可无明显诱因或安静时发病。

胸痹心痛是威胁中老年人生命健康的重要心系病证之一，随着现代社会生活方式及饮食结构的改变，发病有逐渐增加的趋势，因而本病越来越引起人们的重视。由于本病表现为本虚标实，有着复杂的临床表现及病理变化，而中医药治疗从整体出发，具有综合作用的优势，因而受到广泛的关注。

胸痹心痛病相当于西医的缺血性心脏病心绞痛，胸痹心痛重症即真心痛相当于西医学的缺血性心脏病心肌梗死。西医学其他疾病表现为膻中及左胸部发作性憋闷疼痛为主症时也可参照本节辨证论治。

一、病因病机

1. 年老体虚　本病多发于中老年人，年过半百，肾气渐衰。肾阳虚衰则不能鼓动五脏之阳，引起心气不足或心阳不振，血脉失于阳之温煦、气之鼓动，则气血运行滞涩不畅，发为心痛；若肾阴亏虚，则不能滋养五脏之阴，阴亏则火旺，灼津为痰，痰热上犯于心，心脉痹阻，则为心痛。

2. **饮食不当**　恣食肥甘厚味或经常饱餐过度，日久损伤脾胃，运化失司，酿湿生痰，上犯心胸，清阳不展，气机不畅，心脉痹阻，遂成本病；或痰郁化火，火热又可炼液为痰，灼血为瘀，痰瘀交阻，痹阻心脉而成心痛。

3. **情志失调**　忧思伤脾，脾虚气结，运化失司，津液不行输布，聚而为痰，痰阻气机，气血运行不畅，心脉痹阻，发为胸痹心痛。或郁怒伤肝，肝郁气滞，郁久化火，灼津成痰，气滞痰浊痹阻心脉，而成胸痹心痛。沈金鳌《杂病源流犀烛·心病源流》认为七情除"喜之气能散外，余皆足令心气郁结而为痛也"。由于肝气通于心气，肝气滞则心气涩，所以七情太过，是引发本病的常见原因。

4. **寒邪内侵**　素体阳虚，胸阳不振，阴寒之邪乘虚而入，寒凝气滞，胸阳不展，血行不畅，而发本病。《素问·举痛论》曰："寒气入经而稽迟，泣而不行，客于脉外则血少，客于脉中则气不通，故卒然而痛。"《诸病源候论·心腹痛病诸候》曰："心腹痛者，由腑脏虚弱，风寒客于其间故也。"《医门法律·中寒门》云："胸痹心痛，然总因阳虚，故阴得乘之。"阐述了本病由阳虚感寒而发作，故天气变化、骤遇寒凉而诱发胸痹心痛。

胸痹心痛的病机关键在于外感或内伤引起心脉痹阻，其病位在心，但与肝、脾、肾三脏功能的失调有密切的关系。因心主血脉的正常功能，有赖于肝主疏泄，脾主运化，肾藏精主水等功能正常。其病性有虚实两方面，常为本虚标实，虚实夹杂，虚者多见气虚、阳虚、阴虚、血虚，尤以气虚、阳虚多见；实者不外气滞、寒凝、痰浊、血瘀，并可交互为患，其中又以血瘀、痰浊多见。但虚实两方面均以心脉痹阻不畅，不通则痛为病机关键。发作期以标实表现为主，血瘀、痰浊为突出，缓解期主要有心、脾、肾气血阴阳之亏虚，其中又以心气虚、心阳虚最为常见。以上病因病机可同时并存，交互为患，病情进一步发展，可见下述病变：瘀血闭阻心脉，心胸猝然大痛，而发为真心痛；心阳阻遏，心气不足，鼓动无力，而表现为心动悸，脉结代，甚至脉微欲绝；心肾阳衰，水邪泛滥，凌心射肺而为咳喘、水肿，多为病情深重的表现，要注意结合有关病种相互参照，辨证论治。

二、临床表现

本病以胸闷、心痛、短气为主要证候特征。《金匮要略·胸痹心痛短气病》即首次将胸闷、心痛、短气三症同时提出，表明张仲景对本病认识的深化。多发于 40 岁以上的中老年人，表现为胸骨后或左胸发作性闷痛，不适，甚至剧痛向左肩背沿手少阴心经循行部位放射，持续时间短暂，常由情志刺激、饮食过饱、感受寒冷、劳倦过度而诱发，亦可在安静时或夜间无明显诱因而发病。多伴有短气乏力，自汗心悸，甚至喘促，脉结代。多数患者休息或除去诱因后症状可以缓解。

胸痹心痛以胸骨后或心前区发作性闷痛为主，亦可表现为灼痛、绞痛、刺痛或隐痛、含糊不清的不适感等，持续时间多为数秒至 15min。若疼痛剧烈，持续时间长达 30min 以上，休息或服药后仍不能缓解，伴有面色苍白，汗出，肢冷，脉结代，甚至旦发夕死，夕发旦死，为真心痛的证候特征。

本病舌象、脉象表现多种多样，但因临床以气虚、阳虚、血瘀、痰浊的病机为多，故以相应的舌象、脉象多见。

三、诊断

1.左侧胸膺或膻中处突发憋闷而痛，疼痛性质为灼痛、绞痛、刺痛或隐痛、含糊不清的不适感等，疼痛常可窜及肩背、前臂、咽喉、胃脘部等，甚者可沿手少阴、手厥阴经循行部位窜至中指或小指，常兼心悸。

2.突然发病，时作时止，反复发作。持续时间短暂，一般几秒至数十分钟，经休息或服药后可迅速缓解。

3.多见于中年以上，常因情志波动、气候变化、多饮暴食、劳累过度等而诱发。亦有无明显诱因或安静时发病者。

4.心电图应列为必备的常规检查，必要时可做动态心电图、标测心电图和心功能测定、运动试验心电图。休息时心电图明显心肌缺血，心电图运动试验阳性，有助于诊断。

若疼痛剧烈，持续时间长，达 30 分钟以上，含服硝酸甘油片后难以缓解，可见汗出肢冷、面色苍白、唇甲青紫、手足青冷至肘膝关节处，甚至旦发夕死、夕发旦死，相当于急性心肌梗死，常合并心律失常、心功能不全及休克，多为真心痛表现，应配合心电图动态观察及血清酶学、白细胞总数、红细胞沉降率等检查，以进一步明确诊断。

四、辨证论治

1.**辨疼痛部位**　局限于胸膺部位，多为气滞或血瘀；放射至肩背、咽喉、脘腹，甚至臂部、手指，为痹阻较著；胸痛彻背、背痛彻心者，多为寒凝心脉或阳气暴脱。

2.**辨疼痛性质**　是辨别胸痹心痛的寒热虚实，在气在血的主要参考，临证时再结合其他症状、脉象而做出准确判断。属寒者，疼痛如绞，遇寒则发，或得冷加剧；属热者，胸闷、灼痛，得热痛甚；属虚者，痛势较缓，其痛绵绵或隐隐作痛，喜揉喜按；属实者，痛势较剧，其痛如刺、如绞；属气滞者，闷重而痛轻；属血瘀者，痛如针刺，痛有定处。

3.**辨疼痛程度**　疼痛持续时间短暂，瞬间即逝者多轻，持续不止者多重，若持续数小时甚至数日不休者常为重病或危候。一般疼痛发作次数与病情轻重程度成正比，即偶发者轻，频发者重。但亦有发作次数不多而病情较重的情况，必须结合临床表现，具体分析判断。若疼痛遇劳发作，休息或服药后能缓解者为顺证，若服药后难以缓解者常为危候。

五、治疗原则

针对本病本虚标实，虚实夹杂，发作期以标实为主，缓解期以本虚为主的病机特点，其治疗应补其不足，泻其有余。本虚宜补，权衡心之气血阴阳之不足，有无兼见肝、脾、肾脏之亏虚，调阴阳补气血，调整脏腑之偏衰，尤应重视补心气、温心阳；标实当泻，针对气滞、血瘀、寒凝、痰浊而理气、活血、温通、化痰，尤重活血通络、理气化痰。补虚与祛邪的目的都在于使心脉气血流通，通则不痛，故活血通络法在不同的证型中可视病情，随证配合。由于本病多为虚实夹杂，故要做到补虚勿忘邪实，祛实勿忘本虚，权衡标本虚实之多少，确定补泻法度之适宜。同时，在胸痹心痛的治疗中，尤其在真心痛的治疗时，在发病的前三四天内，警惕并预防脱证的发生，对减少死亡率，提高治愈率更为重要。必须辨清证候之顺逆，一旦发现脱证之先兆，如疼痛剧烈，持续不解，四肢厥冷，自汗淋漓，神萎或烦躁，气短喘促，脉或速、或迟、或结、或代、或脉微欲绝等必须尽早使用益气固脱之品，并中西医结合救治。

1. 寒凝心脉

(1) 症状：卒然心痛如绞，或心痛彻背，背痛彻心，或感寒痛甚，心悸气短，形寒肢冷，冷汗自出，苔薄白，脉沉紧或促。多因气候骤冷或感寒而发病或加重。

(2) 治法：温经散寒，活血通痹。

(3) 方药：当归四逆汤。

(4) 常用药：方以桂枝、细辛温散寒邪，通阳止痛；当归、芍药养血活血；芍药、甘草缓急止痛；通草通利血脉；大枣健脾益气。全方共奏温经散寒、活血通痹之效。

(5) 加减：可加瓜蒌、薤白，通阳开痹。疼痛较著者，可加延胡索、郁金活血理气定痛。若疼痛剧烈，心痛彻背，背痛彻心，痛无休止，伴有身寒肢冷，气短喘息，脉沉紧或沉微者，为阴寒极盛，胸痹心痛重证，治以温阳逐寒止痛，方用乌头赤石脂丸。苏合香丸或冠心苏合香丸，芳香化浊，理气温通开窍，发作时含服可即速止痛。

阳虚之人，虚寒内生，同气相召而易感寒邪，而寒邪又可进一步耗伤阳气，故寒凝心脉时临床常伴阳虚之象，宜配合温补阳气之剂，以温阳散寒，不可一味用辛散寒邪之法，以免耗伤阳气。

2. 气滞心胸

(1) 症状：心胸满闷不适，隐痛阵发，痛无定处，时欲太息，遇情志不遂时容易诱发或加重，或兼有脘腹胀闷，得嗳气或矢气则舒，苔薄或薄腻，脉细弦。

(2) 治法：疏调气机，和血舒脉。

(3) 方药：柴胡疏肝散。

(4) 常用药：本方由四逆散（枳实改枳壳）加香附、川芎、陈皮组成，四逆散能疏肝理气，其中柴胡与枳壳相配可升降气机，白芍与甘草同用可缓急舒脉止痛，加香附、陈皮以增强理气解郁之功，香附又为气中血药，川芎为血中气药，故可活血且能调畅气机。全方共奏疏调气机、和血舒脉功效。

(5) 加减：若兼有脘胀、嗳气、纳少等脾虚气滞的表现，可用逍遥散疏肝行气，理脾和血。若气郁日久化热，心烦易怒，口干，便秘，舌红苔黄，脉数者，用丹栀逍遥散疏肝清热。如胸闷心痛明显，为气滞血瘀之象，可合用失笑散，以增强活血行瘀、散结止痛之作用。气滞心胸之胸痹心痛，可根据病情需要，选用木香、沉香、降香、檀香、延胡索、厚朴、枳实等芳香理气及破气之品，但不宜久用，以免耗散正气。如气滞兼见阴虚者可选用佛手、香橼等理气而不伤阴之品。

3. 痰浊闭阻

(1) 症状：胸闷重而心痛轻，形体肥胖，痰多气短，遇阴雨天而易发作或加重，伴有倦怠乏力，纳呆便溏，口黏，恶心，咯吐痰涎，苔白腻或白滑，脉滑。

(2) 治法：通阳泄浊，豁痰开结。

(3) 方药：瓜蒌薤白半夏汤加味。

（4）常用药：方以瓜蒌、薤白化痰通阳，行气止痛；半夏理气化痰。

（5）加减：常加枳实、陈皮行气滞，破痰结；加石菖蒲化浊开窍；加桂枝温阳化气通脉；加干姜、细辛温阳化饮，散寒止痛。全方加味后共奏通阳化饮、泄浊化痰、散结止痛功效。若患者痰黏稠，色黄，大便干，苔黄腻，脉滑数，为痰浊郁而化热之象，用黄连温胆汤清热化痰，因痰阻气机，可引起气滞血瘀，另外，痰热与瘀血往往互结为患，故要考虑到血脉滞涩的可能，常配伍郁金、川芎理气活血，化瘀通脉。若痰浊闭塞心脉，卒然剧痛，可用苏合香丸芳香温通止痛；因于痰热闭塞心脉者用猴枣散，清热化痰，开窍镇惊止痛。胸痹心痛，痰浊闭阻可酌情选用天竺黄、天南星、半夏、瓜蒌、竹茹、苍术、桔梗、莱菔子、浙贝母等化痰散结之品，但由于脾为生痰之源，临床应适当配合健脾化湿之品。

4. 瘀血痹阻

（1）症状：心胸疼痛剧烈，如刺如绞，痛有定处，甚则心痛彻背，背痛彻心，或痛引肩背，伴有胸闷，日久不愈，可因暴怒而加重，舌质暗红，或紫暗，有瘀斑，舌下瘀筋，苔薄，脉涩或结、代、促。

（2）治法：活血化瘀，通脉止痛。

（3）方药：血府逐瘀汤。

由桃红四物汤合四逆散加牛膝、桔梗组成。

（4）常用药：以桃仁、红花、川芎、赤芍、牛膝活血祛瘀而通血脉；柴胡、桔梗、枳壳、甘草调气疏肝；当归、生地黄补血调肝，活血而不耗血，理气而不伤阴。寒（外感寒邪或阳虚生内寒）则收引、气滞血瘀、气虚血行滞涩等都可引起血瘀，故本型在临床最常见，并在以血瘀为主症的同时出现相应的兼症。

（5）加减：兼寒者，可加细辛、桂枝等温通散寒之品；兼气滞者，可加沉香、檀香辛香理气止痛之品；兼气虚者，加黄芪、党参、白术等补中益气之品。若瘀血痹阻重证，表现胸痛剧烈，可加乳香、没药、郁金、延胡索、降香、丹参等加强活血理气止痛的作用。活血化瘀法是胸痹心痛常用的治法，可选用三七、川芎、丹参、当归、红花、苏木、赤芍、泽兰、牛膝、桃仁、鸡血藤、益母草、水蛭、王不留行、牡丹皮、山楂等活血化瘀药物，但必须在辨证的基础上配伍使用，才能获得良效。另外，使用活血化瘀法时要注意种类、剂量，并注意有无出血倾向或征象，一旦发现，立即停用，并予以相应处理。

5. 心气不足

（1）症状：心胸阵阵隐痛，胸闷气短，动则益甚，心中动悸，倦怠乏力，神疲懒言，面色㿠白，或易出汗，舌质淡红，舌体胖且边有齿痕，苔薄白，脉细缓或结代。

（2）治法：补养心气，鼓动心脉。

（3）方药：保元汤。

（4）常用药：方以人参、黄芪大补元气，扶助心气；甘草炙用，甘温益气，通经利脉，行血气；肉桂辛热补阳，温通血脉；或以桂枝易肉桂，有通阳、行瘀之功；生姜温中。可加丹参或当归，养血活血。若兼见心悸气短，头昏乏力，胸闷隐痛，口燥咽干，心烦失眠，舌红或有齿痕者，为气阴两虚，可用养心汤，养心宁神，方中当归、生地黄、熟地黄、麦冬滋阴补血；人参、五味子、炙甘草补益心气；酸枣仁、柏子仁、茯神养心安神。补心气药常用人参、党参、黄芪、大枣、太子参等，如气虚显著可少佐肉桂，补少火而生气。亦可加用麦冬、玉竹、黄精等益气养阴之品。

6. 心阴亏损

（1）症状：心胸疼痛时作，或灼痛，或隐痛，心悸怔忡，五心烦热，口燥咽干，潮热盗汗，舌红少泽，苔薄或剥，脉细数或结代。

（2）治法：滋阴清热，养心安神。

（3）方药：天王补心丹。

（4）常用药：本方以生地黄、玄参、天冬、麦冬、丹参、当归滋阴养血而泻虚火；人参、茯苓、柏子仁、酸枣仁、五味子、远志补心气，养心神；朱砂重镇安神；桔梗载药上行，直达病所，为引。若阴不敛阳，虚火内扰心神，心烦不寐，舌尖红少津者，可用酸枣仁汤清热除烦安神；如不效者，再给予黄连阿胶汤，滋阴清火，宁心安神。若阴虚导致阴阳气血失和，心悸怔忡症状明显，脉结代者，用炙甘草汤，方中重用生地黄，配以阿胶、麦冬、麻仁滋阴补血，以养心阴；人参、大枣补气益胃，资脉之本源；桂枝、生姜以行心阳。诸药同用，使阴血得充，阴阳调和，心脉通畅。

（5）加减：若心肾阴虚，兼见头晕，耳鸣，口干，烦热，心悸不宁，腰膝酸软，用左归饮补益肾阴，或河车大造丸滋肾养阴清热。若阴虚阳亢，风阳上扰，加珍珠母、磁石、石决明等重镇潜阳之品，或用羚羊钩藤汤加减。如心肾真阴欲竭，当用大剂西洋参、鲜生地黄、石斛、麦冬、山萸肉等急救真阴，并佐用生牡蛎、乌梅肉、五味子、甘草等酸甘化阴且敛其阴。

7. 心阳不振

（1）症状：胸闷或心痛较著，气短，心悸怔忡，自汗，动则更甚，神倦怯寒，面色㿠白，四肢欠温或肿胀，舌质淡胖，苔白腻，脉沉细迟。

（2）治法：补益阳气，温振心阳。

（3）方药：参附汤合桂枝甘草汤。方中人参、附子大补元气，温补真阳；桂枝、甘草温阳化气，振奋心阳，两方共奏补益阳气、温振心阳之功。

（4）加减：若阳虚寒凝心脉，心痛较剧者，可酌加鹿角片、川椒、吴茱萸、荜茇、高良姜、细辛、川乌、赤石脂。若阳虚寒凝而兼气滞血瘀者，可选用薤白、沉香、降香、檀香、焦延胡索、乳香、没药等偏于温性的理气活血药物。若心肾阳虚，可合肾气丸治疗，方以附子、桂枝（或肉桂）补水中之火，用六味地黄丸壮水之主，从阴引阳，合为温补心肾而消阴翳。心肾阳虚兼见水饮凌心射肺，而出现水肿、喘促、心悸，用真武汤温阳化气行水，以附子补肾阳而祛寒邪，与芍药合用，能入阴破结，敛阴和阳，茯苓、白术健脾利水，生姜温散水气。若心肾阳虚，虚阳欲脱厥逆者，用四逆加人参汤，温阳益气，回阳救逆。若见大汗淋漓、脉微欲绝等亡阳证，应用参附龙牡汤，并加用大剂山萸肉，以温阳益气，回阳固脱。

六、预防与调护

调情志，慎起居，适寒温，饮食调治是预防与调摄的重点。情志异常可导致脏腑失调，气血紊乱，尤其与心病关系较为密切。《灵枢·口问》云："悲哀愁忧则心动"，后世进而认为"七情之由作心痛"，故防治本病必须高度重视精神调摄，避免过于激动或喜怒忧思无度，保持心情平静愉快。气候的寒暑晴雨变化对本病的发病亦有明显影响，《诸病源候论·心痛病诸候》记载："心痛者，风凉邪气乘于心也"，故本病慎起居，适寒温，居处必须保持安静、通风。饮食调摄方面，不宜过食肥甘，应戒烟，少饮酒，宜低盐饮食，多吃水果及富含纤维食物，保持大便通畅，饮食宜清淡，食勿过饱。发作期患者应立即卧床休息，缓解期要注意适当休息，坚持力所能及的活动，做到动中有静，保证充足的睡眠。发病时医护人员还应加强巡视，观察舌脉、体温、呼吸、血压及精神情志变化，做好各种抢救设备及药物准备，必要时给予吸氧、心电监护及保持静脉通路。

第三节　胃　痛

胃痛是由于外感邪气、内伤饮食情志、脏腑功能失调等导致气机郁滞或胃失所养，以上腹胃脘部近歧骨处反复发生疼痛为主症的病证，又称胃脘痛。

一、病因病机

引起胃痛的主要病因有感受寒邪，饮食不节，肝气郁结，以及过劳、久病、治疗不当等原因导致脾胃虚弱。

1. 寒邪客胃　外感寒邪，脘腹受凉，寒邪内客于胃，或过食寒凉，寒凉伤中，寒积胃中，因寒性吸引，致使气机凝滞不通，胃气不和，收引作痛。

2. 饮食伤胃　饮食不节，饥饱失常，或暴饮暴食，损伤脾胃，致使胃不能腐熟水谷，脾不能转输精微，水谷不化，内生食滞，致使胃中气机阻滞，胃气失和而疼痛。饮食偏嗜，如五味过极，辛辣无度，或过食肥甘厚腻，或饮酒过度，则酿生湿热，湿热阻胃，气机壅滞，则脘闷胀痛。

3. 肝气犯胃　肝喜条达而主疏泄，肝气可疏泄脾胃气机，协助胃腑消磨水谷，若忧思恼怒，情志不遂，肝失疏泄，气机阻滞，横逆乘脾犯胃，脾胃纳运失常，气机郁滞而发胃痛。肝郁日久，可化火生热，邪热犯胃，肝胃郁热，可致胃脘灼热而痛；若肝失疏泄，气机不畅，气滞日久，可深入血分，致血行不畅，血脉凝滞，瘀血内停，胃络受阻，发生胃痛。

4. 脾胃虚弱　素体阳气不足，或劳倦过度，或饮食所伤，或过服寒凉药物，或诸邪犯胃，或久病脾胃受损，或肾阳不足，脾胃失于温煦，均可引起脾胃虚弱，中焦虚寒，致使胃失温养作痛。或热病伤阴，或胃热火郁，灼伤胃阴，或久服香燥理气之品，耗伤胃阴，胃失濡养，亦致胃痛。

胃痛的病因较多，上述病因既可单独出现，又可合并出现，单一出现时，病机变化及临床表现比较单纯，合并出现时则比较复杂。

基本病机：胃气阻滞，胃失和降，胃的气血瘀滞不通，不通则痛，是胃痛的基本病机。

病变脏腑关键在胃，肝脾起重要作用，胆肾也与之相关。胃为阳土，喜润恶燥，为五脏六腑之大源，乃多气多血之腑，主受纳腐熟水谷，其气以和降为顺。所以，感受外邪，内伤饮食，情志失调，劳倦过度，皆可伤及胃腑，致胃气失和，气机郁滞，胃脘作痛。脾胃的受纳运化，中焦气机的升降，有赖于肝之疏泄，若肝气不舒，则横逆犯胃而导致胃痛。脾与胃相表里，同居中焦，共奏受纳运化之功，脾气主升，胃气主降，胃之受纳腐熟，赖脾之运化升清，所以胃病常累及脾，脾病常累及胃。但胃为阳土，其病多实，脾属阴土，其病多虚，所以脾气健运与否，在胃痛的发病中也起着重要的作用。胆之通降，有助于脾之运化，胃之和降。胆病失于疏泄，可致肝胃气滞。若胆腑通降失常，腑气不降，逆行入胃，胃气失和，气机不利，则脘腹作痛。肾为胃之关，脾胃之运化腐熟功能正常与否，全赖肾阳之温煦，所以肾阳不足，可致脾阳不振，脾肾阳虚。反之脾胃虚寒，日久必损及肾阳。胃喜润恶燥，肾寓真阴真阳，肾之真阴乃诸阴之本，先天之肾赖后天之胃以滋养，后天之胃靠先天之肾以生化。若肾阴亏耗，肾水不足，不能上济于胃，或胃阴亏损，久则耗伤肾阴，而成胃肾阴亏，阴虚胃络失于濡养而作痛。

二、临床表现

胃脘部疼痛，常伴痞闷或胀满、嗳气、泛酸、嘈杂、恶心、呕吐、纳差等症。发病常与情志不畅、饮食不节、劳累、受寒等因素有关。起病或急或缓，常有反复发作的病史。

三、诊断

辅助检查：上消化道 X 线钡剂造影、纤维胃镜及组织病理活检等，可见胃、十二指肠黏膜炎症、溃疡等病变。大便或呕吐物隐血试验强阳性者，提示并发消化道出血。B 超、肝功能、胆道 X 线造影等有助于鉴别诊断。

四、辨证论治

1. 辨急缓　凡胃痛暴作者，多因外感寒邪。或恣食生冷。或暴饮暴食。以致寒伤中阳，积滞不化，胃失和降，不通则痛。凡胃痛渐发，常由肝郁气滞，木旺乘土，或脾胃虚弱，土虚木侮，而致肝胃不和，气滞血瘀。

2. 辨寒热　寒性凝滞收引，可致气机凝滞而作痛，寒有虚实之别，实证多属寒邪犯胃，多见胃痛暴作，疼痛剧烈而拒按，并有喜暖恶凉，苔白，脉弦紧等特点；脾胃阳虚之虚寒胃痛，多隐隐作痛，喜温喜按，遇冷加剧，四肢不温，舌淡苔薄，脉弱。热结火郁，胃气失和之胃痛，多为灼痛，痛势急迫，伴烦渴喜饮，喜冷恶热，便秘溲赤，舌红苔黄少津，脉弦数。

3. 辨虚实　胃痛且胀，大便秘结不通者多属实，痛而不胀，大便溏薄者多属虚，喜凉者多实，喜温者多虚，拒按者多实，喜按者多虚，食后痛甚者多实，饥而痛增者多虚，痛剧固定不移者多实，痛缓无定处者多虚，新病体壮者多实，久病体虚者多虚，脉实者多实，脉虚者多虚。

4. 辨气血　初痛在气，久痛在血；在气者胃胀且痛，以胀为主，痛无定处，时痛时止，触之无形；病属血分者，持续刺痛，痛有定处，夜间尤甚，或伴吐血、便血，舌质紫暗。

5. 辨脏腑　胃痛主要病变在胃，但由于胃与肝脾在生理、病理上的相互联系，所以在辨证时应弄清与胃痛相关病变脏腑的关系。病变在肝者，常见肝气犯胃、肝胃郁热之证，一般兼见胸胁胀满，心烦易怒，嗳气频作，发病与情志有关等肝气郁滞的表现。病变在脾者，脾气虚弱，中阳不振常兼见神疲乏力，大便溏薄，四肢不温，食少纳呆等脾胃虚寒之征象等。

另外，有时亦与胆、肾等脏腑有关，当随证辨之。

五、治疗原则

治法上常以理气和胃止痛为基本原则，邪实者以祛邪为急，正虚者以扶正当先，虚实夹杂者又应邪正兼顾。其共同病机为胃的气血瘀滞不通，不通则痛，古有"通则不痛"的治痛大法，但不能把"通"狭义地理解为通下或疏通气机之法，而应从广义的角度去理解和运用，即审证求因，审因论治。属于胃寒者，散寒即所以通；属于食滞者，消食即所以通；属于气滞者，理气即所以通；属于热郁者，泄热即所以通；属于血瘀者，化瘀即所以通；属于湿浊者，除湿即所以通；属于阴虚者，养阴益胃即所以通；属于阳弱者，温阳即所以通。在审因论治的同时，适当配合辛香理气之品，共奏"通则不痛"之功。但理气药物，应中病即止，不可太过，以免伤津耗气。

1. 寒邪客胃

(1) 症状：胃痛暴作，恶寒喜暖，得温痛减，遇寒加重，口淡不渴，或喜热饮。苔薄白。脉弦紧。

患者多有感寒或进食生冷史。感受寒邪，或过食生冷，寒积胃中，寒为阴邪，寒主收引，寒邪内客于胃，则阳气被寒邪所遏而不得舒展，致气机阻滞，故胃痛暴作。寒邪得温则散，遇寒则凝，所以得温痛减，遇寒痛增。胃中无热邪，故口淡不渴。热能胜寒，故喜热饮。苔薄白属寒，脉弦主痛，紧主寒。

(2) 治法：温胃散寒，理气止痛。

(3) 方药：良附丸。

(4) 常用药：方中高良姜温胃散寒，香附理气止痛。轻症可用局部湿熨，或服生姜红糖汤即可散寒止痛。

(5) 加减：若寒重者可加吴茱萸、干姜温中散寒。气滞重者可加木香、陈皮理气止痛。若见寒热身痛等表寒证者，加紫苏、生姜，或加香苏散疏风散寒。若兼见胸脘痞闷不食，嗳气呕吐等寒挟食滞者，可加枳壳、神曲、鸡内金、半夏以消食导滞，温胃降逆。若郁久化热，寒热错杂，可用半夏泻心汤，辛开苦降，寒热并调。

2. 饮食停滞

(1) 症状：胃脘疼痛，胀满拒按，嗳腐吞酸，或呕吐不消化食物，其味腐臭，吐后痛减，不思饮食，大便不爽，得矢气及便后稍舒。苔厚腻。脉滑。

本型多数患者有暴饮多食史。暴饮暴食，饮停食滞，致胃中气机阻塞，故胃痛脘腹胀满。健运失司，腐熟无权，谷浊之气不得下行而上逆，所以嗳腐吞酸，吐不消化食物，其味腐臭。吐则宿食上越，矢气则腐浊下排，故吐食或矢气及便后稍舒。胃与肠相连，胃中饮食停滞，导致肠道传导失常，故大便不爽。苔厚腻为食滞之象，脉滑为宿食之征。

(2) 治法：消食导滞，和胃止痛。

(3) 方药：保和丸。

(4) 常用药：方中山楂、神曲、莱菔子消食导滞，健胃下气；半夏、陈皮、茯苓健脾和胃，化湿理气；连翘散结清热，共奏消食和胃之效。

（5）加减：若脘腹胀满较甚者，可加枳壳、厚朴、槟榔行气消滞。若食积化热者，可加黄芩、黄连清热泻火，或辨证选用枳实导滞丸、木香槟榔丸等。若服上药不效，脘腹胀满而大便秘结者，可合用小承气汤。若胃痛急剧而拒按，大便秘结，苔黄燥者，为食积化热成燥屎，可合用大承气汤通腑泄热，荡积导滞。食积日久，损伤脾胃，兼见脾胃虚弱之象者，酌加香砂六君子汤等健脾之剂。

3. 肝气犯胃

（1）症状：胃脘胀满，攻撑作痛，脘痛连胁，胸闷嗳气，喜长叹息，大便不畅，得嗳气、矢气则舒，遇烦恼郁怒则痛作或痛甚。苔薄白。脉弦。

本型多有情志不遂，或精神刺激的病史。肝主疏泄，性喜条达，若情志不舒，肝气郁结不得疏泄，则横逆犯胃而致胃气不和而作痛。两胁为肝经分布之处，而气多走窜游移，故疼痛攻撑连胁。气机不利，肝胃气逆，故脘胀嗳气。肝气郁滞，肠道传导失常，故大便不畅。如情志不遂，则肝郁更甚，气结复加，故每因情志而痛作或加重。胸闷，喜长太息，为肝郁气滞之象。病在气分而湿浊不甚，故苔多薄白。病在里而属肝主痛，故见脉沉弦。

（2）治法：疏肝理气，和胃止痛。

（3）方药：柴胡疏肝散。

（4）常用方：方中柴胡、白芍、川芎、香附疏肝解郁，陈皮、枳壳、甘草理气和中，共奏疏肝理气、和胃止痛之效。

（5）加减：若胀重者可加青皮、郁金、木香助理气解郁之功。若痛甚者可加川楝子、延胡索理气止痛。嗳气频作者，可加半夏、旋覆花、代赭石，亦可用沉香降气散降气解郁。方中沉香、香附降气，砂仁、甘草和胃，再加白蒺藜、广郁金、绿萼梅、降香以增强泄肝理气之功。本型日久常发生病机转化，临床需根据病机转化随证加减，如肝郁化火，胃部灼热，嘈杂泛酸者，加牡丹皮、栀子、海螵蛸、黄连以清肝胃之热。伤阴明显，加沙参、麦冬、石斛、玉竹等，此时理气忌过用辛燥，以防加重阴虚。兼见血瘀之象者，可加入丹参、五灵脂等。肝气乘脾而出现脾虚者，加太子参、白术、茯苓。另外，还可选用越鞠丸、金铃子散等。

4. 肝胃郁热

（1）症状：胃脘灼痛，痛势急迫，心烦易怒，泛酸嘈杂，口干口苦。舌红苔黄。脉弦数。

肝气郁结，日久化热，邪热犯胃，故胃脘灼痛，痛势急迫。肝胃郁热，逆而上冲，泛酸嘈杂，故烦躁易怒。肝胆互为表里，肝热夹胆火上乘，故口苦口干、舌红苔黄为里热之象，脉见弦数，乃肝胃郁热之征。

（2）治法：疏肝理气，泄热和胃。

（3）方药：丹栀逍遥散合左金丸。

（4）常用药：前方用柴胡、当归、白芍解郁柔肝止痛，牡丹皮、栀子清泄肝热，白术、茯苓、甘草和中健胃。左金丸以黄连清泄胃火，以吴茱萸辛散肝郁。

（5）加减：泛酸嘈杂明显，可加乌贼骨、浙贝母。肝体阴而用阳，阴常不足，阳常有余，郁久化热，易伤肝阴，此时应忌刚用柔，慎用过分香燥之品，常选用当归、白芍以养血柔肝，用香橼、佛手、绿萼梅、厚朴花等理气而不伤阴的解郁止痛药。若火热内盛，灼伤胃络，而见吐血、便血，乃肝胃郁热，迫血妄行，可用《金匮要略》泻心汤，药用大黄、黄芩、黄连苦寒泄热，直折其火，使火降气顺，出血自止，也可加入白及、三七粉等以加强止血之性。本型还可辨证选用化肝煎、滋水清肝饮等。

5. 瘀血停滞

（1）症状：胃脘疼痛，痛如针刺或刀割，痛有定处，按之痛甚，痛时持久，食后加剧，入夜尤甚，或见吐血、黑便。舌质紫暗或有瘀点瘀斑。脉涩。

气为血帅，血随气行，气滞日久，则导致瘀血内停，由于瘀血有形，故痛有定处而拒按。瘀停之处，脉络壅塞而不通。故痛如针刺或刀割。按压或进食则触动其瘀，故按之痛甚，食后加剧。瘀血阻滞，血行不畅，溢于脉外，随胃气上逆则呕血，随肠道下行则便黑，或呕血与便黑同时并见。瘀血停滞，血脉不畅，故舌色紫黯，血瘀则血行不畅，故脉来艰滞而涩。

（2）治法：活血化瘀，和胃止痛。

（3）方药：失笑散合丹参饮。

（4）常用药：方中五灵脂、蒲黄、丹参活血散瘀止痛，檀香、砂仁行气和胃。痛甚可酌加延胡索、三棱、莪术，并可加理气之品，如枳壳、木香、郁金。

（5）加减：若伴吐血、黑便时，当辨寒热虚实，并参考血证有关内容辨证论治。瘀血阻滞日久，旧血不去，新血不生，或因出血过多，出现血虚之象时，可选用调营敛肝饮加减，方中当归、白芍、阿胶养血止血，木香、川芎理气活血，枸杞子、五味子、酸枣仁、茯神柔肝敛肝。心脾两虚，症见心悸少气，多梦少寐，体倦纳差，唇白舌淡，脉虚弱者，可用归脾汤以健脾养心，益气养血。

6. 湿热中阻

（1）症状：胃脘疼痛，嘈杂灼热，口干口苦，渴不欲饮，头重如裹，身重肢倦，纳呆恶心，小便色黄，大便不畅。舌苔黄腻。脉象滑数。

饮食不节，酿生湿热，或感受湿热之邪，致湿热阻滞中焦脾胃，胃气不和，故胃脘疼痛，嘈杂灼热。纳呆恶心，湿热上犯，故口干口苦，湿热阻滞，津不上承，故渴不欲饮。湿性生重浊，故头重如裹，身重肢倦。湿热移于下焦，膀胱气化不利，故小便色黄。湿热阻滞气机，大肠传导失常，故大便不畅。

（2）治法：清热化湿，理气和胃。

（3）方药：清中汤。

（4）常用药：方中黄连、栀子清热化湿，茯苓、白豆蔻健脾祛湿，陈皮、半夏、甘草理气和胃。

（5）加减：热偏盛者，加黄芩、蒲公英。热盛便秘者加大黄、枳实。湿偏盛者，加薏苡仁、佩兰、荷叶、藿香。气滞腹胀者加厚朴、大腹皮。若寒热互结，干噫食臭，心下痞硬，可用半夏泻心汤。另外尚可辨证选用温胆汤、三仁汤、连朴饮等。

7. 胃阴亏虚

（1）症状：胃脘隐隐灼痛，似饥而不欲食，口燥咽干，五心烦热，消瘦乏力，大便干结。舌红少津。脉细数。

胃痛日久，郁热伤阴，或过用温燥药物，损伤胃阴，胃失温养，故见胃痛隐隐。胃阴虚不能受谷,故似饮而不欲食。阴虚津少,无以上承,则口燥咽干。阴虚液耗,无以下溉,肠道失润则大便干结。舌红少津,为阴虚液耗之象。五心烦热,脉象细数,乃阴虚内热之证。

(2)治法:滋阴益胃,和中止痛。

(3)方药:一贯煎合芍药甘草汤加减。

(4)常用药:方中沙参、麦冬、生地黄、枸杞子养阴益胃,当归、川楝子柔肝理气,芍药、甘草和中缓急止痛。生地黄偏于滋腻,用药量不宜过大,或与砂仁同用,应酌加石斛、玉竹、百合等滋养胃阴之品。

(5)加减:若痛甚者可加香橼、佛手、绿萼梅等理气而不伤阴的药物。若脘腹灼痛,嘈杂反酸,可酌加左金丸。若胃热偏盛,可加生石膏、知母、玉竹、芦根清胃泄热,或用清胃散。便秘明显者,加火麻仁、郁李仁,甚则可暂用大黄。若日久肝肾阴虚可加山萸肉滋补肝肾。

8.脾胃虚寒

(1)症状:胃痛隐隐,绵绵不休,喜温喜按,空腹痛甚,得食则缓,劳累或受凉后发作或加重,泛吐清水,神疲纳呆,四肢倦怠,手足不温,大便溏薄。舌淡苔白。脉虚弱。

多种原因损伤脾胃之阳气,脾胃虚寒,病属正虚,故胃痛隐隐,绵绵不休。寒得温而散,气得按而行,所以喜温喜按。胃虚得食,则产热助正以抗邪,所以进食痛止。劳则耗气,气得寒则凝,故劳累或受凉后发作。脾虚中寒,水不运化而上逆,故泛吐清水。脾胃虚寒,则受纳运化失常,故纳差。脾主肌肉而健运四旁,中阳不振,运化无权,肌肉筋脉失其温养,所以疲乏无力,四肢倦怠,手足不温。脾虚生湿下渗肠间,故大便溏薄。舌淡脉虚弱或迟缓,皆为脾胃虚寒、中气不足之象。

(2)治法:温中健脾,和胃止痛。

(3)方药:黄芪建中汤。

(4)常用药:方中黄芪补中益气,小建中汤温脾散寒,和中止痛。

(5)加减:泛吐清水较重者,可加干姜、吴茱萸、半夏温胃化饮。泛酸嘈杂者,加左金丸。如寒盛者可用大建中汤,或附子理中九温中散寒。若脾虚湿盛者,可合二陈汤。若兼见腰膝酸软,头晕目眩,形寒肢冷等肾阳虚证者,可加附子、肉桂、巴戟天、仙茅,或合用肾气丸、右归丸之类助肾阳以温脾和胃。还可选用吴茱萸汤、厚朴温中汤等。

六、预防与调护

对胃脘痛患者要重视精神与饮食起居方面的调摄,保持精神愉快,性格开朗,劳逸结合,切忌暴饮暴食,或饥饱无常,热证忌过食辛辣醇酒厚味,寒证忌过食生冷,饮食以少食多餐、清淡易消化为原则,可减轻胃痛和减少胃痛发作,进而达到预防胃痛的目的,虚寒胃痛,需注意避免感受寒邪,以免加重病情。

第四节　腹　痛

腹痛是指胃脘以下,耻骨毛际以上部位发生疼痛为主要表现的一种脾胃肠病证。多种原因导致脏腑气机不利，经脉气血阻滞，脏腑经络失养，皆可引起腹痛。文献中的"脐腹痛""小腹痛""少腹痛""环脐而痛""绕脐痛"等，均属本病范畴。

一、病因病机

腹内有肝、胆、脾、肾、大肠、小肠、膀胱等诸多脏腑，并是足三阴、足少阳、手阳明、足阳明、冲、任、带等诸多经脉循行之处，因此，腹痛的病因病机也比较复杂。凡外邪入侵、饮食所伤，情志失调，跌扑损伤，以及气血不足、阳气虚弱等原因，引起腹部脏腑气机不利，经脉气血阻滞，脏腑经络失养，均可发生腹痛。

1. 外邪入侵 六淫外邪，侵入腹中，可引起腹痛。伤于风寒，则寒凝气滞，导致脏腑经脉气机阻滞，不通则痛。因寒性收引，故寒邪外袭，最易引起腹痛。如《素问·举痛论篇》曰："寒气客于肠胃，厥逆上出，故痛而呕也。寒气客于小肠，小肠不得成聚，故后泄腹痛矣。"若伤于暑热，外感湿热，或寒邪不解，郁久化热，热结于肠，腑气不通，气机阻滞，也可发为腹痛。

2. 饮食所伤 饮食不节，暴饮暴食，损伤脾胃，饮食停滞；恣食肥甘厚腻辛辣，酿生湿热，蕴蓄肠胃；误食馊腐，饮食不洁，或过食生冷，致寒湿内停等，均可损伤脾胃，腑气通降不利，气机阻滞，而发生腹痛。如《素问·痹论篇》曰："饮食自倍，肠胃乃伤。"

3. 情志失调 抑郁恼怒，肝失条达，气机不畅；或忧思伤脾，或肝郁克脾，肝脾不和，气机不利均可引起脏腑经络气血郁滞，引起腹痛。如《证治汇补·腹痛》谓："暴触怒气，则两胁先痛而后入腹。"若气滞日久，还可致血行不畅，形成气滞血瘀腹痛。

4. 瘀血内阻 跌扑损伤，络脉瘀阻，或腹部手术，血络受损，或气滞日久，血行不畅，或腹部脏腑经络疾病迁延不愈，久病入络，皆可导致瘀血内阻，而成腹痛。《血证论·瘀血》云："瘀血在中焦，则腹痛胁痛；瘀血在下焦，则季胁、少腹胀满刺痛，大便色黑。"

5. 阳气虚弱 素体脾阳不足，或过服寒凉，损伤脾阳，内寒自生，渐至脾阳虚衰，气血不足，或肾阳素虚，或久病伤及肾阳，而致肾阳虚衰，均可致脏腑经络失养，阴寒内生，寒阻气滞而生腹痛。正如《诸病源候论·久腹痛》所说："久腹痛者，脏腑虚而有寒，客于腹内，连滞不歇，发作有时。发则肠鸣而腹绞痛，谓之寒中。"

综上所述，腹痛的病因病机，不外寒、热、虚、实、气滞、血瘀六个方面，但其间常相互联系，相互影响，相因为病，或相兼为病，病变复杂。如寒邪客久，郁而化热，可致热邪内结腹痛；气滞日久，可成血瘀腹痛等。腹痛的部位在腹部，脏腑病位或在脾，或在肠，或在气在血，或在经脉，需视具体病情而定，所在不一。形成本病的基本病机是脏腑气机不利，经脉气血阻滞，脏腑经络失养，不通则痛。

二、临床表现

腹痛部位在胃脘以下，耻骨毛际以上，疼痛范围可以较广，也可局限在大腹、胁腹、少腹，或小腹。疼痛性质可表现为隐痛、胀痛、冷痛、灼痛、绞痛、刺痛等，腹部外无胀大之形，腹壁按之柔软，可有压痛，但无反跳痛，其痛可呈持续性，亦可时缓时急，时作时止，或反复发作。疼痛的发作和加重，常与饮食、情志、受凉、劳累等诱因有关。起病或缓或急，病程有长有短，常伴有腹胀、嗳气、矢气，以及饮食、大便异常等脾胃症状。

三、诊断

1. 以胃脘以下，耻骨毛际以上部位的疼痛为主要表现，腹壁按之柔软，可有压痛，但无肌紧张及反跳痛。

2. 常伴有腹胀、矢气，以及饮食、大便的异常等脾胃症状。

3. 起病多缓慢，腹痛的发作和加重，常与饮食、情志、受凉、劳累等诱因有关。

4. 腹部 X 线、B 超、结肠镜、大便常规等有关实验室检查有腹部相关脏腑的异常。能排除外科、妇科腹痛，以及其他内科病证中出现的腹痛症状。

四、辨证论治

1. **辨寒热虚实**　腹痛拘急冷痛，疼痛暴作，痛无间断，腹部胀满，肠鸣切痛，遇冷痛剧，得热则痛减者，为寒痛；腹痛灼热，时轻时重，腹胀便秘，得凉痛减者，为热痛；痛势绵绵，喜揉喜按，时缓时急，痛而无形，饥则痛增，得食痛减者，为虚痛；痛势急剧，痛时拒按，痛而有形，疼痛持续不减，得食则甚者，为实痛。

2. **辨在气在血**　腹痛胀满，时轻时重，痛处不定，攻撑作痛，得嗳气矢气则胀痛减轻者，为气滞痛；腹部刺痛，痛无休止，痛处不移，痛处拒按，入夜尤甚者，为血瘀痛。

3. **辨急缓**　突然发病，腹痛较剧，伴随症状明显，因外邪入侵，饮食所伤而致者，属急性腹痛；发病缓慢，病程迁延，腹痛绵绵，痛势不甚，多由内伤情志，脏腑虚弱，气血不足所致者，属慢性腹痛。

4. **辨部位**　诊断腹痛，辨其发生在哪一位置通常不难，辨证时主要应明确与脏腑的关系。大腹疼痛，多为脾胃、大小肠受病；胁腹、少腹疼痛，多为厥阴肝经及大肠受病；小腹疼痛，多为肾、膀胱病变；绕脐疼痛，多属虫病。

五、治疗原则

腹痛的治疗以"通"为大法,进行辨证论治:实则泻之,虚则补之,热者寒之,寒者热之,滞者通之，瘀者散之。腹痛以"通"为治疗大法，系据腹痛"痛则不通，通则不痛"的病理生理而制订的。肠腑以通为顺，以降为和，肠腑病变而用通利，因势利导，使邪有出路，腑气得通，腹痛自止。但通常所说的治疗腹痛的通法，属广义的"通"，并非单指攻下通利，而是在辨明寒热虚实而辨证用药的基础上适当辅以理气、活血、通阳等疏导之法，标本兼治。如《景岳全书·心腹痛》曰："凡治心腹痛证，古云痛随利减，又曰通则不痛，此以闭结坚实者为言。若腹无坚满，痛无结聚，则此说不可用也。其有因虚而作痛者，则此说更如冰炭。"《医学真传·腹痛》谓："夫通则不痛，理也。但通之之法，各有不同，调气以和血，调血以和气通也，下逆者使之上行，中结者使之旁达，亦通也；虚者助之使通，寒者温之使通，无非通之之法也。若必以下泄为通，则妄矣。"

1. **寒邪内阻**

(1) 症状:腹痛急起,剧烈拘急,得温痛减,遇寒尤甚,恶寒身蜷,手足不温,口淡不渴,小便清长，大便自可，苔薄白，脉沉紧。

（2）治法：温里散寒，理气止痛。

（3）方药：良附丸合正气天香散。方中高良姜、干姜、紫苏温中散寒，乌药、香附、陈皮理气止痛。

（4）加减：若腹中雷鸣切痛，胸胁逆满，呕吐，为寒气上逆者，用附子粳米汤温中降逆；若腹中冷痛，周身疼痛，内外皆寒者，用乌头桂枝汤温里散寒；若少腹拘急冷痛，寒滞肝脉者，用暖肝煎暖肝散寒；若腹痛拘急，大便不通，寒实积聚者，用大黄附子汤以泻寒积；若脐中痛不可忍，喜温喜按者，为肾阳不足，寒邪内侵，用通脉四逆汤温通肾阳。

2. 湿热积滞

（1）症状：腹部胀痛，痞满拒按，得热痛增，遇冷则减，胸闷不舒，烦渴喜冷饮，大便秘结，或溏滞不爽，身热自汗，小便短赤，苔黄燥或黄腻，脉滑数。

（2）治法：通腑泄热，行气导滞。

（3）方药：大承气汤。方中大黄苦寒泄热，攻下燥屎；芒硝咸寒润燥，软坚散结；厚朴、枳实破气导滞，消痞除满，四味相合，有峻下热结之功。本方适宜热结肠中，或热偏盛者。

（4）加减：若燥结不甚，大便溏滞不爽，苔黄腻，湿象较显者，可去芒硝，加栀子、黄芩、黄柏苦寒清热燥湿；若少阳阳明合病，两胁胀痛，大便秘结者，可用大柴胡汤；若兼食积者，可加莱菔子、山楂以消食导滞；病程迁延者，可加桃仁、赤芍以活血化瘀。

3. 饮食停滞

（1）症状：脘腹胀痛，疼痛拒按，嗳腐吞酸，厌食，痛而欲泻，泻后痛减，粪便奇臭，或大便秘结，舌苔厚腻，脉滑。多有伤食史。

（2）治法：消食导滞。

（3）方药：枳实导滞丸。方中大黄、枳实、神曲消食导滞，黄芩、黄连、泽泻清热化湿，白术、茯苓健脾和胃。尚可加木香、莱菔子、槟榔以助消食理气之力。

（4）加减：若食滞较轻，脘腹胀闷者，可用保和丸消食化滞。若食积较重，也可用枳实导滞丸合保和丸化裁。

4. 气机郁滞

（1）症状：脘腹疼痛，胀满不舒，痛引两胁，时聚时散，攻窜不定，得嗳气矢气则舒，遇忧思恼怒则剧，苔薄白，脉弦。

（2）治法：疏肝解郁，理气止痛。

（3）方药：柴胡疏肝散。方中柴胡、枳壳、香附、陈皮疏肝理气，芍药、甘草缓急止痛，川芎行气活血。

（4）加减：若气滞较重，胁肋胀痛者，加川楝子、郁金以助疏肝理气止痛之功；若痛引小腹睾丸者，加橘核、川楝子以理气散结止痛；若腹痛肠鸣，气滞腹泻者，可用痛泻要方以疏肝调脾，理气止痛；若小腹绞痛，阴囊寒疝者，可用天台乌药散以暖肝温经，理气止痛；肠胃气滞，腹胀肠鸣较著，矢气即减者，可用四逆散合五磨饮子疏肝理气降气，调中止痛。

5. 瘀血阻滞

（1）症状：腹痛如锥如刺，痛势较剧，腹内或有结块，痛处固定而拒按，经久不愈，舌质紫暗或有瘀斑，脉细涩。

（2）治法：活血化瘀，理气止痛。

（3）方药：少腹逐瘀汤。方中当归、川芎、赤芍等养血活血，蒲黄、五灵脂、没药、延胡索化瘀止痛，小茴、肉桂、干姜温经止痛。

（4）加减：若瘀热互结者，可去肉桂、干姜，加丹参、赤芍、牡丹皮等化瘀清热；若腹痛气滞明显者，加香附、柴胡以行气解郁；若腹部术后作痛，可加泽兰、红花、三棱、莪术，并合用四逆散以增破气化瘀之力；若跌仆损伤作痛，可加丹参、王不留行，或吞服三七粉、云南白药以活血化瘀；若少腹胀满刺痛，大便色黑，属下焦蓄血者，可用桃核承气汤活血化瘀，通腑泄热。

6. 中虚脏寒

（1）症状：腹痛绵绵，时作时止，痛时喜按，喜热恶冷，得温则舒，饥饿劳累后加重，得食或休息后减轻，神疲乏力，气短懒言，形寒肢冷，胃纳不佳，大便溏薄，面色不华，舌质淡，苔薄白，脉沉细。

（2）治法：温中补虚，缓急止痛。

（3）方药：小建中汤。方中桂枝、饴糖、生姜、大枣温中补虚，芍药、甘草缓急止痛。

（4）加减：尚可加黄芪、茯苓、人参、白术等助益气健脾之力，加吴茱萸、干姜、川椒、乌药等助散寒理气之功；若产后或失血后，症见血虚者，可加当归养血止痛；食少，饭后腹胀者，可加谷芽麦芽、鸡内金健胃消食；大便溏薄者，可加芡实、山药健脾止泻；若寒偏重，症见形寒肢冷，肠鸣便稀，手足不温者，则用附子理中汤温中散寒止痛；腰酸膝软，夜尿增多者，加补骨脂、肉桂温补肾阳；若腹中大寒痛，呕吐肢冷者可用大建中汤温中散寒。

六、预防与调护

腹痛预防与调摄的大要是节饮食，适寒温，调情志。寒痛者要注意保温，虚痛者宜进食易消化食物，热痛者忌食肥甘厚味和醇酒辛辣，食积者注意节制饮食，气滞者要保持心情舒畅。

第五节 胁 痛

胁痛是指以一侧或两侧胁肋部疼痛为主要表现的疾病。胁，指胁肋部，位于胸壁两侧，自腋部以下至第 12 肋骨之间。胁痛的病因主要有情志不遂、饮食不节、跌仆损伤、久病体虚等多种因素。这些因素导致肝气郁结、肝失条达，瘀血停滞、痹阻胁络，湿热蕴结、肝失疏泄，肝阴不足、络脉失养等诸多病机变化，最终导致胁痛发生。胁痛实证以气滞、血瘀、湿热为主，多病程短，来势急，症见疼痛较重而拒按，脉实有力；虚证多属阴血不足，脉络失养，症见其痛隐隐，绵绵不休，且病程长，来势缓，并伴见全身阴血亏耗之证。

一、病因病机

胁痛主要责之于肝胆。因为肝位居于胁下，其经脉循行两胁，胆附于肝，与肝呈表里关系，其脉亦循于两胁。肝为刚脏，主疏泄，性喜条达；主藏血，体阴而用阳。若情志不舒，饮食不节，久病耗伤，劳倦过度，或外感湿热等病因，累及于肝胆，导致气滞、血瘀、湿热蕴结，肝胆疏泄不利，或肝阴不足，络脉失养，即可引起胁痛。其具体病因病机分述如下。

1. 肝气郁结 若情志不舒，或抑郁，或暴怒气逆，均可导致肝脉不畅，肝气郁结，气机阻滞，不通则痛，发为胁痛。如《金匮翼·胁痛统论》曰："肝郁胁痛者，悲哀恼怒，郁伤肝气。"肝气郁结胁痛，日久有化火、伤阴、血瘀之变。故《杂病源流犀烛·肝病源流》又曰："气郁，由大怒气逆，或谋虑不决，皆令肝火动甚，以致肤胁肋痛。"

2. 瘀血阻络 气行则血行，气滞则血瘀。肝郁气滞可以及血，久则引起血行不畅而瘀血停留，或跌仆闪挫，恶血不化，均可致瘀血阻滞胁络，不通则痛，而成胁痛。故《临证指南医案·胁痛》曰："久病在络，气血皆窒。"《类证治裁·胁痛》谓："血瘀者，跌仆闪挫，恶血停留，按之痛甚。"

3. 湿热蕴结 外感湿热之邪，侵袭肝胆，或嗜食肥甘醇酒辛辣，损伤脾胃，脾失健运，生湿蕴热，内外之湿热，均可蕴结于肝胆，导致肝胆疏泄不利，气机阻滞，不通则痛，而成胁痛。《素问·刺热论篇》曰："肝热病者，……胁满痛。"《证治汇补·胁痛》也曾谓：胁痛"至于湿热郁火，劳役房色而病者，间亦有之。"

4. 肝阴不足 素体肾虚，或久病耗伤，或劳欲过度，均可使精血亏损，导致水不涵木，肝阴不足，络脉失养，不荣则痛，而成胁痛。正如《金匮翼·胁痛统论》所说："肝虚者，肝阴虚也，阴虚则脉细急，肝之脉贯膈布胁肋，阴虚血燥则经脉失养而痛。"

总之，胁痛主要责之于肝胆，且与脾、胃、肾相关。病机转化较为复杂，既可由实转虚，又可由虚转实，而成虚实并见之证；既可气滞及血，又可血瘀阻气，以致气血同病。胁痛的基本病机为气滞、血瘀、湿热蕴结致肝胆疏泄不利，不通则痛，或肝阴不足，络脉失养，不荣则痛。

二、临床表现

本病以胁肋部疼痛为主要特征。其痛或发于一侧，或同时发于两胁。疼痛性质可表现为胀痛、窜痛、刺痛、隐痛，多为拒按，间有喜按者。常反复发作，一般初起疼痛较重，久之则胁肋部隐痛时发。

三、诊断

1. 以胁肋部疼痛为主要特征。
2. 疼痛性质可表现为胀痛、窜痛、刺痛、隐痛，多为拒按，间有喜按者。
3. 反复发作的病史。
4. 血常规、肝功能、胆囊造影、B超等实验室检查，有助于诊断。

四、辨证论治

1. 辨外感内伤 内伤外感胁痛是由湿热外邪侵袭肝胆，肝胆失于疏泄条达所致，伴有寒热表证，且起病急骤，同时可出现恶心呕吐、目睛发黄、苔黄腻等肝胆湿热症状；内伤胁痛则由肝郁气滞,瘀血内阻,或肝阴不足所引起,不伴恶寒、发热等表证,且起病缓慢,病程较长。

2. **辨在气在血** 一般说来,气滞以胀痛为主,且游走不定,时轻时重,症状的轻重每与情绪变化有关;血瘀以刺痛为主,且痛处固定不移,疼痛持续不已,局部拒按,入夜尤甚,或胁下有积块。

3. **辨虚实** 实证由肝郁气滞,瘀血阻络,外感湿热之邪所致,起病急,病程短,疼痛剧烈而拒按,脉实有力;虚证由肝阴不足,络脉失养所引起,常因劳累而诱发,起病缓,病程长,疼痛隐隐,悠悠不休而喜按,脉虚无力。

五、治疗原则

胁痛的治疗着眼于肝胆,分虚实而治。实证宜理气、活血通络、清热祛湿;虚证宜滋阴养血柔肝。临床上还应据"痛则不通""通则不痛"的理论,以及肝胆疏泄不利的基本病机,在各证中适当配伍疏肝理气、利胆通络之品。

1. **肝气郁结**

(1) 症状:胁肋胀痛,走窜不定,甚则连及胸肩背,且情志不舒则痛增,胸闷,善太息,得嗳气则舒,饮食减少,脘腹胀满,舌苔薄白,脉弦。

(2) 治法:疏肝理气。

(3) 方药:柴胡疏肝散。方中柴胡疏肝解郁,香附、枳壳、陈皮理气除胀,川芎活血行气通络,白芍、甘草缓急止痛,全方共奏疏肝理气止痛之功。

(4) 加减:若气滞及血,胁痛重者,酌加郁金、川楝子、延胡索、青皮以增强理气活血止痛之功;若兼见心烦急躁,口干口苦,尿黄便干,舌红苔黄,脉弦数等气郁化火之象,酌加栀子、黄芩、胆草等清肝之品;若伴胁痛,肠鸣,腹泻者。为肝气横逆,脾失健运之证,酌加白术、茯苓、泽泻、薏苡仁以健脾止泻;若伴有恶心呕吐,是为肝胃不和,胃失和降,酌加半夏、陈皮、藿香、生姜等以和胃降逆止呕。

2. **瘀血阻络**

(1) 症状:胁肋刺痛,痛处固定而拒按,疼痛持续不已,入夜尤甚,或胁下有积块,或面色晦暗,舌质紫暗,脉沉弦。

(2) 治法:活血化瘀,理气通络。

(3) 方药:血府逐瘀汤。方用桃仁、红花、当归、生地黄、川芎、赤芍活血化瘀而养血,柴胡行气疏肝,桔梗开肺气,枳壳行气宽中,牛膝通利血脉,引血下行。

(4) 加减:若瘀血严重,有明显外伤史者,应以逐瘀为主,方选复元活血汤。方以大黄、桃仁、红花、穿山甲活血祛瘀,散结止痛,当归养血祛瘀,柴胡疏肝理气,天花粉消肿化痰,甘草缓急止痛,调和诸药。还可加三七粉另服,以助祛瘀生新之效。

3. **湿热蕴结**

(1) 症状:胁肋胀痛,触痛明显而拒按,或引及肩背,伴有脘闷纳呆,恶心呕吐,厌食油腻,口干口苦,腹胀尿少,或有黄疸,舌苔黄腻,脉弦滑。

(2) 治法:清热利湿,理气通络。

（3）方药:龙胆泻肝汤。方中龙胆草、栀子、黄芩清肝泄火,柴胡疏肝理气,木通、泽泻、车前子清热利湿,生地黄、当归养血清热益肝。

（4）加减:可酌加郁金、半夏、青皮、川楝子以疏肝和胃,理气止痛。若便秘,腹胀满者为热重于湿,肠中津液耗伤,可加大黄、芒硝以泄热通便存阴。若白睛发黄,尿黄,发热口渴者,可加茵陈、黄柏、金钱草以清热除湿,利胆退黄。久延不愈者,可加三棱、莪术、丹参、当归尾等活血化瘀。对于湿热蕴结的胁痛,祛邪务必要早,除邪务必要尽,以防湿热胶固,酿成热毒,导致治疗的困难。

4. 肝阴不足

（1）症状:胁肋隐痛,绵绵不已,遇劳加重,口干咽燥,两目干涩,心中烦热,头晕目眩,舌红少苔,脉弦细数。

（2）治法:养阴柔肝,佐以理气通络。

（3）方药:一贯煎。本方为柔肝的著名方剂。组方原则在宗叶氏"肝为刚脏,非柔润不能调和"之意,在滋阴补血以养肝的基础上少佐疏调气机、通络止痛之品,宜于肝阴不足、络脉不荣的胁肋作痛。方中生地黄、枸杞子滋养肝肾,沙参、麦冬、当归滋阴养血柔肝,川楝子疏肝理气止痛。

（4）加减:若两目干涩,视物昏花,可加草决明、女贞子;头晕目眩甚者,可加钩藤、天麻、菊花;若心中烦热,口苦甚者,可加栀子、丹参。肝阴不足所致胁痛者,除久病体虚、失血等原因外,尚有因使用香燥理气之品太过所致者。一般说来,气滞作胀作痛,病者苦于疼痛胀急,但求一时之快,医者不察病起于虚,急于获效,以致香燥理气太过而伤肝阴,应引以为戒。

六、预防与调护

胁痛皆与肝的疏泄功能失常有关。所以,精神愉快、情绪稳定则气机条达,对预防与治疗有着重要的作用。胁痛属于肝阴不足者,应注意休息,劳逸结合,多食蔬菜、水果、瘦肉等清淡而富有营养的食物。胁痛属于湿热蕴结者,尤应注意饮食,要忌酒,忌辛辣肥甘之品,生冷不洁之品也应注意。

第六节　头　痛

头痛病是指由于外感与内伤,致使脉络拘急或失养,清窍不利所引起的以头部疼痛为主要临床特征的疾病。头痛既是一种常见病证,也是一个常见症状,可以发生于多种急慢性疾病过程中,有时亦是某些相关疾病加重或恶化的先兆。

一、病因病机

1. 感受外邪　多因起居不慎,坐卧当风,感受风寒湿热等外邪上犯于头,清阳之气受阻,气血不畅,阻遏络道而发为头痛。外邪中以风邪为主,因风为阳邪,"伤于风者,上先受之""巅高之上,唯风可到"。但"风为百病之长"、六淫之首,常挟寒、湿、热邪上袭。

若风挟寒，寒为阴邪伤阳，清阳受阻，寒凝血滞，络脉绌急而痛；若挟热邪，风热上炎，侵扰清空，气血逆乱而痛；若挟湿邪，湿性黏滞，湿蒙清阳，头为"清阳之府"，清阳不布，气血不畅而疼痛。外邪所致头痛，其病机如《医碥·头痛》所说："六淫外邪，惟风寒湿三者最能郁遏阳气，火暑燥三者皆属热，受其热则汗泄，非有风寒湿袭之，不为害也。然热甚亦气壅脉满，而为痛矣。"

2. 情志郁怒　长期精神紧张忧郁，肝气郁结，肝失疏泄，络脉失于条达拘急而头痛；或平素性情暴逆，恼怒太过，气郁化火，日久肝阴被耗，肝阳失敛而上亢，气壅脉满，清阳受扰而头痛。

3. 饮食不节　素嗜肥甘厚味，暴饮暴食，或劳伤脾胃，以致脾阳不振，脾不能运化转输水津，聚而痰湿内生，以致清阳不升，浊阴下降，清窍为痰湿所蒙；或痰阻脑脉，痰瘀痹阻，气血不畅，均可致脑失清阳、精血之充，脉络失养而痛。如丹溪所言"头痛多主于痰"。饮食伤脾，气血化生不足，气血不足以充营脑海，亦为头痛之病因病机。

4. 内伤不足　先天禀赋不足，或劳欲伤肾，阴精耗损，或年老气血衰败，或久病不愈，产后、失血之后，营血亏损，气血不能上营于脑，髓海不充则可致头痛。此外，外伤跌扑，或久病入络则络行不畅，血瘀气滞，脉络失养而易致头痛。头为神明之府，"诸阳之会"，"脑为髓海"，五脏精华之血，六腑清阳之气皆能上注于头，即头与五脏六腑之阴精、阳气密切相关，凡能影响脏腑之精血、阳气的因素皆可成为头痛的病因，归纳起来不外外感与内伤两类。病位虽在头，但与肝脾肾密切相关。风、火、痰、瘀、虚为致病之主要因素。邪阻脉络，清窍不利；精血不足，脑失所养，为头痛之基本病机。

二、临床表现

患者自觉头部包括前额、额颞、顶枕等部位疼痛，为本病的证候特征。按部位中医有在太阳、阳明、少阳，或在太阴、厥阴、少阴，或痛及全头的不同，但以偏头痛者居多。按头痛的性质有掣痛、跳痛、灼痛、胀痛、重痛、头痛如裂或空痛、隐痛、昏痛等。按头痛发病方式，有突然发作，有缓慢而病。疼痛时间有持续疼痛，痛无休止，有痛势绵绵，时作时止。根据病因，还有相应的伴发症状。

三、诊断

1. 以头痛为主症，表现为前额、额颞、巅顶、顶枕部甚至全头部疼痛，头痛性质或为跳痛、刺痛、胀痛、昏痛、隐痛、空痛。可以突然发作，可以反复发作。疼痛持续时间可以数分钟、数小时、数天或数周不等。

2. 有外感、内伤引起头痛的因素，或有反复发作的病史。

3. 检查血常规、测血压、必要时做脑脊液、脑血流图、脑电图检查，有条件时做经颅多普勒、颅脑 CT 和 MRI 检查，有助于排除器质性疾病，明确诊断。

四、辨证论治

1. 辨外感内伤　可根据起病方式、病程长短、疼痛性质等特点进行辨证。外感头痛，一般发病较急，病势较剧，多表现掣痛、跳痛、胀痛、重痛、痛无休止，每因外邪所致。内伤头痛，一般起病缓慢，痛势较缓，多表现为隐痛、空痛、昏痛、痛势悠悠，遇劳则剧，时作时止。

2. 辨疼痛性质　辨疼痛性质有助于分析病因。掣痛、跳痛多为阳亢、火热所致；重痛多为痰湿；冷感而刺痛，为寒厥；刺痛固定，常为瘀血；痛而胀者，多为阳亢；隐痛绵绵或空痛者，多精血亏虚；痛而昏晕者，多气血不足。

3. 辨疼痛部位　辨疼痛部位有助于分析病因及脏腑经络。一般气血、肝肾阴虚者，多以全头作痛；阳亢者痛在枕部，多连颈肌；寒厥者痛在巅顶；肝火者痛在两颞。就经络而言，前部为阳明经，后部为太阳经，两侧为少阳经，巅顶为厥阴经。

4. 辨诱发因素　因劳倦而发，多为内伤，气血阴精不足；因气候变化而发，常为寒湿所致；因情志波动而加重，与肝火有关；因饮酒或暴食而加重，多为阳亢；外伤之后而痛，应属瘀血。

五、治疗原则

头痛的治疗"须分内外虚实"(《医碥·头痛》)，外感所致属实，治疗当以祛邪活络为主，视其邪气性质之不同，分别采用祛风、散寒、化湿、清热等法，外感以风为主，故强调风药的使用。内伤所致多虚，治疗以补虚为要，视其所虚，分别采用益气升清、滋阴养血、益肾填精，若因风阳上亢则治以息风潜阳，因痰瘀阻络又当化痰活血为法。虚实夹杂，扶正祛邪并举。

1. 风寒证

(1) 症状：头痛起病较急，其痛如破，痛连项背，恶风畏寒，口不渴，苔薄白，脉多浮紧。

(2) 治法：疏风散寒。

(3) 方药：川芎茶调散。方中川芎、羌活、白芷、细辛发散风寒，通络止痛，其中川芎可行血中之气，祛血中之风，上行头目，为外感头痛要药；薄荷、荆芥、防风上行升散，助芎、羌、芷、辛疏风止痛；茶水调服，取其苦寒之性，协调诸风药温燥之性，共成疏风散寒、通络止痛之功。

(4) 加减：若鼻塞流清涕，加苍耳、辛夷散寒通窍。项背强痛，加葛根疏风解肌。呕恶苔腻，加藿香、半夏和胃降逆。巅顶痛加藁本祛风止痛，若巅顶痛甚，干呕，吐涎，甚则四肢厥冷，苔白，脉弦，为寒犯厥阴，治当温散厥阴寒邪，方用吴茱萸汤加半夏、藁本、川芎之类，以吴茱萸暖肝温胃，人参、姜、枣助阳补土，使阴寒不得上干，全方协同以收温散降逆之功。

2. 风热证

(1) 症状：起病急，头呈胀痛，甚则头痛如裂，发热或恶风，口渴欲饮，面红目赤，便秘溲黄，舌红苔黄，脉浮数。

(2) 治法：疏风清热。

(3) 方药：芎芷石膏汤。方中以川芎、白芷、菊花、石膏为主药，疏风清热。川芎、白芷、羌活、藁本善止头痛，但偏于辛温，故伍以菊花、石膏校正其温性，变辛温为辛凉，疏风清热而止头痛。

（4）加减：应用时若风热较甚者，可去羌活、藁本，改用黄芩、栀子、薄荷辛凉清解。发热甚，加金银花、连翘清热解毒。若热盛津伤，症见舌红少津，可加知母、石斛、花粉清热生津。若大便秘结，口鼻生疮，腑气不通者，可合用黄连上清丸，苦寒降火，通腑泄热。

3. 风湿证

（1）症状：头痛如裹，肢体困重，胸闷纳呆，小便不利，大便或溏，苔白腻，脉濡。

（2）治法：祛风胜湿。

（3）方药：羌活胜湿汤。该方治湿气在表，真头痛头重证。因湿邪在表，故以羌活、独活、防风、川芎、藁本、蔓荆子等祛风以胜湿，湿去表解，清阳之气得布，则头痛身困可解；甘草助诸药辛甘发散，并调和诸药。

（4）加减：若湿浊中阻，症见胸闷纳呆、便溏，可加苍术、厚朴、陈皮等燥湿宽中。若恶心呕吐者，可加生姜、半夏、藿香等芳香化浊，降逆止呕。若见身热汗出不畅，胸闷口渴者，为暑湿所致，宜清暑化湿，用黄连香薷饮加藿香、佩兰等。

4. 肝阳证

（1）症状：头胀痛而眩，心烦易怒，面赤口苦，或兼耳鸣胁痛，夜眠不宁，舌红苔薄黄，脉弦有力。

（2）治法：平肝潜阳。

（3）方药：天麻钩藤饮。本方重在平肝潜阳息风，对肝阳上亢，甚至肝风内动所致的头痛证均可获效。方用天麻、钩藤、石决明以平肝潜阳；黄芩、山栀清肝火；牛膝、杜仲、桑寄生补肝肾；首乌藤、茯神养心安神，临床应用时可再加龙骨、牡蛎以增强重镇潜阳之力。

（4）加减：若见肝肾阴虚，症见朝轻暮重，或遇劳加重，脉弦细，舌红苔薄少津者，酌加生地黄、何首乌、女贞子、枸杞子、墨旱莲等滋养肝肾。若头痛甚，口苦、胁痛，肝火偏旺者，加郁金、龙胆草、夏枯草以清肝泻火，火热较甚，亦可用龙胆泻肝汤清降肝火。

5. 肾虚证

（1）症状：头痛而空，每兼眩晕耳鸣，腰膝酸软，遗精，带下，少寐健忘，舌红少苔，脉沉细无力。

（2）治法：滋阴补肾。

（3）方药：大补元煎。本方重在滋补肾阴，以熟地黄、山茱萸、山药、枸杞子滋补肝肾之阴；人参、当归气血双补；杜仲益肾强腰。

（4）加减：腰膝酸软，可加续断、怀牛膝以壮腰膝。遗精、带下，加莲须、芡实、金樱子收敛固涩。待病情好转，可常服杞菊地黄丸或六味地黄丸补肾阴、潜肝阳以巩固疗效。若头痛畏寒，面㿠白，四肢不温，舌淡，脉沉细而缓，证属肾阳不足，可用右归丸温补肾阳，填精补髓。若兼见外感寒邪者，可投麻黄附子细辛汤散寒温里，表里兼治。

6. 气血虚证

（1）症状：头痛而晕，遇劳加重，面色少华，心悸不宁，自汗，气短，畏风，神疲乏力，舌淡苔薄白，脉沉细而弱。

（2）治法：气血双补。

（3）方药：八珍汤。方中以四君健脾补中而益气，又以四物补肾而养血。

（4）加减：当加菊花、蔓荆子入肝经，清头明目以治标，标本俱治，可提高疗效。

7. 痰浊证

（1）症状：头痛昏蒙，胸脘满闷，呕恶痰涎，苔白腻，或舌胖大有齿痕，脉滑或弦滑。

（2）治法：健脾化痰，降逆止痛。

（3）方药：半夏白术天麻汤。本方具有健脾化痰、降逆止呕、平肝息风之功。以半夏、生白术、茯苓、陈皮、生姜健脾化痰、降逆止呕，令痰浊去则清阳升而头痛减；天麻平肝息风，为治头痛、眩晕之要药。

（4）加减：可加厚朴、蔓荆子、白蒺藜运脾燥湿，祛风止痛。若痰郁化热显著者，可加竹茹、枳实、黄芩清热燥湿。

8. 瘀血证

（1）症状：头痛经久不愈，其痛如刺，入夜尤甚，固定不移，或头部有外伤史，舌紫或有瘀斑、瘀点，苔薄白，脉沉细或细涩。

（2）治法：活血通窍止痛。

（3）方药：通窍活血汤。麝香、生姜、葱白温通窍络；桃仁、红花、川芎、赤芍活血化瘀；大枣一味甘缓扶正，防化瘀伤正。可酌加郁金、菖蒲、细辛、白芷以理气宣窍，温经通络。

（4）加减：头痛甚者，可加全蝎、蜈蚣、土鳖虫等虫类药以收逐风邪，活络止痛。久病气血不足，可加黄芪、当归以助活络化瘀之力。

治疗上述各证，均可根据经络循行在相应的方药中加入引经药，能显著提高疗效。一般太阳头痛选加羌活、防风，阳明头痛选加白芷、葛根；少阳头痛选用川芎、柴胡；太阴头痛选用苍术；少阴头痛选用细辛；厥阴头痛选用吴茱萸、藁本等。此外，临床可见头痛如雷鸣，头面起核或憎寒壮热，名曰"雷头风"，多为湿热毒邪上冲，扰乱清窍所致，可用清震汤加薄荷、黄芩、黄连、板蓝根、僵蚕等以清宣升散、除湿解毒治之。还有偏头风，又称偏头痛，其病暴发，痛势甚剧，或左或右，或连及眼、齿，痛止如常人，不定期地反复发作，此多肝经风火所致，治宜平肝息风为主，可用天麻钩藤饮或羚角钩藤汤治之。

六、预防与调护

头痛的预防在于针对病因，如避免感受外邪，勿情志过激，慎劳倦、过食肥甘等以免引发头痛。头痛的急性发作期，应适当休息，不宜食用炸烤辛辣的厚味食品，以防生热助火，有碍治疗，同时限制烟酒。若患者精神紧张，情绪波动，可疏导劝慰以稳定情绪，适当保证环境安静，有助于缓解头痛。

第七节　腰　痛

腰痛是指腰部感受外邪，或因劳伤，或由肾虚而引起气血运行失调，脉络绌急，腰府失养所致的以腰部一侧或两侧疼痛为主要症状的一类病证。

一、病因病机

1. *外邪侵袭*　多由居处潮湿，或劳作汗出当风，衣裹冷湿，或冒雨着凉，或长夏之季，劳作于湿热交蒸之处，寒湿、湿热、暑热等六淫邪毒乘劳作之虚，侵袭腰府，造成腰部经脉受阻，气血不畅而发生腰痛。若寒邪为病，寒伤阳，主收引，腰府阳气既虚，络脉又壅遏拘急故生腰痛。若湿邪为病，湿性重着、黏滞、下趋，滞碍气机，可使腰府经气郁而不行，血络瘀而不畅，以致肌肉筋脉拘急而发腰痛。感受湿热之邪，热伤阴，湿伤阳，且湿热黏滞，壅遏经脉，气血郁而不行而腰痛。

2. *气滞血瘀*　腰部持续用力，劳作太过，或长期体位不正，或腰部用力不当，屏气闪挫，跌仆外伤，劳损腰府筋脉气血，或久病入络，气血运行不畅，均可使腰部气机壅滞，血络瘀阻而生腰痛。

3. *肾亏体虚*　先天禀赋不足，加之劳累太过，或久病体虚，或年老体衰，或房室不节，以致肾精亏损，无以濡养腰府筋脉而发生腰痛。历代医家都重视肾亏体虚是腰痛的重要病机。如《灵枢·五癃津液别》曰："虚，故腰背痛而胫酸。"《景岳全书·腰痛》也认为："腰痛之虚证十居八九。"

腰为肾之府，乃肾之精气所溉之域。肾与膀胱相表里，足太阳经过之。此外，任、督、冲、带诸脉，亦布其间，故内伤则不外肾虚。而外感风寒湿热诸邪，以湿性黏滞，湿流下，最易痹着腰部，所以外感总离不开湿邪为患。内外二因，相互影响，如《杂病源流犀烛·腰痛病源流》指出："腰痛，精气虚而邪客病也。……肾虚其本也，风寒湿热痰饮，气滞血瘀闪挫其标也，或从标，或从本，贵无失其宜而已。"说明肾虚是发病关键所在，风寒湿热的痹阻不行，常因肾虚而客，否则虽感外邪，亦不致出现腰痛。至于劳力扭伤，则和瘀血有关，临床上亦不少见。

二、临床表现

腰部一侧或两侧疼痛为本病的基本临床特征。因病理性质的不同，而有各种表现。发病多缓慢发病，病程较久，或急性起病，病程较短。疼痛性质有隐痛、胀痛、酸痛、濡痛、绵绵作痛、刺痛、腰痛如折；腰痛喜按，腰痛拒按；冷痛，得热则解，热痛，遇热更甚。腰痛与气候变化有关，腰痛与气候变化无关。腰痛劳累加重，休息缓解。腰痛影响功能活动，腰"转摇不能""不可以俯仰"。腰痛固定，腰痛放射其他部位，引起腰脊强、腰背痛、腰股痛、腰尻痛、腰痛引少腹等。

三、诊断

1. 自觉一侧或两侧腰痛为主症，或痛势绵绵，时作时止，遇劳则剧，得逸则缓，按之则减，或痛处固定，胀痛不适；或如锥刺，按之痛甚。

2. 具有腰部感受外邪，外伤、劳损等病史。

3. 有关实验室检查或腰部 X 线片，提示西医学风湿性腰痛、腰肌劳损、强直性脊柱炎、腰椎骨质增生等诊断者，有助于本病的诊断。

四、辨证论治

1. **辨外感内伤**　有久居冷湿，劳汗当风，冒受湿热，或腰部过度劳累，跌扑伤损病史，起病急骤，或腰痛不能转侧，表现为气滞血瘀征象者，为外感腰痛；年老体虚，或具烦劳过度，七情内伤，气血亏虚病史，起病缓慢，腰痛绵绵，时作时止，表现为肾虚证候者，属内伤腰痛。

2. **辨标本虚实**　肾精不足，气血亏虚为本；邪气内阻，经络壅滞为标。《景岳全书·腰痛》曰："既无表邪，又无湿热，或以年衰，或以劳苦，或以酒色斫丧，或以七情忧郁，则悉属真阴虚证。"

五、治疗原则

腰痛分虚实论治，虚者以补肾壮腰为主，兼调养气血；实者祛邪活络为要，针对病因，施之以活血化瘀，散寒除湿，清泻湿热等法。虚实兼夹者，分清主次，标本兼顾治疗。

1. **寒湿腰痛**

(1) 症状：腰部冷痛重着，转侧不利，逐渐加重，每遇阴雨天或腰部感寒后加剧，痛处喜温，得热则减，苔白腻而润，脉沉紧或沉迟。

(2) 治法：散寒除湿，温经通络。

(3) 方药：渗湿汤。方中干姜、甘草、丁香散寒温中，以壮脾阳；苍术、白术、橘红健脾燥湿；茯苓健脾渗湿。诸药合用，温运脾阳以散寒，健运脾气以化湿利湿，故寒去湿除，诸症可解。

(4) 加减：寒甚痛剧，拘急不适，肢冷面白者，加附子、肉桂、白芷以温阳散寒。湿盛阳微，腰身重滞，加独活、五加皮除湿通络。兼有风象，痛走不定者，加防风、羌活疏风散邪。病久不愈，累伤正气者，改用独活寄生汤扶正祛邪。

寒湿之邪，易伤阳气，若年高体弱或久病不愈，势必伤及肾阳，兼见腰膝酸软，脉沉无力等症，治当散寒除湿为主，兼补肾阳，酌加菟丝子、补骨脂、金毛狗脊，以助温阳散寒。本证配合温熨疗法效果较好。以食盐炒热，纱布包裹温熨痛处，冷则炒热再熨，每日 4 次左右；或以坎离砂温熨患处，药用当归 38g、川芎 50g、透骨草 50g、防风 50g、铁屑 10kg，上 5 味，除铁屑外，余药加醋煎煮 2 次，先将铁屑烧红，以上煎煮液粹之，晾干，粉碎成粗末，用时加醋适量拌之，外以纱布包裹敷患处。

2. **湿热腰痛**

(1) 症状：腰髋弛痛，牵掣拘急，痛处伴有热感，每于夏季或腰部着热后痛剧，遇冷痛减，口渴不欲饮，尿色黄赤，或午后身热，微汗出，舌红苔黄腻，脉濡数或弦数。

(2) 治法：清热利湿，舒筋活络。

(3) 方药：加味二妙散。方中以黄柏、苍术辛开苦燥以清化湿热，绝其病源；防己、萆薢利湿活络，畅达气机；当归、牛膝养血活血，引药下行直达病所；龟甲补肾滋肾，既防苦燥伤阴，又寓已病防变。诸药合用，寓攻于补，攻补兼施，使湿热去而不伤正。临证多加土茯苓、木瓜以渗湿舒筋，加强药效。

(4) 加减：热重烦痛，口渴尿赤者，加栀子、生石膏、银花藤、滑石以清热除烦。湿偏重，伴身重痛、纳呆者，加防己、萆薢、蚕沙、木通等除湿通络。兼有风象而见咽喉肿痛，脉浮数者，加柴胡、黄芩、僵蚕发散风邪。湿热日久兼有伤阴之象者，加二至丸以滋阴补肾。

3. 瘀血腰痛

（1）症状：痛处固定，或胀痛不适，或痛如锥刺，日轻夜重，或持续不解，活动不利，甚则不能转侧，痛处拒按，面晦唇暗，舌质隐青或有瘀斑，脉多弦涩或细数。病程迁延，常有外伤、劳损史。

（2）治法：活血化瘀，理气止痛。

（3）方药：身痛逐瘀汤。方中以当归、川芎、桃仁、红花活血化瘀，以疏达经络；配以没药、五灵脂、地龙化瘀消肿止痛；香附理气行血；牛膝强腰补肾，活血化瘀，又能引药下行直达病所。诸药合用，可使瘀去壅解，经络气血畅达而止腰痛。因无周身疼痛，故可去原方中之秦艽、羌活，若兼风湿痹痛者，仍可保留应用，甚至再加入独活、威灵仙等以兼祛风除湿。

（4）加减：若疼痛剧烈，日轻夜重，瘀血痼结者，可酌加广虫、土鳖虫、穿山甲协同方中地龙起虫类搜剔、通络祛瘀作用。由于闪挫扭伤，或体位不正而引起者，加乳香配方中之没药以活络止痛，加青皮配方中香附以行气通络之力，若为新伤也可配服七厘散。有肾虚之象而出现腰膝酸软者，加杜仲、川续断、桑寄生以强壮腰肾。

本证也可配合膏药敷贴。如阿魏膏外敷腰部，方由阿魏、羌活、独活、玄参、官桂、赤芍、穿山甲、苏合香油、生地黄、鼹鼠矢、大黄、白芷、天麻、红花、麝香、土木鳖、黄丹、芒硝、乳香、没药组成。或外用成药红花油、速效跌打膏等。配合推拿与理疗，也会取得较好的疗效。

4. 肾虚腰痛

（1）症状：腰痛以酸软为主，喜按喜揉，腿膝无力，遇劳则甚，卧则减轻，常反复发作。偏阳虚者，则少腹拘急，面色㿠白，手足不温，少气乏力，舌淡脉沉细；偏阴虚者，则心烦失眠，口燥咽干，面色潮红，手足心热，舌红少苔，脉弦细数。

（2）治法：偏阳虚者，宜温补肾阳；偏阴虚者，宜滋补肾阴。

（3）方药：偏阳虚者以右归丸为主方温养命门之火。方中用熟地黄、山药、山茱萸、枸杞子培补肾精，是为阴中求阳之用；杜仲强腰益精；菟丝子补益肝肾；当归补血行血。诸药合用，共奏温肾壮腰之功。

（4）加减：偏阴虚者以左归丸为主方以滋补肾阴。方中熟地黄、枸杞子、山茱萸、龟甲胶填补肾阴；配菟丝子、鹿角胶、牛膝以温肾壮腰，肾得滋养则虚痛可除。若虚火甚者，可酌加大补阴丸送服。如腰痛日久不愈，无明显的阴阳偏虚者，可服用青娥丸补肾以治腰痛。肾为先天，脾为后天，二脏相济，温运周身。若肾虚日久，不能温煦脾土，或久行久立，劳力太过，腰肌劳损，常致脾气亏虚，甚则下陷，临床除有肾虚见证外，可兼见气短乏力，语声低弱，食少便溏或肾脏下垂等。治当补肾为主，佐以健脾益气，升举清阳，酌加党参、黄芪、升麻、柴胡、白术等补气升提之药，以助肾升举。

六、预防与调护

避免寒湿、湿热侵袭改善阴冷潮湿的生活、工作环境，勿坐卧湿地，勿冒雨涉水，劳作汗出后及时擦拭身体，更换衣服，或饮姜汤水驱散风寒。注重劳动卫生腰部用力应适当，不可强力举重，不可负重久行，坐、卧、行走保持正确姿势，若需做腰部用力或弯曲的工作时，应定时做松弛腰部肌肉的体操。注意避免跌、扑、闪、挫。劳逸适度，节制房事，勿使肾精亏损，肾阳虚败。体虚者，可适当食用、服用具有补肾的食品和药物。已患腰痛的患者，除继续注意上述事项外，腰部用力更应小心，必要时休息或戴腰托，以减轻腰部的受力负荷。根据腰痛的寒热情况，可局部进行热熨、冷敷等，慢性腰痛宜配合按摩、理疗促进其康复。湿热腰痛慎食辛辣醇酒，寒湿腰痛慎食生冷寒凉食品。

第八节 噎　膈

噎膈是由于食管干涩，食管、贲门狭窄所致的以咽下食物梗塞不顺，甚则食物不能下咽到胃，食入即吐为主要临床表现的一类病证。噎即梗塞，指吞咽食物时梗塞不顺；膈即格拒，指食管阻塞，食物不能下咽到胃，食入即吐。噎属噎膈之轻证，可以单独为病，亦可为膈的前驱表现，故临床统称为噎膈。

西医学中的食管癌、贲门癌，以及食管炎、贲门痉挛、食管憩室、弥漫性食管痉挛等疾病，出现吞咽困难等噎膈表现时，可参考本节辨证论治。

一、病因病机

噎膈的病因主要为七情内伤，饮食所伤，年老肾虚，脾胃肝肾功能失调等。

1. 七情内伤　导致噎膈的七情因素中，以忧思恼怒多见。忧思伤脾则气结，脾伤则水湿失运，滋生痰浊，痰气相搏；恼怒伤肝则气郁，气结气郁则津行不畅，瘀血内停，已结之气，与后生之痰、瘀交阻于食管、贲门，使食管不畅，久则使食管、贲门狭窄，而成噎膈。如《医宗必读·反胃噎塞》曰："大抵气血亏损，复因悲思忧患，则脾胃受伤，血液渐耗，郁气生痰，痰则塞而不通，气则上而不下，妨碍道路：饮食难进，噎塞所由成也。"《临证指南医案·噎膈反胃》谓："噎膈之症，必有瘀血、顽痰、逆气，阻隔胃气。"

2. 饮食所伤　嗜酒无度，过食肥甘，恣食辛辣，助湿生热，酿成痰浊，阻于食管、贲门，或津伤血燥，失于濡润，使食管干涩，均可引起进食噎塞，而成噎膈。如《医碥·反胃噎膈》曰："酒客多噎膈，饮热酒者尤多，以热伤津液，咽管干涩，食不得入也。"又如《临证指南医案·噎膈反胃》谓："酒湿厚味，酿痰阻气，遂令胃失下行为顺之旨，脘窄不能纳物。"此外，饮食过热，食物粗糙发霉，既可损伤食管脉络，又可损伤胃气，气滞血瘀阻于食管、贲门，也可成噎膈。

3. 年老肾虚　年老肾虚，精血渐枯，食管失养，干涩枯槁，发为此病。如《医贯·噎膈》曰："惟男子年高者有之，少无噎膈。"又如《金匮翼·膈噎反胃统论》曰："噎膈之病，大都年逾五十者，是津液枯槁者居多。"若阴损及阳，命门火衰，脾胃失于温煦，脾胃阳虚，运化无力，痰瘀互结，阻于食管，也可形成噎膈。

噎膈的病因以内伤饮食、情志，年老肾虚，脏腑失调为主，且三者之间常相互影响，互为因果，共同致病，形成本虚标实的病理变化。初起以邪实为主，随着病情发展，气结、痰阻、血瘀愈显，食管、贲门狭窄更甚，邪实有加；又因胃津亏耗，进而损及肾阴，以致精血虚衰，虚者愈虚，两种因素相合，而成噎膈重证。部分患者病情继续发展，由阴损以致阳衰，则肾之精气并耗，脾之化源告竭，终成不救。噎膈的病位在食管，属胃气所主，与肝脾肾也有密切关系。基本病机是脾胃肝肾功能失调，导致津枯血燥，气郁、痰阻、血瘀互结，而致食管干涩，食管、贲门狭窄。

二、临床表现

本病开始多为噎，久则渐发展成膈而噎膈并见。进食困难的表现一般是初起为咽下饮食时胸膈部梗塞不顺，有一种食物下行缓慢并停留在食管某一部位不动之感，食毕则消失，这种感觉常在情志不舒时发生。此阶段食物尚可下咽，只是进食固体食物时发生困难，随着梗塞症状的日渐加重，进食流质类饮食亦发生困难，以致不能进食，或食后随即吐出。吐出物为食物、涎沫，量不大，甚者吐出物为赤豆汁样，说明有出血。本病常伴有疼痛，其出现有早有晚，开始为进食时胸膈疼痛，粗糙食物更明显，严重者可持续疼痛。随着饮食渐废，病邪日深，正气凋残，患者表现为消瘦，乏力，面容憔悴，精神萎靡，终致大肉尽脱，形消骨立而危殆难医。噎膈病中也有的始终以吞咽食物梗塞不顺为主要表现，并无膈的病象。

三、诊断

1. 咽下饮食梗塞不顺，食物在食管内有停滞感，甚则不能下咽到胃，或食入即吐。
2. 常伴有胃脘不适，胸膈疼痛，甚则形体消瘦、肌肤甲错、精神衰惫等症。
3. 起病缓慢，常表现为由噎至膈的病变过程，常由饮食、情志等因素诱发，多发于中老年男性，特别是在高发区。
4. 食管、胃的 X 线检查、内镜及病理组织学检查、食管脱落细胞检查以及 CT 检查等有助于早期诊断。

四、辨证论治

辨标本虚 实因忧思恼怒，饮食所伤，寒温失宜，引起气滞、痰结、血瘀阻于食管，食管狭窄所致者为实；因热饮伤津，房劳伤肾，年老肾虚，引起津枯血燥，气虚阳微，食管干涩所致者为虚。症见胸膈胀痛、刺痛，痛处不移，胸膈满闷，泛吐痰涎者多实；症见形体消瘦，皮肤干枯，舌红少津，或面色苍白，形寒气短，面浮足肿者多虚。新病多实，或实多虚少；久病多虚，或虚实并重。邪实为标，正虚为本。

五、治疗原则

依据噎膈的病机，其治疗原则为理气开郁，化痰消瘀，滋阴养血润燥，分清标本虚实而治。初起以标实为主，重在治标，以理气开郁，化痰消瘀为法，可少佐滋阴养血润燥之品；后期以正虚为主，或虚实并重，但治疗重在扶正，以滋阴养血润燥，或益气温阳为法，也可少佐理气开郁，化痰消瘀之品。但治标当顾护津液，不可过用辛散香燥之药；治本应保护胃气，不宜过用甘酸滋腻之品。存得一分津液，留得一分胃气，在噎膈的辨证论治过程中有着特殊重要的意义。

1. 痰气交阻

(1) 症状：进食梗阻，脘膈痞满，甚则疼痛，情志舒畅则减轻，精神抑郁则加重，嗳气呃逆，呕吐痰涎，口干咽燥，大便艰涩，舌质红，苔薄腻，脉弦滑。

(2) 治法：开郁化痰，润燥降气。

(3) 方药：启膈散。方中丹参、郁金、砂仁理气化痰解郁，沙参、贝母、茯苓润燥化痰，杵头糠和胃降逆。可加瓜蒌、半夏、天南星以助化痰之力，加麦冬、玄参、天花粉以增润燥之效。

(4) 加减：若郁久化热，心烦口苦者，可加栀子、黄连、山豆根以清热；若津伤便秘，可加增液汤和白蜜，以助生津润燥之力；若胃失和降，泛吐痰涎者，加半夏、陈皮、旋覆花以和胃降逆。

2. 津亏热结

(1) 症状：进食时梗涩而痛，水饮可下，食物难进，食后复出，胸背灼痛，形体消瘦，肌肤枯燥，五心烦热，口燥咽干，渴欲饮冷，大便干结，舌红而干，或有裂纹，脉弦细数。

(2) 治法：养阴生津，泻热散结。

(3) 方药：沙参麦冬汤。方中沙参、麦冬、玉竹滋养津液，桑叶、天花粉养阴泄热，白扁豆、甘草安中和胃。可加玄参、生地黄、石斛以助养阴之力，加栀子、黄连、黄芩以清肺胃之热。

(4) 加减：若肠燥失润，大便干结，可加火麻仁、瓜蒌仁、何首乌润肠通便；若腹中胀满，大便不通，胃肠热盛，可用大黄甘草汤泻热存阴，但应中病即止，以免重伤津液；若食管干涩，口燥咽干，可饮五汁安中饮以生津养胃。

3. 瘀血内结

(1) 症状：进食梗阻，胸膈疼痛，食不得下，甚则滴水难进，食入即吐，面色暗黑，肌肤枯燥，形体消瘦，大便坚如羊屎，或吐下物如赤豆汁，或便血，舌质紫暗，或舌红少津，脉细涩。

(2) 治法：破结行瘀，滋阴养血。

(3) 方药：通幽汤。方中桃仁、红花活血化瘀，破结行血用以为君药；当归、生地黄、熟地黄滋阴养血润燥；槟榔下行而破气滞，升麻升清而降浊阴，一升一降，其气乃通，噎膈得开。

(4) 加减：可加乳香、没药、丹参、赤芍、三七、三棱、莪术破结行瘀，加海藻、昆布、瓜蒌、贝母、玄参化痰软坚，加沙参、麦冬、白芍滋阴养血。若气滞血瘀，胸膈胀痛者，可用血府逐瘀汤；若服药即吐，难于下咽，可先服玉枢丹，可用烟斗盛该药，点燃吸入，以开膈降逆,其后再服汤剂。

4.气虚阳微

(1)症状:进食梗阻不断加重,饮食不下,面色苍白,精神衰惫,形寒气短,面浮足肿,泛吐清涎,腹胀便溏,舌淡苔白,脉细弱。

(2)治法:温补脾肾,益气回阳。

(3)方药:温脾用补气运脾汤,温肾用右归丸。前方以人参、黄芪、白术、茯苓、甘草补脾益气,砂仁、陈皮、半夏和胃降逆。可加旋覆花、代赭石降逆止呕,加附子、干姜温补脾阳;若气阴两虚加石斛、麦冬、沙参以滋阴生津。后方用附子、肉桂、鹿角胶、杜仲、菟丝子补肾助阳,熟地黄、山茱萸、山药、枸杞子、当归补肾滋阴。

(4)加减:若中气下陷,少气懒言,可用补中益气汤;若脾虚血亏,心悸气短,可用十全大补汤加减。

噎膈至脾肾俱败阶段,一般宜先进温脾益气之剂,以救后天生化之源,待能稍进饮食与药物,再以暖脾温肾之方,汤丸并进,或两方交替服用。在此阶段,如因阳竭于上而水谷不入,阴竭于下而二便不通,称为关格,系开合之机已废,为阴阳离决的一种表现,当积极救治。

六、预防与调护

养成良好的饮食习惯,保持愉快的心情,为预防之要。如进食不宜过快,不吃过烫、辛辣、变质、发霉食物,忌饮烈性酒;多吃新鲜蔬菜、水果;宜进食营养丰富的食物,后期可进食牛奶、羊奶、肉汁、蜂蜜、藕汁、梨汁等流质饮食。树立战胜疾病的信心。

第九节 尿 失 禁

尿失禁是指小便失去控制而自行溺出的症状,夜间意识清楚的情况下,见小便自遗者,亦属本证。

现代医学中:尿失禁是指尿道括约肌因损伤或者控制它的神经功能失常,或因尿道括约肌功能性松弛而导致。在正常情况下,患者尚能控制尿排出,但当腹内压力突然增加如打喷嚏或咳嗽即有尿流出者,多见于经产妇女(在膀胱过度充盈后,内压骤增,超过尿道括约肌所能控制的压力,尿被迫向外滴出,称压力性尿失禁)。

一、病因病机

尿失禁在中医称遗溺,失溲,尿不禁,其病机有以下4个方面。

1.肾气虚寒 以其素体阳虚,或者久病伤阳,命门火衰,气化无权制约失职,则为尿不禁。

2.肺脾气虚 由于久咳伤肺,治节失常,加之脾虚气陷,膀胱气化失常,而为尿失禁。

3.肝肾阴虚 多因病久肾亏,或者素体阴虚,虚热内生,久则膀胱失约而为尿失禁。

4.膀胱湿热 由湿热下注而造成约束不利为尿失禁。

二、辨证论治

尿失禁应辨其寒热虚实。虚寒者尿频而清长，虚热者量少而色深黄，实热者尿频，量少而伴有尿道刺痛。临床上以虚证居多，故治疗多以扶正为主。

1. 肾气虚寒

（1）症状：可见小便不禁，溲频而清长，面色㿠白，倦怠乏力，腰脊酸楚，四肢不温，或见遗精早泄，阳事不举，舌淡胖有齿痕，苔薄白，脉沉细无力。

（2）治法：温肾固涩。

（3）方药：巩堤丸加减。

（4）处方：熟地黄、补骨脂、枸杞子各 15g，菟丝子 20g，巴戟天、茯苓各 12g，焦白术 15g，附块 12g，益智仁、淮山药各 15g。

2. 肝肾阴虚

（1）症状：小便失禁，尿量短涩而色黄，常伴有头晕耳鸣，两颧潮红，胁肋隐痛，腰酸腿软，骨蒸盗汗，五心烦热，大便不爽，舌红少，脉弦细数。

（2）治法：滋补肝肾，佐以固涩。

（3）方药：大补阴丸加减。

（4）处方：生地黄 15g，枣皮 10g，龟甲 15g，女贞子、墨旱莲各 15g，桑螵蛸 15g，五味子 15g，沙苑子 15g，知母 10g，甘草 6g。

3. 肺脾气虚

（1）症状：可见小便失禁，且见频数，咳喘气怯，神疲乏力，纳减便溏，饭后腹胀，舌淡苔薄白，脉虚弱。

（2）治法：温补肺脾，益气固涩。

（3）方药：保元汤加减。

（4）处方：党参、黄芪各 15g，焦白术、淮山药各 5g，茯苓 12g，陈皮 10g，大腹皮 10g，诃子 15g，苏子 10g，炙甘草 6g，干姜 6g，益智仁 15g，大枣 5 枚。

4. 膀胱湿热

（1）症状：可见小便失禁，尿短尿黄，滴沥而出，尿道灼热刺痛，小腹重坠不适，口苦口干，舌红苔黄，脉弦数。

（2）治法：清利湿热。

（3）方药：八正散加减。

（4）处方：萹蓄、瞿麦各 15g，木通 10g，滑石 30g（布包），生大黄 10g，炒栀子 12g，车前子 30g，生甘草 6g。

三、预防与调护

1. 加强锻炼，增强体质。

2. 树立信心，解除患者的精神负担及引起情绪不安的因素。对遗尿患者，应着重耐心教育和精神鼓励，切忌采取羞辱等惩罚的方法。注意睡前控制饮水量。

第十节 咳　嗽

咳嗽是指外感或内伤等因素，导致肺失宣肃，肺气上逆，冲击气道，发出咳声或伴咳痰为临床特征的一种病证。历代将有声无痰称为咳，有痰无声称为嗽，有痰有声谓之咳嗽。临床上多为痰声并见，很难截然分开，故以咳嗽并称。

一、病因病机

咳嗽分外感咳嗽与内伤咳嗽，外感咳嗽病因为外感六淫之邪；内伤咳嗽病因为饮食、情志等内伤因素致脏腑功能失调，内生病邪。外感咳嗽与内伤咳嗽，均是病邪引起肺气不清失于宣肃，迫气上逆而作咳。

1. **外感病因**　由于气候突变或调摄失宜，外感六淫从口鼻或皮毛侵入，使肺气被束，肺失肃降，《河间六书·咳嗽论》谓："寒、暑、湿、燥、风、火六气，皆令人咳嗽"即是此意。由于四时之气不同，因而人体所感受的致病外邪亦有区别。风为六淫之首，其他外邪多随风邪侵袭人体，所以外感咳嗽常以风为先导，或挟寒，或挟热，或挟燥，其中尤以风邪挟寒者居多。《景岳全书·咳嗽》说："外感之嗽，必因风寒。"

2. **内伤病因**　内伤病因包括饮食、情志及肺脏自病。饮食不当，嗜烟好酒，内生火热，熏灼肺胃，灼津生痰；或生冷不节，肥甘厚味，损伤脾胃，致痰浊内生，上干于肺，阻塞气道，致肺气上逆而作咳。情志刺激，肝失调达，气郁化火，气火循经上逆犯肺，致肺失肃降而作咳。肺脏自病者，常由肺系疾病日久，迁延不愈，耗气伤阴，肺不能主气，肃降无权而肺气上逆作咳；或肺气虚不能布津而成痰，肺阴虚而虚火灼津为痰，痰浊阻滞，肺气不降而上逆作咳。

咳嗽的病位，主脏在肺，无论外感六淫或内伤所生的病邪，皆侵及于肺而致咳嗽，故《景岳全书·咳嗽》曰："咳证虽多，无非肺病。"这是因为肺主气，其位最高，为五脏之华盖，肺又开窍于鼻，外合皮毛，故肺最易受外感、内伤之邪，而肺又为娇脏，不耐邪侵，邪侵则肺气不清，失于肃降，迫气上逆而作咳。正如《医学三字经·咳嗽》所说："肺为五脏之华盖，呼之则虚，吸之则满，只受得本脏之正气，受不得外来之客气，客气干之则呛而咳矣；亦只受得脏腑之清气，受不得脏腑之病气，病气干之，亦呛而咳矣。"《素问·咳论》曰："五脏六腑皆令人咳，非独肺也。"说明咳嗽的病变脏腑不限于肺，凡脏腑功能失调影响及肺，皆可为咳嗽病证相关的病变脏腑。但是其他脏腑所致咳嗽皆须通过肺脏，肺为咳嗽的主脏。肺主气，咳嗽的基本病机是内外邪气干肺，肺气不清，肺失宣肃，肺气上逆迫于气道而为咳。《医学心悟·咳嗽》指出："肺体属金，譬若钟然，钟非叩不鸣，风寒暑湿燥火六淫之邪，自外击之则鸣，劳欲情志，饮食炙赙之火自内攻之则亦鸣。"提示咳嗽是肺脏为了祛邪外达所产生的一种病理反应。

外感咳嗽病变性质属实，为外邪犯肺，肺气壅遏不畅所致，其病理因素为风、寒、暑、湿、燥、火，以风寒为多，病变过程中可发生风寒化热，风热化燥，或肺热蒸液成痰等病理转化。

内伤咳嗽病变性质为邪实与正虚并见，他脏及肺者，多因邪实导致正虚，肺脏自病者，多因虚致实。其病理因素主要为"痰"与"火"，但痰有寒热之别，火有虚实之分，痰可郁而化火，火能炼液灼津为痰。他脏及肺，如肝火犯肺每见气火耗伤肺津，炼津为痰。痰湿犯肺者，多因脾失健运，水谷不能化为精微上输以养肺，反而聚为痰浊，上贮于肺，肺气壅塞，上逆为咳。若久病，肺脾两虚，气不化津，则痰浊更易滋生，此即"脾为生痰之源，肺为贮痰之器"的道理。久病咳嗽，甚者延及于肾，由咳致喘。如痰湿蕴肺，遇外感引触，转从热化，则可表现为痰热咳嗽；若转从寒化，则表现为寒痰咳嗽。肺脏自病，如肺阴不足每致阴虚火旺，灼津为痰，肺失濡润，气逆作咳，或肺气亏虚，肃降无权，气不化津，津聚成痰，气逆于上，引起咳嗽。

外感咳嗽与内伤咳嗽可相互影响为病，病久则邪实转为正虚。外感咳嗽如迁延失治，邪伤肺气，更易反复感邪，而致咳嗽屡作，转为内伤咳嗽；肺脏有病，卫外不固，易受外邪引发或加重，特别在气候变化时尤为明显。久则从实转虚，肺脏虚弱，阴伤气耗。由此可知，咳嗽虽有外感、内伤之分，但有时两者又可互为因果。

二、临床表现

肺气不清，失于宣肃，上逆作声而引起咳嗽为本病证的主要症状。由于感邪的性质、影响的脏腑、痰的寒热、火的虚实等方面的差别，咳嗽有不同的临床表现。咳嗽的病程，有急性咳嗽和慢性咳嗽。咳嗽的时间，有白日咳嗽甚于夜间者，有早晨、睡前咳嗽较甚者，有午后、黄昏、夜间咳嗽较甚者。咳嗽的节律，有时咳嗽者，有时时咳嗽者，有咳逆阵作、连声不断者。咳嗽的性质，有干性咳嗽、湿性咳嗽。咳嗽的声音，有咳声洪亮有力者，有咳声低怯者，有咳声重浊者，有咳声嘶哑者。咳痰的色、质、量、味等也有不同的临床表现。痰色有白色、黄色、灰色甚至铁锈色、粉红色等。痰的质地有稀薄、黏稠等。有痰量少甚至干咳者，有痰量多者。痰有无明显气味者，也有痰带腥臭者。

三、诊断

1. 以咳逆有声，或咳吐痰液为主要临床症状。
2. 急性咳嗽，周围血白细胞总数和中性粒细胞增高。
3. 听诊可闻及两肺野呼吸音增粗，或伴散在干、湿啰音。
4. 肺部 X 线片检查正常或肺纹理增粗。

四、辨证论治

1. **辨外感内伤** 外感咳嗽，多为新病，起病急、病程短，常伴肺卫表证。内伤咳嗽，多为久病，常反复发作，病程长，可伴见他脏见证。
2. **辨证候虚实** 外感咳嗽以风寒、风热、风燥为主，均属实，而内伤咳嗽中的痰湿、痰热、肝火多为邪实正虚，阴津亏耗咳嗽则属虚，或虚中夹实。另外，咳声响亮者多实，咳声低怯者多虚；脉有力者属实，脉无力者属虚。

五、治疗原则

咳嗽的治疗应分清邪正虚实。外感咳嗽，为邪气壅肺，多为实证，故以祛邪利肺为治疗原则，根据邪气风寒、风热、风燥的不同，应分别采用疏风、散寒、清热、润燥治疗。内伤咳嗽，多属邪实正虚，故以祛邪扶正，标本兼顾为治疗原则，根据病邪为"痰"与"火"，祛邪分别采用祛痰、清火为治，扶正则养阴或益气为宜，又应分虚实主次处理。

咳嗽的治疗，除直接治肺外，还应从整体出发注意治脾、治肝、治肾等。外感咳嗽一般均忌敛涩留邪，当因势利导，待肺气宣畅则咳嗽自止；内伤咳嗽应防宣散伤正，注意调理脏腑，顾护正气。咳嗽是人体祛邪外达的一种病理表现，治疗绝不能单纯见咳止咳，必须按照不同的病因分别处理。

1. 风寒袭肺

（1）症状：咳声重浊，气急，喉痒，咳痰稀薄色白，常伴鼻塞，流清涕，头痛，肢体酸楚，恶寒发热，无汗等寒证，舌苔薄白，脉浮或浮紧。

（2）治法：疏风散寒，宣肺止咳。

（3）方药：三拗汤合止嗽散。方中用麻黄、荆芥疏风散寒，合杏仁宣肺降气；紫菀、白前、百部陈皮理肺祛痰；桔梗、甘草利咽止咳。

（4）加减：咳嗽较甚者加矮地茶、金沸草祛痰止咳；痒甚者，加牛蒡子、蝉蜕祛风止痒；鼻塞声重加辛夷花、苍耳子宣通鼻窍；若挟痰湿，咳而痰黏，胸闷，苔腻者，加半夏、茯苓、厚朴燥湿化痰；若表证较甚，加防风、苏叶疏风解表；表寒未解，里有郁热，热为寒遏，咳嗽音嘎，气急似喘，痰黏稠，口渴心烦，或有身热者加生石膏、桑白皮、黄芩解表清里。

2. 风热犯肺

（1）症状：咳嗽咳痰不爽，痰黄或稠黏，喉燥咽痛，常伴恶风身热，头痛肢楚，鼻流黄涕，口渴等表热证，舌苔薄黄，脉浮数或浮滑。

（2）治法：疏风清热，宣肺止咳。

（3）方药：桑菊饮。方中桑叶、菊花、薄荷疏风清热；桔梗、杏仁、甘草宣降肺气，止咳化痰；连翘、芦根清热生津。

（4）加减：咳嗽甚者，加前胡、瓜壳、枇杷叶、浙贝母清宣肺气，化痰止咳；表热甚者，加金银花、荆芥、防风疏风清热；咽喉疼痛，声音嘶哑，加射干、牛蒡子、山豆根、板蓝根清热利咽；痰黄稠，肺热甚者，加黄芩、知母、石膏清肺泄热；若风热伤络，见鼻衄或痰中带血丝者，加白茅根、生地黄凉血止血；热伤肺津，咽燥口干，加沙参、麦冬清热生津；夏令暑湿加六一散、鲜荷叶清解暑热。

3. 风燥伤肺

（1）症状：喉痒干咳，无痰或痰少而粘连成丝，咳痰不爽，或痰中带有血丝，咽喉干痛，唇鼻干燥，口干，常伴鼻塞，头痛，微寒，身热等表证，舌质红干而少津，苔薄白或薄黄，脉浮。

（2）治法：疏风清肺，润燥止咳。

（3）方药：桑杏汤。方中桑叶、豆豉疏风解表，清宣肺热；杏仁、象贝母化痰止咳；南沙参、梨皮、山栀清热润燥生津。

（4）加减：表证较重者，加薄荷、荆芥疏风解表；津伤较甚者，加麦冬、玉竹滋养肺阴；肺热重者，酌加生石膏、知母清肺泄热；痰中带血丝者，加生地黄、白茅根清热凉血止血。

另有凉燥伤肺咳嗽，乃风寒与燥邪相兼犯肺所致，表现为干咳而少痰或无痰，咽干鼻燥，兼有恶寒发热，头痛无汗，舌苔薄白而干等症。用药当以温而不燥，润而不凉为原则，方取杏苏散加减；药用苏叶、杏仁、前胡辛以宣散；紫菀、款冬花、百部、甘草温润止咳。若恶寒甚、无汗，可配荆芥、防风以解表发汗。

4. 痰湿蕴肺

(1) 症状：咳嗽反复发作，尤以晨起咳甚，咳声重浊，痰多，痰黏腻或稠厚成块，色白或带灰色，胸闷气憋，痰出则咳缓、憋闷减轻。常伴体倦，脘痞，腹胀，大便时溏，舌苔白腻，脉濡滑。

(2) 治法：燥湿化痰，理气止咳。

(3) 方药：二陈汤合三子养亲汤。二陈汤以半夏、茯苓燥湿化痰；陈皮、甘草理气和中；三子养亲汤以白芥子温肺利气、启膈消痰；苏子降气行痰，使气降则痰不逆；莱菔子消食导滞，使气行则痰行。两方合用，则燥湿化痰，理气止咳。

(4) 加减：临床应用时，尚可加桔梗、杏仁、枳壳以宣降肺气；胸闷脘痞者，可加苍术、厚朴健脾燥湿化痰；若寒痰较重，痰黏白如泡沫，怯寒背冷，加干姜、细辛以温肺化痰；脾虚证候明显者，加党参、白术以健脾益气；兼有表寒者，加紫苏、荆芥、防风解表散寒。病情平稳后可服六君子汤加减以资调理。

5. 痰热郁肺

(1) 症状：咳嗽气息急促，或喉中有痰声，痰多稠黏或为黄痰，咳吐不爽，或痰有热腥味，或咳吐血痰，胸胁胀满，或咳引胸痛，面赤，或有身热，口干欲饮，舌苔薄黄腻，舌质红，脉滑数。

(2) 治法：清热肃肺，化痰止咳。

(3) 方药：清金化痰汤。方中用黄芩、知母、山栀、桑白皮清泄肺热；茯苓、贝母、瓜蒌、桔梗、陈皮、甘草化痰止咳；麦冬养阴润肺以宁咳。

(4) 加减：若痰热郁蒸，痰黄如脓或有热腥味，加鱼腥草、金荞麦根、象贝母、冬瓜仁等清化痰热；胸满咳逆，痰涌，便秘者，加葶苈子、风化硝泻肺通腑化痰；痰热伤津，咳痰不爽，加北沙参、麦冬、天花粉养阴生津。

6. 肝火犯肺

(1) 症状：上气咳逆阵作，咳时面赤，常感痰滞咽喉，咳之难出，量少质黏，或痰如絮状，咳引胸胁胀痛，咽干口苦。症状可随情绪波动而增减。舌红或舌边尖红，舌苔薄黄少津，脉弦数。

(2) 治法：清肝泻火，化痰止咳。

(3) 方药：黛蛤散合黄芩泻白散。方中青黛、海蛤壳清肝化痰；黄芩、桑白皮、地骨皮清泻肺热；粳米、甘草和中养胃，使泻肺而不伤津。二方相合，使气火下降，肺气得以清肃，咳逆自平。

(4) 加减：火旺者加山栀、牡丹皮清肝泻火；胸闷气逆者加葶苈子、瓜蒌、枳壳利气降逆；咳引胁痛者，加郁金、丝瓜络理气和络；痰黏难咳，加海浮石、贝母、冬瓜仁清热豁痰；火热伤津，咽燥口干，咳嗽日久不减，酌加北沙参、百合、麦冬、天花粉、诃子养阴生津敛肺。

7. 肺阴亏耗

（1）症状：干咳，咳声短促，痰少黏白，或痰中带血丝，或声音逐渐嘶哑，口干咽燥，常伴有午后潮热，手足心热，夜寐盗汗，口干，舌质红少苔，或舌上少津，脉细数。

（2）治法：滋阴润肺，化痰止咳。

（3）方药：沙参麦冬汤。方中用沙参、麦冬、玉竹、天花粉滋阴润肺以止咳；桑叶轻清宣透，以散燥热；甘草、白扁豆补土生金。

（4）加减：若久热久咳，可用桑白皮易桑叶，加地骨皮以泻肺清热；咳剧者加川贝母、杏仁、百部润肺止咳；若肺气不敛，咳而气促，加五味子、诃子以敛肺气；咳吐黄痰，加海蛤粉、知母、瓜蒌、竹茹、黄芩清热化痰；若痰中带血，加山栀、牡丹皮、白茅根、白及、藕节清热凉血止血；低热，潮热骨蒸，酌加功劳叶、银柴胡、青蒿、白薇等以清虚热；盗汗者，加糯稻根须、浮小麦等以敛汗。

六、预防与调护

咳嗽的预防，重点在于提高机体卫外功能，增强皮毛腠理适应气候变化的能力，遇有感冒要及时治疗。若常自汗出者，必要时可给予玉屏风散服用。咳嗽时要注意观察痰的变化，咳痰不爽时，可轻拍其背以促其痰液咳出，饮食上慎食肥甘厚腻之品，以免碍脾助湿生痰，若属燥、热、阴虚咳嗽者，忌食辛辣动火食品，各类咳嗽都应戒烟，避免接触烟尘刺激。

第十一节　感　冒

感冒是感受触冒风邪或时行病毒，引起肺卫功能失调，出现鼻塞、流涕、喷嚏、头痛、恶寒、发热、全身不适等主要临床表现的一种外感疾病。感冒又有伤风、冒风、伤寒、冒寒、重伤风等名称。

感冒为常见多发病，其发病之广，个体重复发病率之高，是其他任何疾病都无法与之相比的。一年四季均可发病，以冬春季为多。轻型感冒虽可不药而愈，重症感冒却能影响工作和生活，甚至可危及小儿、老年体弱者的生命，尤其是时行感冒暴发时，迅速流行，感染者众多，症状严重，甚至导致死亡，造成严重后果。而且，感冒也是咳嗽、心悸、水肿、痹病等多种疾病发生和加重的因素。故感冒不是小病，须积极防治。中医药对普通感冒和时行感冒均有良好疗效，对已有流行趋势或流行可能的地区、单位，选用相应中药进行预防和治疗，可以收到显著的效果。

一、病因病机

1. 六淫病邪　风、寒、暑、湿、燥、火均可为感冒的病因，因风为六气之首，"百病之长"，故风为感冒的主因。六淫侵袭有当令之时气和非时之气。由于气候突变，温差增大，感受当令之气，如春季受风，夏季受热，秋季受燥，冬季受寒等病邪而病感冒；再就是气候反常，春应温而反寒，夏应热而反凉，秋应凉而反热，冬应寒而反温，人感"非时之气"而病感冒。

六淫之间可单独致感冒，但通常是互相兼夹为病，以风邪为首，冬季夹寒，春季夹热，夏季夹暑湿，秋季夹燥，梅雨季节夹湿邪等。由于临床上以冬、春两季发病率较高，故而以夹寒、夹热为多见而成风寒、风热之证。

2. 时行病毒　时行者指与岁时有关，每 2～3 年一小流行，每 10 年左右一大流行；病毒者指一种为害甚烈的异气，或称疫疠之气，具有较强传染性。《诸病源候论·时气病诸候》："因岁时不和，温凉失节，人感乖戾之气而生病者，多相染易"，即指时行病毒之邪。人感时行病毒而病感冒则为时行感冒。

六淫病邪或时行病毒能够侵袭人体引起感冒，除因邪气特别盛外，总是与人体的正气失调有关。或是由于正气素虚，或是素有肺系疾病，不能调节肺卫而感受外邪。即使体质素健，若因生活起居不慎，如疲劳、饥饿而机体功能状态下降，或因汗出衣裹冷湿，或餐凉露宿，冒风沐雨，或气候变化时未及时加减衣服等，正气失调，腠理不密，邪气得以乘虚而入。

因此，感冒是否发生决定于正气与邪气两方面的因素，一是正气能否御邪，有人常年不易感冒，即是正气较强常能御邪之故，有人一年多次感冒，即是正气较虚不能御邪之故，"邪之所凑，其气必虚"，提示了正气不足或卫气功能状态暂时低下是感冒的决定因素；二是邪气能否战胜正气，即感邪的轻重，邪气轻微不足以胜正则不病感冒，邪气盛如严寒、时行病毒，邪能胜正则亦病感冒，所以邪气是感冒的重要因素。

二、临床表现

感冒起病较急，骤然发病，无潜伏期（或潜伏期极短）。病程短，少者 3～5 天，多者 7～8 天。以肺卫症状为主症，如鼻塞、流涕、喷嚏、咳嗽、恶寒、发热、全身不适等。症状表现呈多样化，以鼻咽部痒、干燥、不适为早期症状，继则喷嚏、鼻塞、鼻涕或疲乏、全身不适等，轻则上犯肺窍，症状不重，易于痊愈；重则高热、咳嗽、胸痛，呈现肺卫证候。

时行感冒起病急，全身症状较重，高热，体温可达 39～40℃，全身酸痛，待热退之后，鼻塞流涕、咽痛、干咳等肺系症状始为明显。重者高热不退，喘促气急，唇甲青紫，甚则咯血，部分患者出现神昏谵妄，小儿可发生惊厥，出现传变。

三、诊断

1. 根据气候突然变化，有伤风受凉，淋雨冒风的经过，或时行感冒正流行之际。

2. 起病较急，病程较短，病程 3～7 天，普通感冒一般不传变。

3. 典型的肺卫症状，初起鼻咽部痒而不适，鼻塞、流涕，打喷嚏，语声重浊或声嘶，恶风，恶寒，头痛等。继而发热，咳嗽，咽痛，肢节酸重不适等。部分患者病及脾胃，而兼有胸闷、恶心、呕吐、食欲缺乏、大便稀溏等症。

时行感冒呈流行性发病，多人同时发病，迅速蔓延。起病急，全身症状显著，如高热，头痛，周身酸痛，疲乏无力等，而肺系症状较轻。

4. 四季皆有，以冬春季为多见。

四、辨证论治

1. **辨风寒感冒与风热感冒** 感冒常以风夹寒、夹热而发病，因此临床上应首先分清风寒、风热两证。二者均有恶寒、发热、鼻塞、流涕、头身疼痛等症，但风寒证恶寒重发热轻，无汗，鼻流清涕，口不渴，舌苔薄白，脉浮或浮紧；风热证发热重恶寒轻，有汗，鼻流浊涕，口渴，舌苔薄黄，脉浮数。

2. **辨普通感冒与时行感冒** 普通感冒呈散发性发病，肺卫症状明显，但病情较轻，全身症状不重，少有传变；时行感冒呈流行性发病，传染性强，肺系症状较轻而全身症状显著，症状较重，且可以发生传变，入里化热，合并他病。

3. **辨常人感冒与虚人感冒** 普通人感冒后，症状较明显，但易康复。平素体虚之人感冒之后，缠绵不已，经久不愈或反复感冒。在临床上还应区分是气虚还是阴虚。气虚感冒者，兼有倦怠乏力，气短懒言，身痛无汗，或恶寒甚，咳嗽无力，脉浮弱等症。阴虚感冒者，兼有身微热，手足心发热，心烦口干，少汗，干咳少痰，舌红，脉细数。

五、治疗原则

1. **解表达邪** 感冒由外邪客于肌表引起，应遵循《素问·阴阳应象大论》"其在皮者，汗而发之"之意，采用辛散解表的法则，祛除外邪，邪去则正安，感冒亦愈。解表之法应根据所感外邪寒热暑湿的不同，而分别选用辛温、辛凉、清暑解表法。时行感冒的病邪以时行病毒为主，解表达邪又很重视清热解毒。

2. **宣通肺气** 感冒的病机之一是肺失宣肃，因此宣通肺气有助于使肺的宣肃功能恢复正常，肺主皮毛，宣肺又能协助解表，宣肺与解表相互联系，又协同发挥作用。

3. **照顾兼证** 虚人感冒应扶正祛邪，不可专事发散，以免过汗伤正。病邪累及胃肠者，又应辅以化湿、和胃、理气等法治疗，照顾其兼证。

六、治疗方案

1. **风寒感冒**

(1) 症状：恶寒重，发热轻，无汗，头痛，肢节酸疼，鼻塞声重，时流清涕，喉痒，咳嗽，痰吐稀薄色白，舌苔薄白，脉浮或浮紧。

(2) 治法：辛温解表，宣肺散寒。

(3) 方药：荆防败毒散。本方以荆芥、防风解表散寒；柴胡、薄荷解表疏风；羌活、独活散寒除湿，为治肢体疼痛之要药；川芎活血散风止头痛；枳壳、前胡、桔梗宣肺利气；茯苓、甘草化痰和中。

(4) 加减：风寒重，恶寒甚者，加麻黄、桂枝，头痛加白芷，项背强痛加葛根；风寒夹湿，身热不扬，身重苔腻，脉濡者，用羌活胜湿汤加减；风寒兼气滞，胸闷呕恶者，用香苏散加减；表寒兼里热，又称"寒包火"，发热恶寒，鼻塞声重，周身酸痛，无汗口渴，咽痛，咳嗽气急，痰黄黏稠，或尿赤便秘，舌苔黄白相兼，脉浮数，解表清里，用双解汤加减。

风寒感冒可用成药如午时茶、通宣理肺丸等，轻证亦可用生姜10g，红糖适量，煎水服用。

2. 风热感冒

(1) 症状：发热，微恶风寒，或有汗，鼻塞喷嚏，流稠涕，头痛，咽喉疼痛，咳嗽痰稠，舌苔薄黄，脉浮数。

(2) 治法：辛凉解表，宣肺清热。

(3) 方药：银翘散。本方以金银花、连翘辛凉透表，兼以清热解毒；薄荷、荆芥、淡豆豉疏风解表，透热外出；桔梗、牛蒡子、甘草宣肺祛痰，利咽散结；竹叶、芦根甘凉轻清，清热生津止渴。

(4) 加减：发热甚者，加黄芩、石膏、大青叶清热；头痛重者，加桑叶、菊花、蔓荆子清利头目；咽喉肿痛者，加板蓝根、玄参利咽解毒；咳嗽痰黄者，加黄芩、知母、浙贝母、杏仁、瓜蒌皮清肺化痰；口渴重者，重用芦根，加花粉、知母清热生津。

时行感冒，呈流行性发生，寒战高热，全身酸痛，酸软无力，或有化热传变之势，重在清热解毒，方中加大青叶、板蓝根、蚤休、贯众、石膏等。

风热感冒可用成药银翘解毒片（丸）、羚翘解毒片、桑菊感冒冲剂等。时行感冒用板蓝根冲剂等。

3. 暑湿感冒

(1) 症状：发生于夏季，面垢身热汗出，但汗出不畅，身热不扬，身重倦怠，头昏重痛，或有鼻塞流涕，咳嗽痰黄，胸闷欲呕，小便短赤，舌苔黄腻，脉濡数。

(2) 治法：清暑祛湿解表。

(3) 方药：新加香薷饮。本方以香薷发汗解表；金银花、连翘辛凉解表；厚朴、白扁豆和中化湿。

(4) 加减：暑热偏盛，加黄连、青蒿、鲜荷叶、鲜芦根清暑泄热；湿困卫表，身重少汗恶风，加清豆卷、藿香、佩兰芳香化湿宣表；小便短赤，加六一散、赤茯苓清热利湿。

暑湿感冒或感冒而兼见中焦诸症者，可用成药藿香正气丸（片、水、软胶囊）等。

4. 体虚感冒

(1) 症状：年老或体质素虚，或病后，产后体弱，气虚阴亏，卫外不固，容易反复感冒，或感冒后缠绵不愈，其证治与常人感冒不同。

气虚感冒素体气虚者易反复感冒，感冒则恶寒较重，或发热，热势不高，鼻塞流涕，头痛，汗出，倦怠乏力，气短，咳嗽咳痰无力，舌质淡苔薄白，脉浮无力。

(2) 治法：益气解表。

(3) 方用：参苏饮加减。药物以人参、茯苓、甘草益气以祛邪；苏叶、葛根疏风解表；半夏、陈皮、桔梗、前胡宣肺理气、化痰止咳；木香、枳壳理气调中；姜、枣调和营卫。

(4) 加减：表虚自汗者，加黄芪、白术、防风益气固表；气虚甚而表证轻者，可用补中益气汤益气解表。凡气虚易于感冒者，可常服玉屏风散，增强固表卫外功能，以防感冒。

阴虚感冒阴虚津亏，感受外邪，津液不能作汗外出，微恶风寒，少汗，身热，手足心热，头昏心烦，口干，干咳少痰，鼻塞流涕，舌红少苔，脉细数。治法为滋阴解表，方用加减葳蕤汤。方中以白薇清热和阴，玉竹滋阴助汗；葱白、薄荷、桔梗、豆豉疏表散风；甘草、大枣甘润和中。阴伤明显，口渴心烦者，加沙参、麦冬、黄连、天花粉清润生津除烦。

七、预防与调护

加强体育锻炼，增强机体适应气候变化的调节能力，在气候变化时适时增减衣服，注意防寒保暖，谨慎接触感冒患者以免时邪入侵等，对感冒的预防有重要作用。尤其是时行感冒的流行季节，预防服药一般可使感冒的发病率大为降低。主要药物有贯众、大青叶、板蓝根、鸭跖草、藿香、佩兰、薄荷、荆芥等。不过随着季节的变化，预防感冒的药物亦有所区别。如冬春季用贯众、紫苏、荆芥；夏季用藿香、佩兰、薄荷；时邪毒盛，流行广泛用板蓝根、大青叶、菊花、金银花等。常用食品如葱、大蒜、食醋亦有预防作用。

感冒患者应适当休息，多饮水，饮食以素食流质为宜，慎食油腻难消化之物。卧室空气应流通，但不可直接吹风。药物煎煮时间宜短，取其气全以保留芳香挥发有效物质，无汗者宜服药后进热粥或覆被以促汗解表，汗后及时换干燥洁净衣服免再次受邪。

第十二节　心　悸

心悸是因外感或内伤，致气血阴阳亏虚，心失所养；或痰饮瘀血阻滞，心脉不畅，引起以心中急剧跳动，惊慌不安，甚则不能自主为主要临床表现的一种病证。

心悸因惊恐、劳累而发，时作时止，不发时如常人，病情较轻者为惊悸；若终日悸动，稍劳尤甚，全身情况差，病情较重者为怔忡。怔忡多伴惊悸，惊悸日久不愈者亦可转为怔忡。

心悸是心脏常见病证，为临床多见，除可由心本身的病变引起外，也可由他脏病变波及于心而致。

心悸是临床常见病证之一，也可作为临床多种病证的症状表现之一，如胸痹心痛、失眠、健忘、眩晕、水肿、喘证等出现心悸时，应主要针对原发病进行辨证治疗。

根据本病的临床表现，西医学的各种原因引起的心律失常，如心动过速、心动过缓、期前收缩、心房颤动或扑动、房室传导阻滞、病态窦房结综合征、预激综合征及心功能不全、神经官能症等，凡以心悸为主要临床表现时，均可参考本节辨证论治。

一、病因病机

1.体虚久病　禀赋不足，素体虚弱，或久病失养，劳欲过度，气血阴阳亏虚，以致心失所养，发为心悸。

2.饮食劳倦　嗜食膏粱厚味，煎炸炙煿，蕴热化火生痰，或伤脾滋生痰浊，痰火扰心而致心悸。劳倦太过伤脾，或久坐卧伤气，引起生化之源不足，而致心血虚少，心失所养，神不潜藏，而发为心悸。

3.七情所伤　平素心虚胆怯，突遇惊恐或情怀不适，悲哀过极，忧思不解等七情扰动，忤犯心神，心神动摇，不能自主而心悸。

4.感受外邪　风寒湿三气杂至，合而为痹，痹证日久，复感外邪，内舍于心，痹阻心脉，心之气血运行受阻，发为心悸；或风寒湿热之邪，由血脉内侵于心，耗伤心之气血阴阳，亦可引起心悸。如温病、疫毒均可灼伤营阴，心失所养而发为心悸。或邪毒内扰心神，心神不安，也可发为心悸，如春温、风温、暑温、白喉、梅毒等病，通常伴见心悸。

5. **药物中毒** 药物过量或毒性较剧，损害心气，甚则损伤心质，引起心悸，如附子、乌头，或西药锑剂、洋地黄、奎尼丁、肾上腺素、阿托品等，当用药过量或不当时，均能引发心动悸、脉结代一类证候。

心悸的发病，或由惊恐恼怒，动摇心神，致心神不宁而为惊悸；或因久病体虚，劳累过度，耗伤气血，心神失养，若虚极邪盛，无惊自悸，悸动不已，则成为怔忡。

心悸的病位主要在心，由于心神失养，心神动摇，悸动不安。但其发病与脾、肾、肺、肝四脏功能失调相关。如脾不生血，心血不足，心神失养则动悸。脾失健运，痰湿内生，扰动心神，心神不安而发病。肾阴不足，不能上制心火，或肾阳亏虚，心阳失于温煦，均可发为心悸。肺气亏虚，不能助心以主治节，心脉运行不畅则心悸不安。肝气郁滞，气滞血瘀，或气郁化火，致使心脉不畅，心神受扰，都可引发心悸。

心悸的病性主要有虚实两方面。虚者为气血阴阳亏损，心神失养而致。实者多由痰火扰心，水饮凌心及瘀血阻脉而引起。虚实之间可以相互夹杂或转化。如实证日久，耗伤正气，可分别兼见气、血、阴、阳之亏损，而虚证也可因虚致实，而兼有实证表现，如临床上阴虚生内热者常兼火亢或夹痰热，阳虚不能蒸腾水湿而易夹水饮、痰湿，气血不足、气血运行滞涩而易出现气血瘀滞，瘀血与痰浊又常互结为患。总之，本病为本虚标实证，其本为气血不足，阴阳亏损，其标是气滞、血瘀、痰浊、水饮，临床表现多为虚实夹杂之证。

二、临床表现

心悸的基本证候特点是发作性心慌不安，心跳剧烈，不能自主，或一过性、阵发性，或持续时间较长，或一日数次发作，或数日一次发作。常兼见胸闷气短，神疲乏力，头晕喘促，甚至不能平卧，以至出现晕厥。其脉象表现或数或迟，或乍疏乍数，并以结脉、代脉、促脉、涩脉为常见。

心悸失治、误治，可以出现变证。若心悸兼见浮肿尿少，形寒肢冷，坐卧不安，动则气喘，脉疾数微，此为心悸重症心肾阳虚、水饮凌心的特点。若心悸突发，喘促，不得卧，咯吐泡沫痰，或为粉红色痰涎，或夜间阵发咳嗽，尿少肢肿，脉数细微，此为心悸危症水饮凌心射肺之特点。若心悸突见面色苍白，大汗淋漓，四肢厥冷，喘促欲脱，神志淡漠，此为心阳欲脱之危证。若心悸脉象散乱，极疾或极迟，面色苍白，口唇发绀，突发意识丧失，肢体抽搐，短暂即恢复正常而无后遗症，或一厥不醒，为心悸危症晕厥之特点。

三、诊断

1. 自觉心慌不安，心跳剧烈，神情紧张，不能自主，心搏或快速，或心跳过重，或忽跳忽止，呈阵发性或持续不止。

2. 伴有胸闷不适，易激动，心烦，少寐多汗，颤动，乏力，头晕等。中老年发作频繁者，可伴有心胸疼痛，甚至喘促，肢冷汗出，或见晕厥。

3. 常由情志刺激、惊恐、紧张、劳倦过度、饮酒饱食等原因诱发。

4. 可见有脉象数、疾、促、结、代、沉、迟等变化。

5. 心电图、血压、胸部 X 线片等检查有助于明确诊断。

四、辨证论治

1. 辨惊悸与怔忡 大凡惊悸发病，多与情绪有关，可由骤遇惊恐，忧思恼怒，悲哀过极或过度紧张而诱发，多为阵发性，病来虽速，病情较轻，实证居多，病势轻浅，可自行缓解，不发时如常人。怔忡多由久病体虚、心脏受损所致，无精神因素亦可发生，常持续心悸，心中惕惕，不能自控，活动后加重，病情较重，每属实证，或虚中夹实，病来虽渐，不发时亦可见脏腑虚损症状。惊悸日久不愈，亦可形成怔忡。

2. 辨虚实 心悸证候特点多为虚实夹杂，虚者指脏腑气血阴阳亏虚，实者多指痰饮、瘀血、火邪之类。辨证时，要注意分清虚实的多寡，以决定治疗原则。

3. 辨脉象 观察脉象变化是心悸辨证中重要的客观内容，常见的异常脉象如结脉、代脉、促脉、涩脉、迟脉，要仔细体会、掌握其临床意义。临床应结合病史、症状，推断脉症从舍。一般认为，阳盛则促，数为阳热，若脉虽数、促而沉细、微细，伴有面浮肢肿，动则气短，形寒肢冷，舌淡者，为虚寒之象。阴盛则结，迟而无力为虚，脉象迟、结、代者，一般多属虚寒，其中结脉表示气血凝滞，代脉常为元气虚衰、脏气衰微。凡久病体虚而脉象弦滑搏指者为逆，病情重笃而脉象散乱模糊者为病危之象。

4. 辨病情 对心悸的临床辨证应结合引起心悸原发疾病的诊断，以提高辨证准确性，如功能性心律失常所引起的心悸，常表现为心率快速型心悸，多属心虚胆怯，心神动摇；冠心病心悸，多为气虚血瘀，或由痰瘀交阻而致；风心病引起的心悸，以心脉痹阻为主；病毒性心肌炎引起的心悸，多由邪毒外侵，内舍于心，常为气阴两虚，瘀阻络脉证。

五、治疗原则

心悸虚证由脏腑气血阴阳亏虚、心神失养所致者，治当补益气血，调理阴阳，以求气血调畅，阴平阳秘，并配合应用养心安神之品，促进脏腑功能的恢复。心悸实证常因痰饮、瘀血等所致者，治当化痰、涤饮、活血化瘀，并配合应用重镇安神之品，以求邪去正安，心神得宁。临床上心悸表现为虚实夹杂时，当根据虚实之多少，攻补兼施，或以攻邪为主，或以扶正为主。

1. 心虚胆怯

(1) 症状：心悸不宁，善惊易恐，坐卧不安，少寐多梦而易惊醒，食少纳呆，恶闻声响，苔薄白，脉细略数或细弦。

(2) 治法：镇惊定志，养心安神。

(3) 方药：安神定志丸。方中龙齿、朱砂镇惊宁神；茯苓、茯神、石菖蒲、远志安神定志；人参益气养心。可加琥珀、磁石重镇安神。

2. 心脾两虚

(1) 症状：心悸气短，头晕目眩，少寐多梦，健忘，面色无华，神疲乏力，纳呆食少，腹胀便溏，舌淡红，脉细弱。

(2) 治法：补血养心，益气安神。

（3）方药：归脾汤。方中当归、龙眼肉补养心血；黄芪、人参、白术、炙甘草益气以生血；茯神、远志、酸枣仁宁心安神；木香行气，令补而不滞。

若心悸气短，神疲乏力，心烦失眠，五心烦热，自汗盗汗，胸闷，面色无华，舌淡红少津，苔少或无，脉细数，为气阴两虚，治以益气养阴，养心安神，用炙甘草汤加减。本方益气滋阴，补血复脉。方中炙甘草、人参、大枣益气以补心脾；干地黄、麦冬、阿胶、麻子仁甘润滋阴，养心补血，润肺生津；生姜、桂枝、酒通阳复脉。

（4）加减：气虚甚者加黄芪、党参；血虚甚者加当归、熟地黄；阳虚甚而汗出肢冷，脉结或代者，加附片、肉桂；阴虚甚者，加麦冬、阿胶、玉竹；自汗、盗汗者，加麻黄根、浮小麦。

3. 阴虚火旺

（1）症状：心悸易惊，心烦失眠，五心烦热，口干，盗汗，思虑劳心则症状加重，伴有耳鸣，腰酸，头晕目眩，舌红少津，苔薄黄或少苔，脉细数。

（2）治法：滋阴清火，养心安神。

（3）方药：黄连阿胶汤。方中黄连、黄芩清心火；阿胶、芍药滋阴养血；鸡子黄滋阴清热两相兼顾。常加酸枣仁、珍珠母、生牡蛎等以加强安神定悸之功。

（4）加减：肾阴亏虚、虚火妄动、遗精腰酸者，加龟甲、熟地黄、知母、黄柏，或加服知柏地黄丸，滋补肾阴，清泻虚火。阴虚而火热不明显者，可改用天王补心丹滋阴养血，养心安神。心阴亏虚、心火偏旺者，可改服朱砂安神丸养阴清热、镇心安神。若阴虚夹有瘀热者，可加丹参、赤芍、牡丹皮等清热凉血，活血化瘀。夹有痰热者，可加用黄连温胆汤，清热化痰。

4. 心阳不振

（1）症状：心悸不安，胸闷气短，动则尤甚，面色苍白，形寒肢冷，舌淡苔白，脉虚弱，或沉细无力。

（2）治法：温补心阳，安神定悸。

（3）方药：桂枝甘草龙骨牡蛎汤。方中桂枝、炙甘草温补心阳；生龙骨、生牡蛎安神定悸。

（4）加减：大汗出者，重用人参、黄芪，加煅龙骨、煅牡蛎、山萸肉，或用独参汤煎服；心阳不足、寒象突出者，加黄芪、人参、附子益气温阳；夹有瘀血者，加丹参、赤芍、桃仁、红花等。

5. 水饮凌心

（1）症状：心悸，胸闷痞满，渴不欲饮，下肢浮肿，形寒肢冷，伴有眩晕，恶心呕吐，流涎，小便短少，舌淡苔滑或沉细而滑。

（2）治法：振奋心阳，化气利水。

（3）方药：苓桂术甘汤。方中茯苓淡渗利水，桂枝、炙甘草通阳化气，白术健脾祛湿。

（4）加减：兼见恶心呕吐，加半夏、陈皮、生姜皮和胃降逆止呕；尿少肢肿，加泽泻、猪苓、防己、大腹皮、车前子利水渗湿；兼见水湿上凌于肺，肺失宣降，出现咳喘，加杏仁、桔梗以开宣肺气，葶苈子、五加皮、防己以泻肺利水；兼见瘀血者，加当归、川芎、丹参活血化瘀。

若肾阳虚衰，不能制水，水气凌心，症见心悸，咳喘，不能平卧，浮肿，小便不利可用真武汤，温阳化气利水。方中附子温肾暖土；茯苓健脾渗湿；白术健脾燥湿；白芍利小便，通血脉；生姜温胃散水。

6. 心血瘀阻

（1）症状：心悸，胸闷不适，心痛时作，痛如针刺，唇甲青紫，舌质紫暗或有瘀斑，脉涩或结或代。

（2）治法：活血化瘀，理气通络。

（3）方药：桃仁红花煎。方中桃仁、红花、丹参、赤芍、川芎活血化瘀；延胡索、香附、青皮理气通脉止痛；生地黄、当归养血和血。胸部窒闷不适，去生地黄之滋腻，加沉香、檀香、降香利气宽胸。

（4）加减：胸痛甚，加乳香、没药、五灵脂、蒲黄、三七粉等活血化瘀，通络定痛。兼气虚者，去理气之青皮，加黄芪、党参、黄精补中益气。兼血虚者，加何首乌、枸杞子、熟地滋养阴血。兼阴虚者，加麦冬、玉竹、女贞子滋阴。兼阳虚者，加附子、肉桂、淫羊藿温补阳气。兼挟痰浊，而见胸满闷痛，苔浊腻者，加瓜蒌、薤白、半夏理气宽胸化痰。

心悸由瘀血所致，也可选用丹参饮或血府逐瘀汤。

7. 痰火扰心

（1）症状：心悸时发时止，受惊易作，胸闷烦躁，失眠多梦，口干苦，大便秘结，小便短赤，舌红苔黄腻，脉弦滑。

（2）治法：清热化痰，宁心安神。

（3）方药：黄连温胆汤。方中黄连苦寒泻火，清心除烦，温胆汤清热化痰，全方使痰热去，则心神安。

（4）加减：可加栀子、黄芩、全瓜蒌、以加强清火化痰之功。可加生龙骨：生牡蛎、珍珠母、石决明镇心安神。若大便秘结者，加生大黄泻热通腑；火热伤阴者，加沙参、麦冬、玉竹、天冬、生地滋阴养液。

重症心悸时应给予心电监护，中西药物综合抢救治疗，常用的中药抢救措施有：①脉率快速型心悸可选用生脉注射液静脉缓慢注射，或静脉滴注，也可用强心灵、福寿草总苷、万年青苷，缓慢静脉注射。②脉率缓慢型心悸可选用参附注射液或人参注射液缓慢静脉注射或静脉滴注。

六、预防与调护

情志调畅、饮食有节、避免外感六淫邪气、增强体质等是预防本病的关键。积极治疗胸痹心痛、痰饮、肺胀、喘证及痹病等，对预防和治疗心悸发作具有重要意义。

心悸患者应保持精神乐观，情绪稳定，坚持治疗，坚定信心。应避免惊恐刺激及忧思恼怒等。生活作息要有规律。饮食有节，宜进食营养丰富而易消化吸收的食物，宜低脂、低盐饮食，忌烟酒、浓茶。轻证可从事适当体力活动，以不觉劳累、不加重症状为度，避免剧烈活动。重症心悸应卧床休息，还应及早发现变证、坏病先兆症状，做好急救准备。

第十三节 失 眠

　　失眠是由于情志、饮食内伤，病后及年迈，禀赋不足，心虚胆怯等病因，引起心神失养或心神不安，从而导致经常不能获得正常睡眠为特征的一类病证。主要表现为睡眠时间、深度的不足以及不能消除疲劳、恢复体力与精力，轻者入睡困难，或寐而不酣，时寐时醒，或醒后不能再寐，重则彻夜不寐。

　　失眠是临床常见病证之一，虽不属于危重疾病，但常妨碍人们正常生活、工作、学习和健康，并能加重或诱发心悸、胸痹、眩晕、头痛、中风病等病证。顽固性的失眠，给患者带来长期的痛苦，甚至形成对催眠药物的依赖，而长期服用催眠药物又可引起医源性疾病。中医药通过调整人体脏腑气血阴阳的功能，常能明显改善睡眠状况，且不引起药物依赖及医源性疾患，因而颇受欢迎。

一、病因病机

　　1.情志所伤或由情志不遂，肝气郁结，肝郁化火，邪火扰动心神，心神不安而不寐。或由五志过极，心火内炽，心神扰动而不寐。或由思虑太过，损伤心脾，心血暗耗，神不守舍，脾虚生化乏源，营血亏虚，不能奉养心神，即《类证治裁·不寐》曰："思虑伤脾，脾血亏损，经年不寐。"

　　2.饮食不节，脾胃受损，宿食停滞，壅遏于中，胃气失和，阳气浮越于外而卧寐不安，如《张氏医通·不得卧》云："脉滑数有力不得卧者,中有宿滞痰火,此为胃不和则卧不安也。"或由过食肥甘厚味，酿生痰热，扰动心神而不眠。或由饮食不节，脾胃受伤，脾失健运，气血生化不足，心血不足，心失所养而失眠。

　　3.病后、年迈久病血虚，产后失血，年迈血少等，引起心血不足，心失所养，心神不安而不寐。正如《景岳全书·不寐》所说："无邪而不寐者，必营气之不足也，营主血，血虚则无以养心，心虚则神不守舍。"

　　4.禀赋不足，心虚胆怯，素体阴盛，兼因房劳过度，肾阴耗伤，不能上奉于心，水火不济，心火独亢；或肝肾阴虚，肝阳偏亢，火盛神动，心肾失交而神志不宁。如《景岳全书·不寐》所说："真阴精血不足，阴阳不交，而神有不安其室耳。"亦有因心虚胆怯，暴受惊恐，神魂不安，以致夜不能寐或寐而不酣，如《杂病源流犀烛·不寐多寐源流》所说："有心胆惧怯，触事易惊，梦多不祥，虚烦不寐者。"

　　综上所述，失眠的病因虽多，但以情志、饮食或气血亏虚等内伤病因居多，由这些病因引起心、肝、胆、脾、胃、肾的气血失和，阴阳失调，其基本病机以心血虚、胆虚、脾虚、肾阴亏虚进而导致心失所养及由心火偏亢、肝郁、痰热、胃失和降进而导致心神不安两方面为主。其病位在心，但与肝、胆、脾、胃、肾关系密切。失眠虚证多由心脾两虚，心虚胆怯，阴虚火旺，引起心神失养所致。失眠实证则多由心火炽盛，肝郁化火，痰热内扰，引起心神不安所致。但失眠久病可表现为虚实兼夹，或为瘀血所致，故清代王清任用血府逐瘀汤治疗。

二、临床表现

失眠以睡眠时间不足、睡眠深度不够及不能消除疲劳、恢复体力与精力为主要证候特征。其中睡眠时间不足者可表现为入睡困难，夜寐易醒，醒后难以再睡，严重者甚至彻夜不寐。睡眠深度不够者常表现为夜间时醒时寐，寐则不酣，或夜寐梦多。由于睡眠时间及深度质量的不够，致使醒后不能消除疲劳，表现为头晕、头痛、神疲乏力、心悸、健忘，甚至心神不宁等。由于个体差异，对睡眠时间和质量的要求亦不相同，故临床判断失眠不仅要根据睡眠的时间和质量，更重要的是以能否消除疲劳、恢复体力与精力为依据。

三、诊断

1. 轻者入睡困难或睡而易醒，醒后不寐，连续3周以上，重者彻夜难眠。
2. 常伴有头痛头晕、心悸健忘、神疲乏力、心神不宁、多梦等。
3. 经各系统及实验室检查，未发现有妨碍睡眠的其他器质性病变。

四、辨证论治

1. 辨脏腑 失眠的主要病位在心，由于心神失养或不安，神不守舍而失眠，但与肝、胆、脾、胃、肾的阴阳气血失调相关。如急躁易怒而失眠，多为肝火内扰；遇事易惊，多梦易醒，多为心胆气虚，面色少华，肢倦神疲而失眠，多为脾虚不运、心神失养；嗳腐吞酸，脘腹胀满而失眠，多为胃腑宿食、心神被扰；胸闷，头重目眩，多为痰热内扰心神；心烦心悸，头晕健忘而失眠，多为阴虚火旺，心肾不交，心神不安等。

2. 辨虚实 失眠虚证，多属阴血不足，心失所养，临床特点为体质瘦弱，面色无华，神疲懒言，心悸健忘，多因脾失运化，肝失藏血，肾失藏精所致。实证为火盛扰心，临床特点为心烦易怒，口苦咽干，便秘溲赤，多因心火亢盛或肝郁化火所致。

五、治疗原则

在补虚泻实，调整脏腑气血阴阳的基础上辅以安神定志是本病的基本治疗方法。实证宜泻其有余，如疏肝解郁，降火涤痰，消导和中。虚证宜补其不足，如益气养血，健脾、补肝、益肾。实证日久，气血耗伤，亦可转为虚证，虚实夹杂者，治宜攻补兼施。安神定志法的使用要结合临床，分别选用养血安神、镇惊安神、清心安神等具体治法，并注意配合精神治疗，以消除紧张焦虑，保持精神舒畅。

1. 心火偏亢

(1) 症状：心烦不寐，躁扰不宁，怔忡，口干舌燥，小便短赤，口舌生疮，舌尖红，苔薄黄，脉细数。

(2) 治法：清心泻火，宁心安神。

(3) 方药：朱砂安神丸。方中朱砂性寒可胜热，重镇安神；黄连清心泻火除烦；生地黄、当归滋阴养血，养阴以配阳。可加黄芩、山栀、连翘，加强本方清心泻火之功。本方宜改丸为汤，朱砂用少量冲服。

(4)加减：若胸中懊侬，胸闷泛恶，加豆豉、竹茹，宜通胸中郁火；若便秘溲赤，加大黄、淡竹叶、琥珀，引火下行，以安心神。

2. 肝郁化火

(1)症状：急躁易怒，不寐多梦，甚至彻夜不眠，伴有头晕头胀，目赤耳鸣，口干而苦，便秘溲赤，舌红苔黄，脉弦而数。

(2)治法：清肝泻火，镇心安神。

(3)方药：龙胆泻肝汤。方用龙胆草、黄芩、栀子清肝泻火；木通、车前子利小便而清热；柴胡疏肝解郁；当归、生地黄养血滋阴柔肝；甘草和中。

(4)加减：可加朱茯神、生龙骨、生牡蛎镇心安神。若胸闷胁胀，善太息者，加香附、郁金以疏肝解郁。

3. 痰热内扰

(1)症状：不寐，胸闷心烦，泛恶，嗳气，伴有头重目眩，口苦，舌红苔黄腻，脉滑数。

(2)治法：清化痰热，和中安神。

(3)方药：黄连温胆汤。方中半夏、陈皮、竹茹化痰降逆；茯苓健脾化痰；枳实理气和胃降逆；黄连清心泻火。

(4)加减：若心悸动甚，惊惕不安，加珍珠母、朱砂以镇惊安神定志。若实热顽痰内扰，经久不寐，或彻夜不寐，大便秘结者，可用礞石滚痰丸降火泻热，逐痰安神。

4. 胃气失和

(1)症状：不寐，脘腹胀满，胸闷嗳气，嗳腐吞酸，或见恶心呕吐，大便不爽，舌苔腻，脉滑。

(2)治法：和胃化滞，宁心安神。

(3)方药：保和丸。方中山楂、神曲助消化，消食滞；半夏、陈皮、茯苓降逆和胃；莱菔子消食导滞；连翘散食滞所致的郁热。

(4)加减：可加远志、柏子仁、首乌藤以宁心安神。

5. 阴虚火旺

(1)症状：心烦不寐，心悸不安，腰酸足软，伴头晕，耳鸣，健忘，遗精，口干津少，五心烦热，舌红少苔，脉细而数。

(2)治法：滋阴降火，清心安神。

(3)方药：六味地黄丸合黄连阿胶汤。六味地黄丸滋补肾阴；黄连、黄芩直折心火；芍药、阿胶、鸡子黄滋养阴血。两方共奏滋阴降火之效。

(4)加减：若心烦心悸，梦遗失精，可加肉桂引火归原，与黄连共用即为交泰丸以交通心肾，则心神可安。

6. 心脾两虚

(1)症状：多梦易醒，心悸健忘，神疲食少，头晕目眩，伴有四肢倦怠，面色少华，舌淡苔薄，脉细无力。

(2)治法：补益心脾，养心安神。

(3)方药：归脾汤。方用人参、白术、黄芪、甘草益气健脾；当归补血；远志、酸枣仁、茯神、龙眼肉补心益脾，安神定志；木香行气健脾，使全方补而不滞。

（4）加减：若心血不足，加熟地黄、芍药、阿胶以养；心血；失眠较重，加五味子、柏子仁有助养心宁神，或加首乌藤、合欢皮、龙骨、牡蛎以镇静安神。若脘闷、纳呆、苔腻，加半夏、陈皮、茯苓、厚朴以健脾理气化痰。若产后虚烦不寐，形体消瘦，面色㿠白，易疲劳，舌淡，脉细弱，或老人夜寐早醒而无虚烦之证，多属气血不足，治宜养血安神，亦可用归脾汤合酸枣仁汤。

7. 心胆气虚

（1）症状：心烦不寐，多梦易醒，胆怯心悸，触事易惊，伴有气短自汗，倦怠乏力，舌淡，脉弦细。

（2）治法：益气镇惊，安神定志。

（3）方药：安神定志丸合酸枣仁汤。前方重于镇惊安神，后方偏于养血清热除烦，合用则益心胆之气；清心胆之虚热而定惊；安神宁心。方中人参益心胆之气；茯苓、茯神、远志化痰宁心；龙齿、石菖蒲镇惊开窍宁；酸枣仁养肝、安神、宁心；知母泻热除烦；川芎调血安神。

（4）加减：若心悸甚，惊惕不安者，加生龙骨、生牡蛎、朱砂。

六、预防与调护

本病因属心神病变，故尤应注意精神调摄，做到喜恶有节，解除忧思焦虑，保持精神舒畅，养成良好的生活习惯，并改善睡眠坏境；劳逸结合等，对于提高治疗失眠的效果，改善体质及提高工作、学习效率，均有促进作用。

第4章

中医与康复管理

第一节　中医的形成过程及基本特点

　　中医承载着中国古代人民同疾病作斗争的经验和理论知识，是在古代朴素的唯物论和自发的辩证法思想指导下，通过长期医疗实践逐步形成并发展成的医学理论体系。中医具有天人合一、天人相应的整体观念及辨证体系，认为人体各个组织、器官共处于一个统一体中，不论在生理上还是在病理上都是互相联系、互相影响的。也因此，中医的治疗不仅局限于当下所呈现的症状或体征，同时更多地关注病变的过程，通过总结疾病在不同层次、脏腑之间的转变规律形成特定的治疗方法。具体来说，又包括中药内治法及以针灸为主的多种外治法。一些简单的外治法或饮食护理等方法若能基本了解，对于慢性病的自我管理具有较大益处。

第二节　常用中医外治法

　　中医外治是以突出"中医外治"为特色的中医药学术。中医外治疗效独特、作用迅速、历史悠久，包括针灸、按摩、熏洗、针刀、敷贴、膏药、脐疗、足疗、耳穴疗法等多种方法。治疗范围遍及内、外、妇、儿、骨伤、皮肤、五官、肛肠等科。与内治法相比，具有补充或增加疗效之妙，对不喜服药或无法服药的患者，尤其对危重病症，更能显示其治疗的独特。

　　外治法多为使用不同刺激方式刺激体表皮肤或肌肉，与经络理论更为相关。经络是人体内运行气血的通道，纵横交错，遍布全身。从体表到体内，有皮、脉、肉、筋、骨多种层次，皮肤、肌肉是外治法最常作用的部位，其中皮部是十二经脉功能活动反映于体表的部位，也是络脉之气在皮肤所散布的部位。因十二皮部位于人体最外层，与经络气血相通，是络脉（卫气）散布之处，所以是机体的卫外屏障，具有保卫机体、抗御外邪和反映病证的作用，各种外治法离不开皮部理论的指导。除外皮部理论，还有经筋理论、经别理论以及十二经脉、奇经八脉理论，这些均属于"经脉"体系，此外还有"络脉"体系。经脉和络脉体系共同组成了经络系统，在经络系统不同理论的指导下，针灸疗法得以发挥作用，而灸法、拔罐法、穴位贴敷法、皮肤针法、刮痧、耳针法等是其中较易学习并用于常见疾病的外治方法。

第三节 灸 法

一、原理

利用某些材料，熏灼或温熨体表一定部位，借灸火的热力或药物的作用，通过刺激经络腧穴等从而达到防病保健、温经散寒、扶阳固脱、消瘀散结、引热外行的作用。因其所用材料、制成的形式以及运用方法的不同，又可分为艾灸和其他灸法，艾灸包括艾条灸、艾炷灸、温针灸和温灸器灸；其他灸法包括灯火灸、天灸等。

二、适应证

临床上，各种虚寒证、寒厥证、虚脱证以及中气不足、阳气下陷引起的遗尿、脱肛、崩漏、带下等病症皆可以用灸法治疗，不同灸法具体的适应证略有区别。如艾炷灸中的无瘢痕灸适用于慢性虚寒性疾病，如哮喘、眩晕、慢性腹泻、风寒湿痹等；艾条灸中的雀啄灸多用于治疗急性病等。

三、灸法的禁忌

面部穴位、乳头、大血管等处均不宜使用直接灸，以免烫伤形成瘢痕；关节活动部位亦不适用化脓灸，以免化脓破溃后不易愈合。

空腹、过饱、极度疲劳或对灸法恐惧者，应慎施灸，对于体弱者，灸时注意刺激量不要过大。

孕妇的腰骶部及腹部不适宜施灸。

此外，施灸需要在通风的环境中进行，同时注意防止燃烧的艾绒脱落烧伤皮肤和衣物。

四、灸后处理

施灸过量、时间过长局部可出现水疱，小水疱不擦破可以任其吸收，如水疱较大，可用消毒毫针刺破水疱，放出水液，再涂抹烫伤油或消炎药膏等。个人操作不建议采用瘢痕灸的施灸。

第四节 拔 罐

一、原理

以罐为工具，利用燃烧、抽吸、蒸汽等方法造成罐内负压，使罐吸附于腧穴或体表的一定部位，以产生良性刺激，达到调整机体功能、防治疾病目的的外治法。拔罐具有通经活络、祛风散寒、行气活血、消肿止痛、祛腐拔脓、扶正固本等作用，现代研究认为主要与其局部负压后产生的瘀血现象对机体产生良性刺激，以及温热作用促进局部为主的血液循环可以加强新陈代谢从而促使疾病好转。

二、适应证

拔罐法适应范围较广，多用于疼痛类疾病，如风寒湿痹、颈肩臂腰背腿疼痛、软组织扭伤；内科疾病，如伤风感冒、头痛、咳嗽、哮喘、胃脘痛、呕吐、腹痛、泄泻、中风偏瘫；妇儿科疾病，如痛经、绝经前后诸证、小儿消化不良、小儿遗尿；皮外科病证，如蛇串疮、瘾疹、皮肤瘙痒症、痤疮、湿疹等。此外，还可用于防病保健、解除疲劳。

三、注意事项

1. 施术部位宜选择肌肉丰满，富有弹性，毛发较少，无骨骼凹凸的部位吸拔，以防罐体脱落。

2. 皮肤有溃疡、感染、肿瘤、瘢痕、静脉曲张之处，以及五官部位、大血管处、心尖搏动处、孕妇腰骶部及腹部不宜拔罐。

3. 有自发性出血倾向的疾患、高热、抽搐等禁止拔罐。

4. 体内有金属物体的患者，禁用电磁拔罐器具。

5. 拔罐后出现小的水疱可以不必处理，自然吸收即可；如水疱较大，应用消毒针具刺破水疱，或用注射器抽出水液，然后涂上烫伤油、消炎药膏等，避免感染。

6. 闪罐：操作手法纯熟，动作轻、快、准；至少选择 3 个口径相同的玻璃罐轮换使用，以免罐口烧热烫伤皮肤。

7. 走罐：选用口径较大、罐壁较厚且光滑的玻璃罐；施术部位应面积宽大、肌肉丰厚，如胸背、腰部、腹部、大腿等。

8. 留罐：凡在肌肉薄弱处或吸拔力较强时，则留罐时间不宜过长。

第五节　耳　针　法

一、原理

用一定方法刺激耳穴从而达到防治疾病的方法，治疗范围广，操作方便，且对疾病的诊断也有一定的参考意义。耳穴诊治源于中医脏腑经络理论，中医学认为耳与五脏六腑有着密切的关系，人体各部位及器官组织在耳部有相对应的反应点，通过刺激这些反应点可起到疏通经络、调和气血、疏肝解郁、调节阴阳等作用。包括耳穴毫针法、耳穴埋针法、耳穴压丸法、耳穴刺血法。

二、适应证

1. **各种疼痛性疾病**　如扭伤、切割伤、骨折、烫伤等外伤性疼痛；日常用于减少或代替镇痛麻醉药，五官、脑外、胸、腹及四肢等各种手术后所产生的伤口痛、瘢痕痛、麻痹后的疼痛等。

2.各种炎症性疾病　如中耳炎、牙周炎、咽喉炎、扁桃体炎、急性结膜炎、腮腺炎、风湿性关节炎及末梢神经炎等。

3.变态反应性疾病　如过敏性鼻炎、过敏性哮喘、过敏性紫癜、风湿热、荨麻疹及药物疹等。

4.内分泌代谢及泌尿生殖系统疾病　如糖尿病、肥胖症、甲状腺功能亢进、急性甲状腺炎等。

5.功能性疾病　如内耳眩晕症、心律失常、高血压、多汗症、神经衰弱、小儿多动症、月经不调、功能性子宫出血及内分泌失调等。

6.预防保健作用　感冒预防、防止晕车晕船、美容、减肥、催产、催乳、戒烟、解酒、解毒等功效。

三、注意事项

1.严格消毒，防止感染。

2.耳穴贴压每次选择一侧耳穴，双侧耳穴轮流使用。夏季易出汗，留置时间1～3d，冬季留置3～7d。

3.观察患者耳部皮肤情况，留置期间应防止胶布脱落或污染；对普通胶布过敏者改用脱敏胶布。

4.耳穴局部有湿疹、溃疡、冻疮时，该穴位禁用耳针。

5.患者侧卧位耳部感觉不适时，可适当调整。

6.有习惯性流产史的孕妇禁用耳针；妊娠期间禁用耳针。

7.凝血机制障碍患者，禁用耳穴刺血法。

第六节　三棱针法

一、原理

三棱针法是用三棱针刺破血络或腧穴，放出适量血液或挤出少量液体，或挑断皮肤下纤维组织以治疗疾病的方法，具有通经活络、开窍泻热、调和气血、消肿止痛等作用。现代又将三棱针法称为"刺络放血""放血疗法"，可分为点刺法、散刺法、刺络法、挑刺法，不同刺法适应证不完全相同。

二、适应证

三棱针法多用于实证、热证、瘀血、疼痛等，如高热、中暑、咽喉肿痛、目赤肿痛、扭挫伤、丹毒、指麻木等。其中散刺法常用于局部瘀血、血肿或水肿、顽癣等，可配合拔罐等方法；刺络法则是刺在较明显浅表血络或静脉部位的腧穴附近以放出适量血液的方法，治疗急性吐泻、中暑、发热等；挑刺法为挑破皮肤或皮下组织的方法，多用于治疗肩周炎、胃痛、颈椎病、失眠、支气管哮喘、血管神经性头痛等较顽固的反复发作性疾病。

三、注意事项

1. 不可用力过猛，防止刺入过深，创伤过大，损害其他组织。
2. 施术时应严格消毒，防止感染，同时医者要注意避免接触患者的血液。
3. 三棱针法的刺激较强，要提前消除患者顾虑，并注意使患者处于舒适的体位，防止晕针。
4. 体质虚弱者、孕妇、产后及有自发性出血倾向者，不宜使用本法。
5. 血管瘤部位、诊断不明的肿块部位禁止使用。

第七节　皮内针法

一、原理

皮内针法是将特制的小型针具固定于腧穴部位皮内并留置较长时间，产生持续刺激作用以治疗疾病的方法，源于古代"静以久留"的方法。

二、适应证

皮内针法适用于经常发作的疼痛性疾病，如偏头痛、三叉神经痛、牙痛、胃痛、胆绞痛、肋间神经痛、关节炎、痛经等；或慢性顽固性疾病，如高血压、神经衰弱、失眠、面肌抽搐、咳喘、遗尿、月经不调等。

三、禁忌证

1. 孕妇腰骶部、小腹部禁止埋针。
2. 皮肤有创伤、溃疡、瘢痕、感染、肿瘤者局部禁止埋针。
3. 金属过敏者禁止埋针。
4. 体表大血管处不宜埋针。

第八节　穴位贴敷法

一、原理

穴位贴敷为在一定的穴位上贴敷药物，通过药物和穴位的共同作用以治疗疾病，属于中药外治法，多选用通经走窜、开窍活络之品，具有通调腠理、清热解毒、消肿散结的作用。某些带有刺激性的药物贴敷穴位后可以引起局部皮肤发疱化脓，又称为"天灸"。

二、适应证

适用范围广泛,主要用于慢性病的治疗,也可治疗某些急性病,如哮喘、咳嗽、头痛、眩晕等。此外,还可用于预防保健。

1.内科疾病 如感冒、咳嗽、哮喘、自汗、盗汗、胸痹、不寐、胃脘痛、呕吐、便秘、泄泻、黄疸、胁痛、眩晕、消渴、阳痿等。

2.外科疾病 如疮疡肿毒、关节肿痛、跌打损伤等。

3.妇科疾病 如月经不调、痛经、子宫脱垂、乳痈、乳核等。

4.五官科疾病 如喉痹、牙痛、口疮等。

5.儿科疾病 如小儿夜啼、厌食、遗尿、流涎等。

三、注意事项

1.久病体虚、孕妇、幼儿及疾病发作期应尽量避免贴敷走窜药力强的药物。

2.糖尿病患者慎用。

3.若用膏剂贴敷,温度不宜超过45℃,以免烫伤。

4.贴敷后观察皮肤局部反应,若出现范围较大、程度较重的皮肤红斑、水疱、瘙痒等应及时处理,出现全身性过敏者应及时就诊。

第九节 刮 痧 法

一、原理

刮痧是以中医脏腑经络学说为理论指导,应用手或光滑的硬物器具,在润滑剂作用下,在人体表面特定部位反复进行刮、按、点、揉等物理刺激,造成皮肤表面瘀血点、瘀血斑或点状出血的一种疗法。在治疗上以清热解毒、凉血散瘀等方法为主,具有"邪实"之意。同时通过自身吸收,将离经之血清除,通过激活免疫系统可以增强正气、提升对疾病的免疫力,因此亦有扶正之功。若以保健为目的进行刮痧,则在刮中不以出痧为要,而在于调节脏腑、平衡阴阳、疏通气血使人体各系统趋于平衡,最终达到阴平阳秘、精神乃至的目的。

二、适应证

刮痧可用于治疗温病高热、神昏谵语、吐衄发斑等实热证、血瘀证患者,也可治疗小儿遗尿、便秘、腹泻等。对于颈椎病、落枕、肩周炎、腰肌劳损、肌肉痉挛、风湿性关节炎等筋骨病亦具有较好作用。

三、注意事项

1.操作时注意选择避风处,尤其避免对流风。

2. 刮痧用具边缘要钝滑，避免划伤皮肤。

3. 有皮肤破溃、红肿、炎症的部位不宜刮痧。

4. 女性月经期、妊娠期，以及具有出血倾向的患者禁用刮痧。

5. 操作时宜取单一方向、用力均匀，手法不可忽轻忽重。

6. 刮痧后 3 ～ 4h 不宜洗冷水澡，不易受风。

7. 第 1 次刮痧后 3 ～ 5d，痧退后再行第 2 次刮痧。

第十节　药　熨

一、原理

将加热后的中药（如药袋、药饼、药膏及药酒）放在患者的某个穴位且来回缓慢移动，将热力和药力同时自患者体表透入经络、血脉，起到温经通络、散寒止痛的功效，从而治疗寒湿、气血瘀滞、虚寒等病证。

二、适应证

本疗法多用于小儿常见病证，如惊风、哮喘、伤食、泄泻、便秘、腹痛等，同时亦可治疗痹病、腰腿痛、跌打损伤导致的瘀血、肿痛等。

三、注意事项

1. 热熨后毛孔舒张，风邪易从皮毛侵入，本疗法需避风进行。

2. 药包温烫适度，欠温则药力不能透达，过烫则损伤皮肤，医者可用手臂皮肤试温，不烫为宜，热熨后达到局部皮肤潮红、温热的效果。

3. 本法主治寒证、阴证，里热者禁止使用。

第十一节　中药灌肠

一、原理

中药灌肠又称肛肠纳药法。是将中药药液自肛门灌入，保留在直肠结肠内，通过肠黏膜吸收从而治疗疾病的一种方法。根据不同疾病可保留 1 ～ 8h，具有导便通腑、清热解毒、软坚散结、活血化瘀等作用。常用直肠注入法和直肠滴注法两种。

二、适应证

可用于肠道疾患如便秘、溃疡性结肠炎、肠梗阻；亦可治疗高热持续不退，妇科的盆腔炎、盆腔肿块，肾衰竭等疾病。

三、注意事项

1. 灌肠液的温度要适宜，最好保持在 38 ～ 41℃，以免过冷过热造成患者不适。

2. 灌肠液量一般不超过 100ml，输液瓶离肛门高度不超过 30cm，以防量太大、压力太高患者无法控制排便而导致药液流出。

3. 操作动作轻柔，避免损伤肛门及直肠黏膜。

4. 肛门有病变、手术后不久以及月经期妇女禁止灌肠。

第十二节　中药熏洗

一、原理

用药物煎汤煮沸后，利用药液所蒸发的药气熏洗患部，待药液稍温后，再洗涤患部的一种外治治疗方法。由于药与热力共同作用于人体患部，可使人体脉络调和、腠理疏通、气血流畅，从而达到活血化瘀、祛风除湿、清热解毒、杀虫止痒等目的。中药熏洗分为全身熏洗法、局部熏洗法及热罨法。

二、适应证

对因"寒、风、湿"引起的疾病具有更佳效果；具体的适应证包括周围血管疾病如脉管炎、糖尿病肢体血管病变，骨科疾病如软组织损伤、骨折恢复期；皮肤病、内科病如失眠，眼科疾病如急性结膜炎，肛肠疾病如痔疮；男性疾病：阴囊湿疹，前列腺炎、阳痿等。

三、注意事项

1. 饱食、饥饿，以及过度疲劳时，均不宜熏洗。

2. 吃饭前后半小时不宜熏洗。

3. 妇女妊娠期和月经期间，不宜进行熏洗。

4. 急性传染病、严重心脏病、严重高血压病等，均忌用全身熏洗。

5. 危重外科疾病，严重化脓感染疾病，需要进行抢救者，忌用熏洗。

6. 慢性肢体动脉闭塞性疾病，严重肢体缺血，发生肢体干性坏疽者，禁止使用中高温（＞ 38℃）熏洗。

第十三节　穴位按摩法

一、原理

穴位按摩法又称推拿法，通过特定手法作用于人体体表的特定部位或穴位的治疗方法，通过手法渗透，可以放松肌肉、解除疲劳，通过对经络腧穴的刺激，可以发挥疏通经络、滑利关节、散寒止痛、消积导滞、扶正祛邪等作用，从而达到预防保健、促进疾病康复的目的。

二、适应证

适用范围广泛，可应用于临床各科疾病，在伤科、内科、妇科、儿科、五官科以及保健美容方面皆适用，尤其是慢性病、功能性疾病疗效较好。

三、注意事项

1. 操作手法均匀、柔和，有力、持久，禁止使用暴力，以防组织损伤。

2. 治疗后安静休息 15 ～ 20min，避免吹风受凉。

附　　录

附表 1　意识状况评估

意识状态	表现
意识清醒	患者认识自己，对周围环境保持正常反应
嗜睡	呼之能应，刺激能唤醒，醒后能正确回答问题，反应迟钝，刺激停止后很快又入睡
意识模糊	语言反应接近消失，不理解别人语言，无法遵医嘱睁眼与伸舌，感觉反应存在，但较迟钝，存在躲避动作，偶有烦躁或喊叫，与环境失去接触能力，思维缺失
昏睡	比嗜睡深而又较浅昏迷浅，意识障碍，患者不能自动觉醒，但在强烈刺激下能睁眼、呻吟、躲避，可简短而模糊地回答，但反应持续时间很短，很快又进入昏睡状态
遗忘	感知觉异常，有错觉和幻觉，狂躁不安，胡言乱语
浅昏迷	无意识，无自主活动，对光、声刺激无反应，生理反射存在，疼痛刺激有痛苦表情、肢体退缩
深昏迷	对外界刺激无反应，各种反射消失，呼吸不规则，大小便失禁

附表 2　Braden 压疮评分表

评分内容	评估计分标准				评分
	1 分	2 分	3 分	4 分	
1. 感知能力	完全受限	大部分受限	轻度受限	无损害	
2. 潮湿程度	持续潮湿	经常潮湿	偶尔潮湿	罕见潮湿	
3. 活动能力	卧床	坐椅子	偶尔步行	经常步行	
4. 移动能力	完全受限	非常受限	轻微受限	不受限	
5. 营养摄取能力	非常差	可能不足	充足	丰富	
6. 摩擦力和剪切力	存在问题	潜在问题	不存在问题		

注：压疮评分分级：轻度：15 ～ 16 分
中度危险：13 ～ 14 分
高度危险：≤ 12 分

附表3　健康行为自我效能评估量表

项目	评估标尺									
	毫无自信 ◄─────────► 完全自信									
	1	2	3	4	5	6	7	8	9	10
我能判断哪些是高纤维的食物										
我每日能够喝足够身体所需的水分										
我能吃到营养均衡的食物										
我能够做对自己有益的运动										
我能将运动列入日常规律性的活动中										
我能够找到自己爱好的运动方式										
我能够找到可提供我保健咨询的地方										
我能够注意到自己身体上的不良变化										
我知道身上出现哪些症状时，应该去找医师或护士										

注：效能评分：效能不足：8～24分
效能一般：25～48分
效能良好：49～80分

附表4　标准吞咽功能评价量表（SSA）

第一步（初步评价）

意识水平	1= 清醒 2= 嗜睡，可唤醒并做出言语应答 3= 呼唤有反应，但闭目不语 4= 仅对疼痛刺激有反应
头部和躯干部控制	1= 能正常维持坐位平衡 2= 能维持坐位平衡但不能持久 3= 不能维持坐位平衡，但能部分控制头部平衡 4= 不能控制头部平衡
唇控制（唇闭合）	1= 正常　　2= 异常
呼吸方式	1= 正常　　2= 异常
声音强弱（发"a""i"音）	1= 正常　　2= 减弱　　3= 消失
咽反射	1= 正常　　2= 减弱　　3= 消失
自主咳嗽	1= 正常　　2= 减弱　　3= 消失
合计	分

第二步　饮一匙水（量约 5ml），重复 3 次

口角流水	1＝没有或 1 次　2＝＞1 次
吞咽时有喉部运动	1＝有　2＝没有
吞咽时有反复的喉部运动	1＝没有或 1 次　2＝＞1 次
咳嗽	1＝没有或 1 次　2＝＞1 次
哽噎	1＝有　2＝没有
声音质量	1＝正常　2＝改变　3＝消失
合计	分

第三步　饮一杯水（量约 60ml）

能够全部饮完	1＝是　2＝否
咳嗽	1＝无或 1 次　2＝＞1 次
哽噎	1＝无　2＝有
声音质量	1＝正常　2＝改变　3＝消失
合计	分

附表 5　日常生活活动能力评估量表（Barthel）

项目	分	评分标准	评估日期		
大便	0	失禁或昏迷			
	5	偶有失禁（每周＜1 次）			
	10	控制			
小便	0	失禁或昏迷或需由他人导尿			
	5	偶有失禁（每 24 小时＜1 次）			
	10	控制			
修饰	0	需要帮助			
	5	自理（洗脸、梳头、刷牙、剃须）			
用厕	0	依赖他人			
	5	需部分帮助			
	10	自理（去和离开厕所、使用厕纸、穿脱裤子）			
进食	0	较大或完全依赖			
	5	需部分帮助（切面包、抹黄油、夹菜、盛饭）			
	10	全面自理（能进各种食物，但不包括取饭、做饭）			
转移	0	完全依赖他人，无坐位平衡			
	5	需大量帮助（1～2 人，身体帮助），能坐			
	10	需少量帮助（言语或身体帮助）			
	15	自理			

续表

项目	分	评分标准	评估日期		
活动	5 10 15	不能步行 在轮椅上能独立行动 需 1 人帮助步行（语言或身体帮助） 独立步行（可用辅助器，在家及附近）			
穿衣	5 10	依赖他人 需一半帮助 自理（自己系、解纽扣，关、开拉锁和穿鞋）			
上下楼梯	0 5 10	不能 需帮助（言语、身体、手杖帮助） 独立上下楼梯			
洗澡	0 5	依赖 自理（无指导能进出浴池并自理洗澡）			
总得分					
评估人					

注：评分结果：满分 100 分

＜ 20 分为极严重功能缺陷，生活完全需要依赖；20 ～ 40 分为生活需要很大帮助

40 ～ 60 分为生活需要帮助；＞ 60 分为生活基本自理

Barthel 指数得分 40 分以上者康复治疗的效益最大

附表 6　自我评定抑郁量表（SDS）

问题	无	有时	经常	持续
1. 我近日觉得闷闷不乐，情绪低沉	1	2	3	4
2. 我觉得一天之中早晨心情最好	4	3	2	1
3. 我一阵阵地要哭出来或是想哭	1	2	3	4
4. 我近日晚上睡眠不好	1	2	3	4
5. 我近日吃的饭和平时一样多	4	3	2	1
6. 我与异性接触时和以往一样感到愉快	4	3	2	1
7. 我近日发觉我的体重在下降	1	2	3	4
8. 我有便秘的苦恼	1	2	3	4
9. 我心跳比平时快	1	2	3	4
10. 我无缘无故感到疲乏	1	2	3	4
11. 我的头脑和平时一样清楚	4	3	2	1
12. 我觉得经常做的事情并没有困难	4	3	2	1
13. 我觉得不安而平静不下来	1	2	3	4

续表

问题	无	有时	经常	持续
14. 我对将来抱有希望	1	2	3	4
15. 我比平常容易激动	1	2	3	4
16. 我觉得做出决定是容易的 *	4	3	2	1
17. 我觉得自己是个有用的人,有人需要我	1	2	3	4
18. 我的生活过得很有意思 *	4	3	2	1
19. 我认为如果我死了别人会生活得更好些	1	2	3	4
20. 平常感兴趣的事我仍然照样感兴趣 *	4	3	2	1
总　分				

附表7　自我评定焦虑量表(SAS)

问题	很少有	有时有	大部分时间有	绝大多数时间有
1. 我感到比往常更加神经过敏和焦虑	1	2	3	4
2. 我无缘无故感到担心	1	2	3	4
3. 我容易心烦意乱或感到恐慌	1	2	3	4
4. 我感到我的身体好像被分成几块,支离破碎	1	2	3	4
5. 我感到事事都很顺利,不会有倒霉的事情发生	4	3	2	1
6. 我的四肢抖动和震颤	1	2	3	4
7. 我因头痛、颈痛和背痛而烦恼	1	2	3	4
8. 我感到无力且容易疲劳	1	2	3	4
9. 我感到很平静,能安静坐下来	4	3	2	1
10. 我感到我的心跳较快	1	2	3	4
11. 我因阵阵的眩晕而不舒服	1	2	3	4
12. 我有阵阵要昏倒的感觉	1	2	3	4
13. 我呼吸时进气和出气都不费力	4	3	3	1
14. 我的手指和足趾感到麻木和刺痛	1	2	3	4
15. 我因胃痛和消化不良所苦恼	1	2	3	4
16. 我必须时常排尿	1	2	3	4
17. 我的手总是温暖而干燥	4	3	2	1
18. 我觉得脸发热发红	1	2	3	4

续表

问题	很少有	有时有	大部分时间有	绝大多数时间有
19. 我容易入睡，晚上休息很好	4	3	2	1
20. 我做噩梦	1	2	3	4
总　分				

注：焦虑自评量表（SAS）；是 William W.K. Zung 于 1971 年编制，用于测量焦虑状态轻重程度及疗效评估的量表，具有较广泛的适用性。该量表有 20 个项目，每项四级评分，以该症状出现的频度来计分，其中 1 分表示"没有 / 很少时间"，2 分表示"有时 / 小部分时间"，3 分表示"大部分时间"，4 分表示"绝大部分或全部时间"。由自评者根据本人最近一星期的实际情况进行勾选

1 分，没有或很少时间：指过去 1 周内，出现这类情况的日子不超过 1d

2 分，有时或小部分时间：指过去 1 周内，有 1～2d 有过这类情况

3 分，大部分时间：指过去 1 周内，有 3～4d 出现这类情况

4 分，绝大部分或全部时间：指过去 1 周内，有 5～7d 有过这类情况

自评结束后，由护理人员将 20 项得分相加，再乘以 1.25，取数值的整数部分即为得到的分值。分值越高症状越严重，分值越小越好；分界值为 50 分，低于 50 分为正常。一般来说，50～59 分为轻度焦虑，60～69 分为中度焦虑，70 分及以上为重度焦虑

附表 8　简易精神状态检查量表（MMSE）

定向力	分数	最高分
现在是：（星期几□）（几号□）（几月□）（什么季节□）（哪一年□）？		5
我们现在在哪里：（省市□）（区或县□）（街道或乡）（什么地方□）（第几层楼□）？		5
记忆力		
现在我要说三样东西的名称。在我讲完以后请您重复说一遍 （请仔细说清楚，每一样东西 1s 停顿） "花园""冰箱""国旗" 请您把这三样东西说一遍。（以第一次答案记分） 请您记住这三样东西，因为几分钟后要再问您的		3
注意力和计算力		
请您算一算 100 减去 7，然后所得数的数目再减去 7，如此一直地算下去，请您将每减 　一个 7 后的答案告诉我，直到我说"停"为止 （若错了，但下一个答案是对的，那么只记一次错误） 93□，86□，79□，72□，65□		5
回忆力		
请您说出刚才我让您记住的哪三样东西？ "花园"□"冰箱"□"国旗"□		3
语言能力		
（出示手表）这个东西叫什么？		1

续表

定 向 力	分数	最高分
（出示铅笔）这个东西叫什么？		1
现在我要说一句话，请您跟着我清楚地反复一遍："四十四只石狮子"		1
我给你一张纸，请你按我说的去做，现在开始： "用右手拿着张纸"；"用两只手将它对折起来"；"放在你的左腿上" （不要重复说明，也不要示范）		3
请您念一念这句话，并且按上面的意思去做：闭上您的眼睛请		1
您给我写一个完整的句子。（句子必须有主语、动词、有意义） 句子全文：		1
这是一张图，请您在下面空白处照样把它画下来： （只有绘出两个五边形的图案，交叉处形成 1 个小四边形，才算对）		1
总分：		30

画图处：

注：每项回答正确计 1 分，错误或不知道计 0 分。不合适计 9 分，拒绝回答或不理解计 8 分。在合计总分时，
　　8 分和 9 分均按 0 分计算。最高分为 30 分。划分是否痴呆与受教育程度有关，因此如果老年人是文盲，
　　又小于 17 分；小学，又小于 20 分；中学以上，又小于 24 分，则为痴呆

痴呆评分参考：
27 ～ 30 分：正常
21 ～ 26 分：轻度
10 ～ 20 分：中度
0 ～ 9 分：重度

附表 9　睡眠状况自评量表（SRSS）

请老年人在最符合自己的每个问题上选择一个答案（√），时间限定近 1 个月内

您觉得平时睡眠足够吗？	①睡眠过多了　②睡眠正好　③睡眠欠一些 ④睡眠不够，睡眠时间远远不够
您在睡眠后是否已觉得充分休息过了？	①觉得充分休息过了　②觉得休息过了 ③觉得休息了一点　④不觉得休息过了 ⑤觉得一点儿也没休息
您晚上已睡过觉，白天是否打瞌睡？	① 0 ～ 5d　②很少（6 ～ 12d）　③有时（13 ～ 18d） ④经常（19 ～ 24d）　⑤总是（25 ～ 31d）
您平均每个晚上大约能睡几小时？	① 9h　② 7 ～ 8h　③ 5 ～ 6h　④ 3 ～ 4h　⑤ 1 ～ 2h
您是否有入睡困难？	① 0 ～ 5d　②很少（6 ～ 12d）　③有时（13 ～ 18d） ④经常（19 ～ 24d）⑤总是（25 ～ 31d）
您入睡后中间是否易醒？	① 0 ～ 5d　②很少（6 ～ 12d）　③有时（13 ～ 18d） ④经常（19 ～ 24d）　⑤总是（25 ～ 31d）
您在醒后是否难于再入睡？	① 0 ～ 5d　②很少（6 ～ 12d）　③有时（13 ～ 18d） ④经常（19 ～ 24d）　⑤总是（25 ～ 31d）

您是否多梦或常被噩梦惊醒？	① 0 ～ 5d　②很少（6 ～ 12d）　③有时（13 ～ 18d） ④经常（19 ～ 24d）　⑤总是（25 ～ 31d）
为了睡眠，您是否吃催眠药？	① 0 ～ 5d　②很少（6 ～ 12d）　③有时（13 ～ 18d） ④经常（19 ～ 24d）　⑤总是（25 ～ 31d）
您失眠后心情（心境）如何？	①不适　②无所谓　③有时心烦、急躁 ④心慌、气短　⑤乏力，没精神、做事效率低
得分	睡眠障碍（21 ～ 50 分）良好（10 ～ 20 分）

注：睡眠状况自评量表 SRSS 共有 10 个项目，每个项目分 5 级评分（1 ～ 5 分），总分范围为 10 ～ 50 分。总分数愈低，说明睡眠问题愈少；总分数愈高，说明睡眠问题愈重、愈多

附表 10　贫血分度

程度	血红蛋白范围（g/L）
轻度	90 ～ 110/120
中度	60 ～ 90
重度	30 ～ 60
极重度	< 30

附表 11　微型营养评估（MNA）

营养筛检		分数
既往 3 个月内是否由于食欲缺乏、消化问题、咀嚼或吞咽困难而摄食减少	0= 食欲完全丧失 1= 食欲中等度下降 2= 食欲正常	
近 3 个月内体重下降情况	0= > 3kg　1= 1 ～ 3kg 2= 无体重下降 3= 不知道	
活动能力	0= 需卧床或长期坐着 1= 能不依赖床或椅子但不能外出 2= 能独立外出	
既往 3 个月内有无重大心理变化或急性疾病	0= 有 1= 无	
神经心理问题	0= 严重智力减退或抑郁 1= 轻度智力减退 2= 无问题	
体质指数 BMI：体重（kg）/ 身高（m）^{2}	0= < 19 1 = 19 ～ 21 2 = 21 ～ 23 3= ≥ 23	

筛检分数（小计满分 14 分）

< 11 分提示可能营养不良，请继续以下评价

> 12 分表示正常（无营养不良危险性），无须以下评价

续表

一般评估		分数
独立生活（无护理或不住院）？	0= 否 1= 是	
每日应用处方药超过 3 种？	0= 否 1= 是	
压疮或皮肤溃疡？	0= 否	
每日可以吃几餐完整的餐食？	0=1 餐 1=2 餐 2=3 餐	
蛋白质摄入情况： 加每日至少一份奶制品？ A）是 B）否 加每周？ 次或以上蛋类？ A）是 B）否 加每日肉、鱼或家禽？ A）是 B）否	0.0=0 或 1 个"是" 0.5 =2 个"是" 1.0 =3 个"是"	
每日食用 2 份或 2 份以上蔬菜或水果？	0= 否 1= 是	
每日饮水量（水、果汁、咖啡、茶、奶等）	0.0= < 3 杯 0.5 =3 ~ 5 杯 1.0= > 5 杯	
进食能力	0= 无法独立进食 1= 独立进食稍有困难 2= 完全独立进食	
自我评定营养状况	0= 营养不良 1= 不能确定 2= 营养良好	
与同龄人相比，你如何评价自己的健康状况？	0.0= 不太好 0.5= 不知道 1.0= 好 2.0= 较好	
中臂围（cm）	0.0= < 21 0.5 =21 ~ 22 1.0= ≥ 22	
腓肠肌围（cm）	0= < 31 1= ≥ 31	

注：微型营养评价法（mini nutritional assment，MNA）是一种专门评价老年人营养状况的方法，MNA 被认为是门诊和长期居住在护理机构老年人营养筛查的"金标准"

总分：营养筛检分数（小计满分 14 分）；一般评估分数（小计满分 16 分）；MNA 总分（量表总分 30 分）

MNA 分级标准：总分≥ 24 分表示营养状况良好

总分 17 ~ 24 分为存在营养不良的危险

总分 < 17 分明确为营养不良

附表 12　疼痛评估

	0	1	2	3	4	5
疼痛表情						
疼痛分值						
疼痛程度等级	0　无痛	1　2　3　轻度疼痛	4　5　6　中度疼痛	7　8　9　10　中度疼痛		

癌痛评估脸谱：0：无痛；1～3：轻度疼痛（睡眠不受影响）；4～6：中度疼痛（睡眠受影响）；7～10：重度疼痛（严重影响睡眠）

注：该表由"数字评分（NRS）""0～10级视觉模拟评分量表（VAS）"和"面部表情量表法"组成

"数字评分（NRS）"是用数字式0～10代替文字来表示疼痛的程度。0无痛，1～3轻度疼痛（疼痛不影响睡眠），4～6中度疼痛，7～9重度疼痛（不能入睡或者睡眠中痛醒），10剧痛

"0～10级视觉模拟评分量表（VAS）"用标尺来表示。一端为0分表示无痛，另一端为10分表示剧烈疼痛，中间部分数字越大表示疼痛强度越大，其中1～3为轻度疼痛.4～6为中度疼痛.7～9为重度疼痛。使用时，先解释标尺用法，让老年人根据其疼痛感受情况在标尺0～10的相应位置上做记号，以准确掌握老年人的疼痛程度，为落实有效的疼痛控制措施提供依据

"数字评分（NRS）"和"0～10级视觉模拟评分量表（VAS）"适用于头脑清楚的普通老年人

"面部表情量表法"上有6个不同程度的表情。FS0：完全无疼痛感。FSI：偶尔感到疼痛，不影响日常生活。FS2：有疼痛感，但能轻微活动，如散步。FS3：有疼痛感.不能长时间活动。FS4：有疼痛感，除上厕所外不能活动。FS5：疼痛剧烈无法自由活动。"面部表情量表法"适用于急性疼痛者表达能力丧失的老年人

疼痛严重者，除了评估疼痛强度外，还需要评估疼痛的部位、性质、持续时间及伴随症状等，详见"疼痛"章节

附表 13　肌力等级评估

等级	表现
0级	完全瘫痪，不能做任何自由运动
I级	可见肌肉轻微收缩
II级	肢体能在床上平行移动
III级	肢体可以克服地心吸收力，能抬离床面
IV级	肢体能做对抗外界阻力的运动
V级	肌力正常，运动自如

附表 14　关节肿胀程度评定

肿胀分级	临床表现
无肿胀	关节基本正常，周径较前（或健侧）增粗＜2cm，无酸困及疼痛等异常
轻度肿胀	关节略显肿胀，皮肤基本正常，周径较前（或健侧）增粗＜4cm，有酸困、肿胀感，但疼痛不明显
中度肿胀	关节肿胀，皮肤颜色改变、有张力,按之有凹陷,周径较前(或健侧)增粗4～8cm,有酸困或疼痛感
重度肿胀	关节肿胀明显，皮温升高，皮肤张力大、按之深陷，周径较前（或健侧）增粗＞8cm，酸、胀或疼痛感十分明显

附表 15　社区获得性肺炎 CURB-65 评分表

临床指标	分　值
意识障碍	1
血尿素氮＞ 7mmol/L（19mg/L）	1
呼吸频率≥ 30 次 / 分	1
收缩压＜ 90mmHg 或舒张压≤ 60mmHg	1
年龄≥ 65 岁	1
总评分分值	

注：分值 0～1 分，低危，建议院外治疗

分值 2 分，中危，建议短期住院，或密切观察下院外治疗

分值 3～5 分，高危，建议住院或 ICU 治疗